执业药师考试考点速记突破胜经系列丛书

总主编 吴正红 田 磊

执业药师考试考点速记突破胜经
药学专业知识（一）

主 编 吴正红 钟 毅
副主编 祁小乐 毕小玲
编 委 （按姓氏笔画排序）
　　　　王 虓 毕小玲 祁小乐
　　　　吴正红 吴紫珩 陈龙宝
　　　　钟 毅 曾伟民

U0736710

全国百佳图书出版单位
中国中医药出版社
·北京·

图书在版编目（CIP）数据

执业药师考试考点速记突破胜经.药学专业知识（一）/
吴正红，钟毅主编 . —北京：中国中医药出版社，2022.4
ISBN 978 – 7 – 5132 – 7470 – 8

Ⅰ.①执⋯　Ⅱ.①吴⋯②钟⋯　Ⅲ.①药物学—资格
考试—自学参考资料　Ⅳ.① R192.8

中国版本图书馆 CIP 数据核字（2022）第 036443 号

中国中医药出版社出版
北京经济技术开发区科创十三街 31 号院二区 8 号楼
邮政编码　100176
传真　010-64405721
三河市同力彩印有限公司印刷
各地新华书店经销

开本 787 × 1092　1/32　印张 16.5　字数 380 千字
2022 年 4 月第 1 版　2022 年 4 月第 1 次印刷
书号　ISBN 978 – 7 – 5132 – 7470 – 8

定价　69.00 元
网址　www.cptcm.com

服 务 热 线　010-64405510
购 书 热 线　010-89535836
侵 权 打 假　010-64405753

微信服务号　**zgzyycbs**
微商城网址　**https://kdt.im/LIdUGr**
官 方 微 博　**http://e.weibo.com/cptcm**
天猫旗舰店网址　**https://zgzyycbs.tmall.com**

如有印装质量问题请与本社出版部联系（010-64405510）
版权专有　侵权必究

前　言

国家执业药师资格考试具有专业性强、知识面广、系统性差、考点散、难点多的特点，让广大考生深感棘手。为满足广大考生的备考需求，编者在详细研读教材内容，深入领会考试大纲的基础上，依据《国家执业药师职业资格考试指南》（第八版）编写了《执业药师考试考点速记突破胜经系列丛书》。

该丛书包括《执业药师考试考点速记突破胜经·中药学专业知识（一）》《执业药师考试考点速记突破胜经·中药学专业知识（二）》《执业药师考试考点速记突破胜经·中药学综合知识与技能》《执业药师考试考点速记突破胜经·药学专业知识（一）》《执业药师考试考点速记突破胜经·药学专业知识（二）》《执业药师考试考点速记突破胜经·药学综合知识与技能》《执业药师考试考点速记突破胜经·药事管理与法规》七个分册，每册内容详尽，针对性强，有利于考生全面系统地掌握教材内容，深入理解重点、难点，为广大考生备考起到事半功倍之效。

本丛书的主要特点如下：

1. 覆盖全面

本丛书覆盖大纲规定的全部知识点，对重点、难点进行了系统归纳和总结，有利于考生全面系统地消化理解各专业知识，提高综合应试能力。

2. 重点突出

本丛书紧紧围绕考试大纲，对大纲要求了解、掌握、熟悉的知识点进行了全面而有层次的梳理，易记易学，有助于考生将考点了然于心。

3. 结构清晰

本丛书是编者对"考试大纲"和"考试教材"反复研读凝练而成的，凝聚了编者十余年的执业药师考前辅导经验，对考点进行了全面系统归纳，配以表格等形式展示重点和难点，简明直观地突出各章节知识点，帮助考生快捷掌握重要的和易混淆的内容，以强化和巩固考生对知识点的掌握。

编　者

2021 年 1 月

目 录

第一章　药品与药品质量标准

第一节　药物与药物制剂

一、药物与药物命名

考点1★　药物的来源与分类

（1）药物与药品概念。

（2）分类：化学药、中药、生物制品等。

（3）药品的特性：①结构的复杂性；②医用专属性；③质量的严格性；④无质量等级之分，只有符合规定与不符合规定之分。

考点2★★　常见的药物命名：通用名、化学名和商品名

（1）通用名：国际非专利药品名称（INN）是世界卫生组织推荐使用的名称，是药学研究人员和医务人员使用的共同名称。一个药物只有一个药品通用名，不受专利和行政保护，是所有文献、资料、教材以及药品说明书中标明有效成分的名称，也是药典中使用的名称。

（2）化学名：是根据其化学结构式来进行命名的，以一个母体为基本结构，然后将其他取代基的位置和名称标出。

（3）商品名：是由制药企业自己进行选择的，它和商标一样可以进行注册和申请专利保护。其在选用时不能

暗示药物的疗效和用途，且应简易顺口，常用于医生的处方中。

考点 3 ★★★　常见的化学骨架及名称

名称	化学结构	名称	化学结构
呋喃	(呋喃结构，位号 4、5、2、1、O)	四氮唑	(四氮唑结构，位号 4N—N3、5、N2、N1、H)
苯	(苯环结构)	噻唑	(噻唑结构，位号 4、N3、5、2、S1)
吡咯	(吡咯结构，位号 4、3、5、2、N1、H)	哌啶	(哌啶结构，位号 4、5、3、6、2、N1、H)
噻吩	(噻吩结构，位号 4、3、5、2、S1)	吡啶	(吡啶结构，位号 4、5、3、6、2、N1)
咪唑	(咪唑结构，位号 4、N3、5、2、N1、H)	吡嗪	(吡嗪结构，位号 4、5、N3、2、6、N1)
噁唑	(噁唑结构，位号 4、N3、5、2、O1)	嘧啶	(嘧啶结构，位号 4、5、N3、6、2、N1)

续表

名称	化学结构	名称	化学结构
三氮唑		哌嗪	
萘		吲哚	
苯并咪唑		苯噁唑	
喹啉		吩噻嗪	
苯二氮䓬		甾体	

考点 4 ★★★ 药物结构与命名举例

药物	结构	母核
氨苄西林	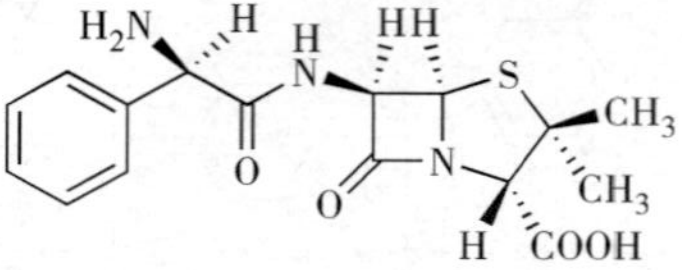	β－内酰胺环
环丙沙星	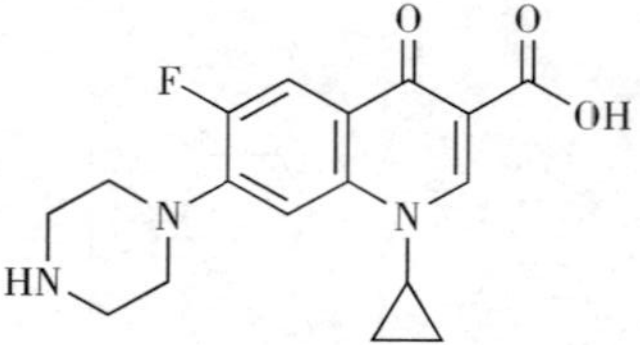	喹啉酮环

续表

药物	结构	母核
地西泮		苯二氮䓬环
尼群地平		1,4-二氢吡啶环

续表

药物	结构	母核
萘普生		萘环
阿昔洛韦		鸟嘌呤环

续表

药物	结构	母核
氢化可的松	CH₂OH, OH, O, HO, O（孕甾烷甾体结构，含羟基、羰基、CH₂OH侧链）	孕甾烷
格列本脲	（环己基-NH-C(=O)-NH-SO₂-苯环-CH₂CH₂-NH-C(=O)-苯环，含OCH₃和Cl取代）	苯磺酰脲

续表

药物	结构	母核
阿托伐他汀	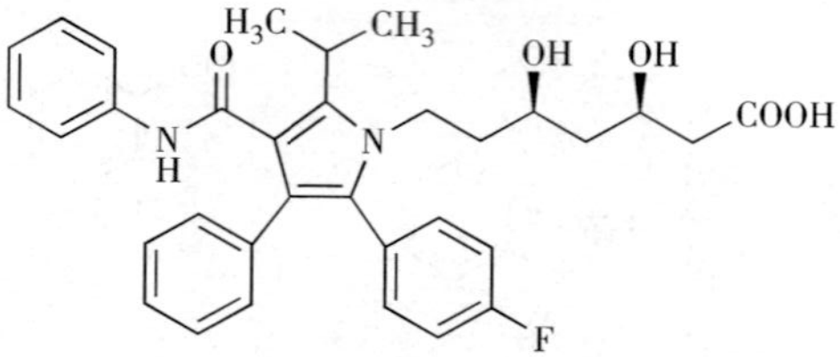	吡咯环
氯丙嗪	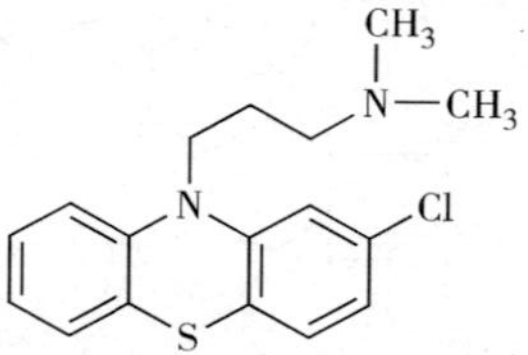	吩噻嗪环

二、药物剂型与辅料

考点1★　常用术语

（1）剂型：适合于疾病的诊断、治疗或预防的需要而制备的不同给药形式，如片剂、胶囊剂、注射剂等。

（2）制剂：根据药典或药政管理部门批准的标准，为适应防治的需要而制成的药物应用形式的具体品种，如阿司匹林片剂、维生素C注射液等。

考点2★★★　剂型的分类

（1）按形态：气体剂型、液体剂型、半固体剂型、固体剂型。

（2）按给药途径：经胃肠道给药剂型、非经胃肠道给药剂型。

（3）按分散系：真溶液类、胶体溶液类、乳剂类、混悬液类、气体分散类、固体分散类、微粒类。

（4）按制法：浸出制剂、无菌制剂。

（5）按作用时间：速释、普通、缓控释制剂。

考点3★★★　剂型的重要性

（1）能改变药物的作用性质。

（2）能改变药物的作用速度。

（3）能降低（或消除）药物的不良反应。

（4）可产生靶向作用。

（5）可提高药物的稳定性。

（6）可影响疗效。

考点4 ★★ 药用辅料

（1）药用辅料的作用：①赋形；②使制备过程顺利；③提高药物稳定性；④提高药物疗效；⑤降低药物不良反应；⑥调节药物作用；⑦提高患者用药的顺应性。

（2）药用辅料的应用原则：①满足制剂成型、有效、稳定、安全、方便要求的最低用量原则；②无不良影响原则，即不降低疗效、不产生不良反应、不干扰制剂质量监控。

（3）药用辅料的分类

①按来源：天然物质、半合成物质、全合成物质。

②按作用与用途

剂型	辅料名称
固体	填充剂（稀释剂、吸收剂）、润湿剂、黏合剂、崩解剂、润滑剂（助流剂、抗黏着剂）、包衣材料、增塑剂、遮光剂、致孔剂、包合剂、缓控释材料等
液体	溶剂、增溶剂、助溶剂、潜溶剂、防腐剂、着色剂、矫味剂（甜味剂、芳香剂、胶浆剂和泡腾剂）、混悬剂的稳定剂（助悬剂、润湿剂、絮凝剂与反絮凝剂）、乳化剂、pH调节剂、渗透压调节剂、抗氧剂、螯合剂、助滤剂、发泡剂、消泡剂等
半固体	乳化剂、保湿剂、增稠剂、渗透促进剂、防腐剂、抗氧剂、水相、油相等
气体	抛射剂、潜溶剂、抗氧剂、稳定剂、润湿剂、助悬剂等

③按给药途径：如口服、注射用、黏膜用、经皮或局部给药用、经鼻或口腔吸入给药用和眼部给药用等。

（4）药用辅料的一般质量要求

①必须符合药用要求，供注射剂用的应符合注射用质

量要求。

②应在使用途径和使用量下通过安全性评估,对人体无毒害作用。

③化学性质稳定,不易受温度、pH 值、光线、保存时间等的影响。

④不与主药及其他辅料发生作用,不影响制剂的质量检验。

⑤安全性以及影响制剂生产、质量、安全性和有效性的性质应符合要求。

⑥根据不同的生产工艺及用途,药用辅料的残留溶剂、微生物限度或无菌应符合要求。

⑦注射用药用辅料的热原或细菌内毒素、无菌等应符合要求。

考点 5 ★★ 药品的包装材料

(1)药品包装的概念:系指选用适当的材料或容器、利用包装技术对药物制剂的半成品或成品进行分(灌)、封、装、贴签等操作,为药品提供质量保护、签定商标与说明的一种加工过程的总称。

(2)药品包装分类:内包装和外包装两大类。

(3)药品包装的作用:①保护功能;②方便应用;③商品宣传。

(4)药品包装材料的分类

①按使用方式:药包材可分为Ⅰ(直接接触药品)、Ⅱ(直接接触药品,但便于清洗)、Ⅲ(不直接接触药品)三类。

②按形状:药包材可分为容器、片材、袋、塞、盖等。

③按材料组成:药包材可分为金属、玻璃、塑料、橡

胶及上述成分的组合。

（5）药品包装材料的质量要求：①材料的确认（鉴别）；②材料的化学性能检查；③材料、容器的使用性能检查；④材料、容器的生物安全检查。

考点 6 ★ 玻璃药包材

（1）玻璃药包材的特点：①化学稳定性高，耐蚀性，与药物相容性较好，吸附小；②保护性能优良，易于密封，不透气，不透湿，有一定强度，能起到保护药品的作用；③表面光滑易于清洗，无毒无异味，安全卫生；④具有良好的耐热性和高熔点，便于消毒；⑤易于造型，品种规格多样；⑥透明性好，美观；⑦对产品商品化的适应性强；⑧价廉易得，可回收再生。

（2）玻璃药包材的缺点：①易破碎；有一定耐热性，但不耐温度急剧变化；②使用前需清洗、干燥，劳动强度大，不利于药厂 GMP 的实施；③与水、碱性物质长期接触或刷洗、加热灭菌，会使其内壁表面发毛或透明度降低，并且能使玻璃水解，释放出的物质直接影响药物的稳定性、pH 和透明度；④相对密度大、质重，不便携带；⑤熔制玻璃时能耗大。

（3）玻璃药包材的种类：①根据线性热膨胀系数和三氧化二硼含量的不同，分为高硼硅玻璃、中硼硅玻璃、低硼硅玻璃和钠钙玻璃四类。②药用玻璃材料按颗粒耐水性的不同分为 I 类玻璃，即硼硅类玻璃，具有高的耐水性；II 类玻璃，即钠钙类玻璃，具有中等耐水性；III 类玻璃制成容器的内表面经过中性化处理后，可达到高的内表面耐水性，称为 II 类玻璃容器（此输液瓶仅限于一次使用）。

（4）玻璃的化学稳定性：①水对玻璃的侵蚀：在抵抗水对玻璃的侵蚀时，硼硅玻璃对水的稳定性明显高于钠钙玻璃。②酸对玻璃的侵蚀：硅酸盐玻璃对一般酸性介质（氢氟酸和磷酸除外）具有较好的抗侵蚀能力；浓酸对玻璃的侵蚀能力低于稀酸。③碱对玻璃的侵蚀：硅酸盐玻璃的耐碱性能远不如其耐酸性能和耐水性能。碱溶液有能力将玻璃完全溶解。

（5）玻璃药包材的应用：玻璃容器按制造方法可分为模制瓶和管制瓶。

①模制瓶：主要可用作大容量注射液包装用的输液瓶、小容量注射剂包装用的模制注射剂瓶（或称西林瓶）和口服制剂包装用的药瓶。特点是价格低廉、强度高。

②管制瓶：主要用作小容量注射剂包装用的安瓿、管制注射剂瓶（或称西林瓶）、预灌封注射器玻璃针管、笔式注射器玻璃套筒（或称卡氏瓶），口服制剂包装用的管制口服液体瓶、药瓶等。特点是质量轻、器壁薄而均匀、外观透明度好，但价格较高且易破碎。

（6）药用玻璃容器的要求：①应清洁透明；②应具有较好的热稳定性；③应有足够的机械强度；④应具有良好的临床使用性；⑤应有一定的化学稳定性，不与药品发生影响药品质量的物质交换等。

（7）药用玻璃容器的注意事项

①钠钙玻璃：一般药物应选用普通无色玻璃；当药物有避光要求时，可选择棕色（琥珀色）透明玻璃，不宜选择其他颜色的玻璃，但要注意如药品中所含成分受铁的催化将发生反应时，则不能采用琥珀色玻璃。

②硼硅玻璃：高硼硅玻璃适宜制作低温冻干粉针瓶；中硼硅玻璃，亦称国际中性玻璃（5.0中性玻璃），一般用于注射液；低硼硅玻璃，我国特有的药用玻璃产品，用于制作安瓿质量不够理想。

③对生物制品、偏酸偏碱及对pH敏感的注射剂，应

选择121℃颗粒法耐水性为1级及内表面耐水性为HC1级的药用玻璃或其他适宜的包装材料。

考点7 ★ 塑料药包材

（1）塑料药包材的特点：①机械性能好；②化学稳定性好；③具有一定的阻隔性；④质轻；⑤具有良好的加工性能；⑥光学性能优良；⑦价格便宜，运输成本也较低。

（2）塑料药包材的缺点：①耐热性和耐寒性和玻璃相比较差，高温容易变形，低温容易变脆；②强度和硬度不如金属材料高；③大部分塑料药包材较玻璃药包材容易透气、透湿；④易老化；⑤有些塑料其内部低分子物有可能渗入内装物；⑥可吸收或吸附处方中的成分；⑦缺少适当的灭菌方法；⑧通常所用的塑料助剂有十几类，要注意助剂是否有毒性和刺激性；⑨不易再生，容易造成环境污染。

（3）塑料药包材的种类及性质

①聚乙烯（PE）：按密度和结构的不同，分为高密度聚乙烯（HDPE，对化学品耐受性强、阻透性好）、中密度聚乙烯（MDPE）、低密度聚乙烯（LDPE，热封性能好），以及线性低密度聚乙烯（LLDPE，热封性能好，可制更薄和更柔韧的薄膜）等。

②聚丙烯（PP）：有很高的耐化学性；防潮能力好；耐热性好，可作为需高温消毒灭菌的包装材料；低温时很脆，不适宜在低温下使用，印刷性能不好。

按拉伸工艺有双向拉伸的聚丙烯薄膜（BOPP）和未拉伸的聚丙烯薄膜（CPP）。

③聚氯乙烯（PVC）：透明性好，强度高，印刷性优良。PVC片材被用作片剂、胶囊剂的铝塑泡罩包装的泡罩材料。

④聚偏二氯乙烯（PVDC）：透明性好，印刷性、热封性能及耐化学性能优异；具备极低的透水和透氧性能，是性能极佳的高阻隔性材料；在医药包装中主要与 PE、PP 等制成复合膜。

⑤聚酯（PET）：药品塑料包材中的聚酯通常指聚对苯二甲酸乙二醇酯（PET）。其具有优良的力学性能，韧性在常用的热塑性塑料中是最大的，耐折性好，但耐撕裂强度差；耐化学性能较好，但不耐浓酸和浓碱；耐热性及耐寒性均较好；有较好的气体阻隔性，属于中等阻隔材料；透明度高、光泽性好，且对紫外线有较好的遮蔽性；无味无毒，卫生安全性好。

在热水中煮沸易降解；不能经受高温蒸汽消毒；易带静电；热封性差。

（4）塑料药包材的应用及注意事项

应用：①较柔软的包装可以选择低密度聚乙烯；高密度聚乙烯及聚丙烯主要应用于要求具有一定防水性能的硬质容器。②聚酯是口服液体制剂的玻璃容器的良好替代品。③塑料输液容器有聚氯乙烯（PVC）软袋、聚丙烯/聚乙烯（PP/PE）硬塑料瓶，以及非 PVC 复合膜软袋。使用输液用塑料袋可以避免使用玻璃输液瓶可能造成的二次污染。④药用塑料瓶广泛用于口服固体药品（如片剂、胶囊剂、颗粒剂等）和口服液体药品（如糖浆剂等）的包装。

注意：使用塑料瓶包装油脂性、挥发性药品可能会出现一些问题，如挥发性药品的逸出、塑料中的组分可能被所接触的药品溶出等。

考点 8 ★　金属药包材

（1）金属药包材的优点：①具有优良的力学性能，适合危险品的包装，便于携带、运输和装卸；②综合保护性能好，货架期长；③加工成型性能好；④外表美观，便于将商品包装得外表华丽、美观，提高商品的销售价值；⑤金属易再生利用，污染小。

（2）金属药包材的缺点：①化学稳定性差，耐腐蚀性能差；②金属材料中含有的铅、锌等重金属离子可影响药品质量并危害人体健康；③容器较重，能量消耗大；④成本较高等。

（3）金属药包材的种类及性质：包装用的金属材料主要有钢制和铝制包装材料。

①镀锡薄钢板（马口铁）：具有良好的塑性和延展性，制罐工艺性好，有优良的综合保护性能；但耐蚀性差，易生锈，镀锡后可增强抗腐蚀能力。涂酚醛树脂可装酸性制品，涂环氧树脂可装碱性制品。

②铝箔：有很好的延展性，加工性能好；表面镀锡或涂漆可增加其防腐性，铝表面形成的氧化铝薄膜可防止其继续氧化；属于高阻隔性材料；有漂亮的金属光泽，装潢适应性好；导热性好，易于杀菌消毒；铝箔无毒，表面极为干净、卫生，任何细菌或微生物都不能在其表面生长；耐热耐寒性好。铝箔常与高分子塑料聚合物、纸或其他金属薄板等制成复合材料使用。

（4）金属药包材的应用及注意事项

①金属作为药包材使用主要有金属软管、喷雾罐、铝箱等三种形式。

②金属软管是一种优良的包装容器，开启方便，易于控制给药剂量，具有良好的重复密闭性能，并对药品有充分的保护作用。

③金属软管阻隔性好，但取出部分内容物后金属软管变瘪；同时金属软管还需加入树脂内壁涂层来增加化学稳

定性。

考点 9 ★　复合包装材料药包材

（1）复合包装材料药包材的优点：①综合性能好；②改进包装材料的耐水性、耐油性、耐药品性；③增强对气体、气味、水分、光的阻隔性；④增强对虫、尘、微生物的防护性能；⑤机械适应性更强，增强刚性和耐冲击性；⑥改善加工适用性；⑦改善耐热、耐寒性能；⑧具有良好的印刷及装饰效果且卫生可靠；⑨适于单剂量包装；⑩可通过选择不同复合材料及复合形式，节省材料，降低能耗和成本。

（2）复合包装材料药包材的缺点：多种材料制成，回收利用时分离困难，回收再利用性差。

（3）复合包装材料药包材的种类及性质

①内层：要求安全无毒、无味、化学惰性不与包装物发生作用，具有良好的热封性或黏合性。常用材料有 PE、CPP（流延聚丙烯，未拉伸聚丙烯）、EVA（乙烯–醋酸乙烯共聚物）等。

②外层：要求光学性能好，有优良的印刷装潢性，较强的耐热性、耐摩擦，具有较好的强度和刚性。常用的材料有 BOPET（双向拉伸聚酯）、BOPP（双向拉伸聚丙烯）、BOPA（双向拉伸聚酰胺）、PT（玻璃纸）、纸等。

③中间阻隔层：要求能很好地阻止内外气体或液体等的渗透，避光性好（透明包装除外）。常用材料有铝或镀铝膜、EVOH（乙烯/乙烯醇共聚物）、PVDC 等。

（4）复合包装材料药包材的应用与注意事项

①药品的泡罩包装：又称水泡眼包装，简称 PTP，是药品单剂量包装的主要形式之一，适用于片剂、胶囊、栓剂、丸剂等固体制剂药品的机械化包装。

②条形包装：也称窄条包装，是单剂量包装的另一种形式，具有良好的易撕性，方便消费者取用产品；良好的气体、水汽阻隔性，保证内容物较长的保质期；良好的降解性，有利于环保；适用于泡腾剂、胶囊等药品的包装。

③注意：泡罩和窄条包装的产品水平放置时所需起的保护作用很小，而竖直放置不仅可使包装材料的强度最大，还可消除对产品的直接挤压。

三、药物稳定性

考点1★★★　概述

（1）稳定性的研究目的和分类：①研究目的：为了科学地进行剂型设计，提高制剂质量，保证用药的安全与有效；②分类：物理稳定性、化学稳定性和生物稳定性。

（2）制剂中药物的化学降解途径：①水解（酯类、酰胺类）；②氧化（酚类、烯醇类、芳胺类、吡唑酮类、噻嗪类）；③异构化（毛果芸香碱→异毛果芸香碱、麦角新碱→麦角炔春宁）；④聚合；⑤脱羧。

考点2★★　影响药物制剂稳定性的因素及稳定化方法

（1）处方因素：pH值、广义酸碱催化、溶剂、离子强度、表面活性剂、处方中基质或赋形剂等。

（2）环境因素：温度、光线、空气（氧）、金属离子、湿度和水分、包装材料等。

（3）药物制剂稳定化方法：①控制温度；②调节pH；③改变溶剂；④控制水分和湿度；⑤加入遮光剂（如二氧化钛）；⑥驱逐氧气；⑦加入抗氧剂或金属离子络合剂；

⑧改进剂型或生产工艺（制成固体制剂、微囊或包合物，直接压片或包衣工艺）；⑨制成稳定的衍生物；⑩加入干燥剂及改善包装。

考点3★★　药物稳定性试验方法

（1）影响因素试验：①高温试验（60℃或40℃，一批，10天）；②高湿度试验（90%或75%）；③强光照射试验。

（2）加速试验与长期试验：温度、湿度、时间的要求（三批，40℃、75%、6个月；与25℃、60%、3年）。

（3）经典恒温法：Arrhenius方程；半衰期 $t_{1/2}$（零级 $C_0/2k$；一级 $0.693/k$）和有效期 $t_{0.9}$（零级 $C_0/10k$；一级 $0.1054/k$）的计算。

第二节　药品质量标准

一、药品标准体系

考点1★★　我国药品标准体系的组成

（1）国家药品标准是我国法定的药品标准，具有法律效力。它是国家为保证药品质量所制定的关于药品的规格、检验方法以及生产工艺的技术要求，也是药品生产、经营、使用、检验和监督管理部门共同遵循的法定依据。

（2）药品应当符合国家标准。通常企业药品标准高于药品注册标准或国家药品标准；药品注册标准不得低于国家药品标准。

```
                                          ┌─────────────┐
                                          │  《中国药典》  │
                         ┌─────────────┐  └─────────────┘
                         │  国家药品标准  │
                         │ （NMPA颁布） │  ┌─────────────┐
                         └─────────────┘  │   药品标准   │
          ┌─────────┐    ┌─────────────┐  └─────────────┘
          │ 药品标准体系 │──│  药品注册标准  │
          └─────────┘    │ （NMPA核准） │
                         └─────────────┘
                         ┌─────────────┐
                         │  企业药品标准  │
                         │ （企业内控标准）│
                         └─────────────┘
```

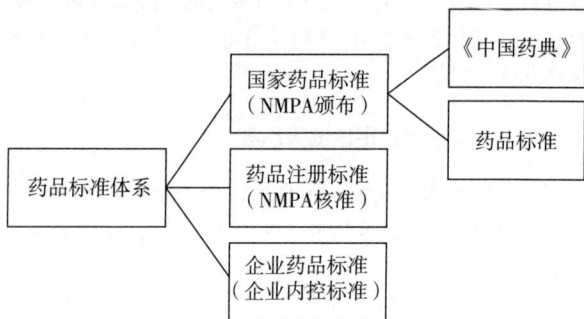

考点2★★★　《中国药典》的主要结构和内容

（1）《中国药典》的结构：《中国药典》由凡例与正文及其引用的通则共同构成。

《中国药典》（ChP）（2020版，即我国第十一版药典），由国家药典委员会负责制定和修订，系由一部（中药：药材和饮片、植物油脂和提取物、成方制剂和单味制剂）、二部（化学药品：化学药品、抗生素和生化药品及各类药物制剂、放射性药物制剂）、三部（生物制品：预防类、治疗类、体内诊断类和体外诊断类品种、生物制品通则、总论和通则）、四部（通则和药用辅料），以及增补本组成。

（2）《中国药典》的主要内容

①凡例：凡例系对《中国药典》正文、通则给予药品质量检定有关的共性问题的统一规定，在《中国药典》各部中位于正文之前。

凡例内容包括：总则；正文；通则；名称及编排；项目与要求；检验方法和限度；标准品与对照品；计量；精确度；试药、试液、指示剂；动物试验；说明书、包装和标签。共 12 类 39 条。

②正文：正文是《中国药典》标准的主体。二部正文内容包括：品名；有机药物的结构式；分子式；分子量；来源或有机药物的化学名称；含量或效价限度；处方；制法；性状；鉴别；检查；含量测定；类别；规格；贮藏；杂质信息等 16 项。

③通则：通则是对药品质量指标的检测方法或原则的统一规定，列于《中国药典》四部。

通则主要收载有：制剂通则（38 项）与其他通则（6 项）、通用分析与检测方法（共 20 类 274 项）和指导原则（共 8 类 43 项，含生物制品 1 类 2 项）三部分。

考点 3 ★★ 国际药品标准

（1）人用药品注册技术要求国际协调理事会（ICH），由美国、欧盟和日本三方药品注册管理当局和制药协会在 1990 年发起。NMPA 于 2017 年 6 月成为第 8 个监管机构成员，并于 2018 年 6 月当选管理委员会成员。

（2）《美国药典》：USP 42-NF 37 版，于 2018 年 5 月 1 日生效。USP-NF 的基本内容包括：凡例、通则和标准正文，共 4 卷，每年发行一版。

（3）《欧洲药典》：Ph.Eur. 10.0 或 EP 10.0，2020 年 1 月 1 日生效，具有法律约束力，是在欧洲上市药品强制执行的法定标准；出版周期为 3 年；共 3 卷，第 1 卷（凡例和通则），第 2、3 卷收载标准正文；EP 不收载制剂，但收载制剂通则。

（4）《日本药典》：《日本药局方》17 版，JP 17，2016 年 4 月 1 日生效。JP 收载内容：凡例、原料药通则、制剂通则、通用试验法及其操作与设备、标准正文、红外光谱集、紫外 - 可见光谱集、一般信息（指导原则）、附录

（原子量表）。

二、药品标准质量要求

考点1★★★ 《中国药典》标准体系

《中国药典》是以凡例为基本原则、各论（正文）为标准主体、通则为基本要求的标准体系。

（1）凡例

①凡例是正确使用《中国药典》进行药品质量检定的基本原则，是《中国药典》的重要组成部分。

②凡例对药典收载的正文与通则的有关规定具有法定的约束力。

（2）通则：通则是对药品的质量指标的检测，包括性状、鉴别、检查与含量测定等涉及的技术方法或指导原则的统一规定，以XXYY四位阿拉伯数字编码表示，其中XX为类别，YY为亚类或条目。主要有：①制剂通则与其他通则；②通用分析与检测方法；③指导原则。

（3）正文：正文为各品种项下收载的标准内容，为药品标准的主体，系根据药物自身的理化与生物学特性，按照批准的处方来源、生产工艺、贮藏运输条件等所制定的，用以检测药品质量是否达到用药要求并衡量其是否稳定均一的技术规定。

考点2★★★ 《中国药典》质量要求

《中国药典》二部正文收载16项内容可分为三部分。

一部分：定义。药品的一般信息（品名、有机药物的结构式、分子式、分子量、来源或有机药物的化学名称、含量或效价限度、处方、制法）。

二部分：技术规格。药品标准的主体（性状、鉴别、检查、含量测定），为药品质量的基本要求。

三部分：附加事项。为药品的临床合理使用与贮藏提供必要的信息与要求（类别、规格、贮藏、杂质信息），为他项要求。

（1）性状：记载药品的外观、臭（味）、溶解度以及物理常数等。

（2）鉴别

1）鉴别的目的：辨识药品的真伪。

2）鉴别试验：①一般性鉴别试验（收载于通则）；②特殊鉴别试验（收载于正文）：化学鉴别法、光谱鉴别法、色谱鉴别法、生物学方法。

（3）检查

1）检查项下包括反映药品的安全性与有效性的试验方法和限度、均一性与纯度等制备工艺要求等内容，检查项可分为一般检查（收载于通则）与特殊检查（收载于正文）。

2）化学药品的一般检查项目

①限量检查法（一般杂质检查法、特殊杂质检查法），以评价药品纯度。

②特殊检查法，主要用于评价药品的有效性与均一性（如溶液颜色、澄清度、不溶性微粒、可见异物、崩解时限、溶出度与释放度、含量均匀度、最低装量、结晶性、粒度和粒度分布等18项检查或测定方法）。

③生物检查法，可以评价药品的安全性（如微生物限度、无菌、热原、细菌内毒素、升压物质、降压物质、过敏反应等16项检查法）。

（4）含量或效价测定

①含量或效价限度的规定：对于原料药，用"含量测定"的药品，其含量限度均用有效物质的百分数（%）表

示。对于制剂，含量（效价）的限度一般用含量占标示量
的百分率来表示。

②含量测定方法：主要有化学分析法、仪器分析法和
生物活性测定法。

（5）附加事项：①规格；②贮藏；③制剂；④杂质
信息。

第三节　药品质量保证

一、药品质量研究

考点1★★　创新药质量研究

在药品标准列出的 16 项内容中，涉及质量研究的工
作主要分三部分：结构确证、分析方法建立与验证、稳定
性考察。

（1）结构确证是确定药物分子的结构式、分子量，是
新药研发的基础工作。其工作可分为：一般项目（采用有
机光谱分析法）、手性药物、药物晶型、结晶溶剂等。

（2）《中国药典》通则 9000 系列收载了药品注册相关
技术要求的若干指导原则。

1）药品特性检查指导原则：药品晶型研究及晶型质
量控制指导原则、药物引湿性试验指导原则。

2）药品杂质分析指导原则：①按化学类别和特性：
分为有机杂质、无机杂质、有机挥发性杂质；②按其来
源：分为一般杂质和特殊杂质；③按毒性：分为毒性杂质
和信号杂质。

3）注射剂安全性检查法应用指导原则：包括异常毒
性、细菌内毒素或热原、降压物质、过敏反应、溶血与凝

聚等检查。

4）药品稳定性试验指导原则：稳定性试验包括影响因素试验、加速试验与长期试验。

考点2★★　仿制药质量一致性评价

仿制药质量一致性评价包括安全性与有效性评价。其中安全性的评价指标主要为药物的杂质谱；有效性评价的评价指标是人体生物等效性，即生物利用度一致性评价。

（1）药品晶型与杂质模式研究

①药品晶型研究：固体物质分为晶态物质、无定型（非晶态）物质和共晶态物质。

②药品杂质模式研究：在仿制药品的研制中，按"药品杂质分析指原则"（通则9102）要求，采用几种不同的分离分析方法或不同测试条件以便比对结果，选择较佳的方法进行杂质模式研究。

（2）药物溶出度评价

①溶出介质的选择：在确定药物主成分稳定的前提下，除水之外，至少还应选择3种pH的溶出介质进行溶出曲线考察。

②溶出曲线相似性的比较：试验制剂与参比制剂溶出曲线相似性的评价方法，现多采用非模型依赖法中的相似因子（f_2）法。

$$f_2 = 50 \times \lg \left\{ \left[1 + \frac{1}{n} \sum_{t=1}^{n} (R_t - T_t)^2 \right]^{-0.5} \times 100 \right\}$$

式中，R_t 为 t 时间参比制剂平均溶出量；T_t 为 t 时间仿制制剂平均溶出量；n 为取样时间点的个数。

③采用相似因子（f_2）法比较溶出曲线相似性的要求

Ⅰ.计算 f_2 因子时，选取的时间点间隔无须相等，但两制剂所取各时间点必须一致，且时间点应不少于 3 个。

Ⅱ.在溶出率 85% 以上的时间点应不多于一个，否则将会使 f_2 因子变大。

Ⅲ.选取的第 1 个时间点溶出结果的相对标准偏差不得过 20%；自第二个时间点至最后时间点溶出结果的相对标准偏差不得过 10%。

④溶出曲线相似性判定标准

Ⅰ.对于高溶解性和高渗透性的药物制剂，当参比制剂在 15 分钟时，平均溶出量不低于 85%，如试验制剂在 15 分钟时，平均溶出量也不低于 85%；或与参比制剂平均溶出量的差值不大于 10%，此时可认为溶出曲线相似。

Ⅱ.采用相似因子（f_2）法比较溶出曲线相似性时，除另有规定外，两条溶出曲线相似因子（f_2）数值小于 50，可以为具有相似性。

（3）仿制药人体生物等效性试验

①对于进入循环系统起效的药物，不推荐采用体外研究的方法评价等效性。

②通常采用的药动学终点指标 C_{max} 和 AUC 进行评价。

③需要考虑的特殊问题包括：检测物质的选择和长半衰期药物的评价及内源性化合物的干扰等。

二、药品质量检验

考点1★★　药品质量检验分类

根据监管目的一般可分为监督抽检和评价抽检。

（1）监督抽检是指药品监督管理部门根据监管的需要，对质量可疑药品所进行的抽查检验。

（2）评价抽检是指药品监督管理部门为评价某类或一

定区域药品质量状况而开展的抽查检验。

考点2★★　检验工作的基本程序

药品检验工作的基本程序有：抽样、检验、出具检验报告等环节。

（1）抽样：抽样系指从一批产品中按一定规则抽取一定数量具有代表性的样品的过程。抽样是检验工作的开始。

（2）检验

①常规检验以国家药品标准为检验依据，按照标准规格及检验方法和相关标准操作规程（SOPs）进行检验。

②对有掺杂、掺假嫌疑的药品，应当依据国务院药品监督管理部门批准的药品补充检验方法进行检验并出具检验报告书。

③检验结果不合格或处于临界值边缘的项目，除规定以一次检验为准不宜复检的项目（如重量差异、装量差异、无菌、热原、细菌内毒素等）外，一般应予以复检。

（3）报告

①检验报告应真实、完整、简明、具体；字迹应清晰，色调一致，不得任意涂改，若写错时，在错误的地方划上单线或双线，在旁边改正重写，并签名盖章。

②检验报告记载了药品检验机构依据公正数据对药品质量作出的技术结论，是向社会出具的具有法律效力的技术文件，对药品检验结果的判断必须明确、有依据。

③检验报告应记载的内容有品名、规格、批号、数量、包装、有效期、生产单位、检验依据；取样／收检日期、报告日期；检验项目、标准规定、检验结果；检验结论。

④检验报告上必须有检验者、复核者（或技术部门审核）和部门负责人（或管理部门）的签章及检验机构公章，签字应写全名，否则检验报告无效。

三、体内药物检测

考点1★　生物样品种类

血样（全血、血浆、血清）、尿液。

考点2★　生物样品测定法

（1）免疫分析法：放射免疫法、荧光免疫法、发光免疫法、酶免疫法。

（2）色谱分析法：气相色谱法、高效液相色谱法、色谱 - 质谱联用）。

考点3★★　药动学参数测定与生物等效性评价

（1）研究方案：①受试者选择与分组；②给药与样品采集。

（2）样品测定：①色谱与质谱条件；②血浆样品前处理。

（3）数据处理

①采用非房室方法计算药代动力学参数。其中，C_{max} 和 T_{max} 为血药浓度 - 时间曲线上实际测定值；$t_{1/2}$ 等于 ln2 除以末端消除速度常数；采用梯形法估算 $AUC_{0 \to t}$；在 $AUC_{0 \to t}$ 的基础上采用外推法估算 $AUC_{0 \to \infty}$。

②生物等效性评价采用自身交叉实验设计的三因素方差分析和双单侧 t 检验进行统计学处理。

（4）药代动力学参数与生物等效性评价：为了判断受

试制剂和参比制剂是否生物等效，需要对药代动力学参数中的 $AUC_{0\to t}$、C_{max}、T_{max} 进行等效判断，采用方差分析进行显著性检验，然后用双单侧 t 检验和计算 90% 置信区间的统计分析方法进行评价。

第二章　药品的结构与作用

第一节　药物结构与作用方式对药物活性的影响

一、药物的结构和名称

考点1★★★　药物结构中常见的化学骨架及名称

药物的化学骨架名称	药物的化学骨架	药物类别	代表药物
苯并二氮䓬		镇静催眠药	地西泮
环丙二酰脲		抗癫痫药	苯巴比妥
吩噻嗪		抗精神病药	氯丙嗪

药物的化学骨架名称	药物的化学骨架	药物类别	代表药物
苯乙醇胺		肾上腺素受体调控药	拉贝洛尔
芳氧丙醇胺		β 受体阻断剂	普萘洛尔
1,4-二氢吡啶		钙通道阻滞药	硝苯地平
磺酰脲		降血糖药	格列美脲
孕甾烷		肾上腺糖皮质激素类药物、孕激素类药物	地塞米松

续表

药物的化学骨架名称	药物的化学骨架	药物类别	代表药物
雄甾烷	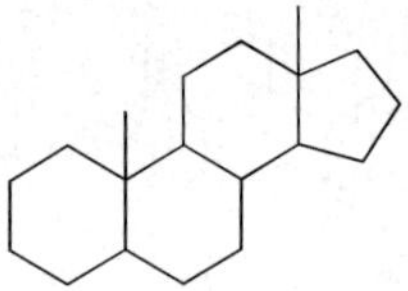	雄性激素类药物、蛋白同化激素类药物	甲睾酮
雌甾烷	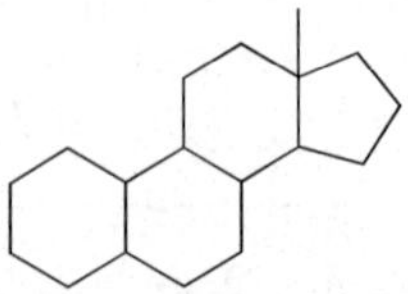	雌激素类药物	雌二醇
芳基丙酸	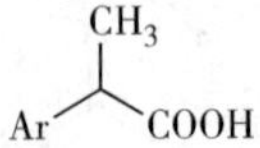	非甾体抗炎药	布洛芬
对氨基苯磺酰胺	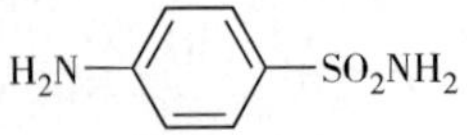 H_2N———SO_2NH_2	磺胺类抗菌药	磺胺甲噁唑
喹啉酮环	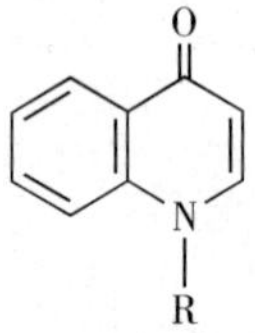	抗菌药	诺氟沙星

考点 2 ★★★　药物的主要骨架结构与药效团

药物是由一个核心的主要骨架结构（又称母核）和与之相连接的基团或片段（又称为药效团）组成的，母核主要起到连接作用，各种基团或结构片段起到与药物作用靶标相结合的作用。

母核	代表药	药效团
六氢萘	洛伐他汀和辛伐他汀	3,5-二羟基羧酸
吲哚环	氟伐他汀	
吡咯环	阿托伐他汀	
嘧啶环	瑞舒伐他汀	

二、药物与靶标相互作用对活性的影响

考点1★ 化学药物及其作用方式

根据药物在体内的作用方式，药物可分为结构特异性药物和结构非特异性药物。

结构特异性药物与药物靶标相互作用后才能产生活性，其活性主要依赖于药物分子特异的化学结构。

结构非特异性药物的活性主要取决于药物分子的理化性质，如全身麻醉药。

构效关系是指药物的化学结构与生物活性（药理活性）之间的关系。

考点2★★★ 药物与作用靶标结合的化学本质

1. 共价键键合类型 共价键键合是一种不可逆的结合形式。主要有烷化剂类抗肿瘤药物、β-内酰胺类抗生素药物、拉唑类抗溃疡药物等。如烷化剂类环磷酰胺，与DNA 中鸟嘌呤碱基形成共价结合键，产生细胞毒活性。

2. 非共价键键合类型

①氢键是药物和生物大分子作用的最基本化学键合形式。如磺酰胺类利尿药通过氢键和碳酸酐酶结合，其结合位点与碳酸和碳酸酐酶的结合位点相同。如水杨酸甲酯，

由于形成分子内氢键，用于肌肉疼痛的治疗，而对羟基苯甲酸甲酯的酚羟基则无法形成这种分子内氢键，对细菌生长具有抑制作用。

②离子－偶极和偶极－偶极相互作用：如美沙酮的羰基与氨基氮原子的孤对电子作用。

③电荷转移复合物：如抗疟药氯喹可以插入到疟原虫的 DNA 碱基对之间形成电荷转移复合物。

④疏水性相互作用（疏水键）。

⑤范德华引力是非共价键键合方式中最弱的一种。

⑥离子键：如去甲肾上腺素和氯贝胆碱。

⑦金属离子络合物：如铂金属络合物类抗肿瘤药物；二巯基丙醇可作为锑、砷、汞的螯合解毒剂。

药物与生物大分子的相互作用有时不单纯是一种结合模式，如局部麻醉药普鲁卡因与受体的作用键合方式有范德华力、疏水键、静电引力、偶极－偶极作用。

第二节　药物结构与性质对药物活性的影响

一、药物结构、理化性质与药物活性

考点1★★　理化性质

1. 溶解度

①水溶解性是药物可以口服的前提，也是药物穿透细胞膜和在体内转运的必要条件，故要求药物有一定的水溶性（又称为亲水性）。

②药物在通过各种生物膜时，需要具有一定的脂溶性（称为亲脂性）。

③药物亲水性或亲脂性的过高或过低都对药效产生不利的影响。

2. 分配系数（*P*）

①定义：*P* 是指药物在生物非水相中物质的量浓度与在水相中物质的量浓度之比，$P=C_o/C_w$。*P* 值越大，脂溶性越高。

②评价药物亲脂性或亲水性大小的标准：常用其对数 *lgP* 表示。

③一般情况下，当药物的脂溶性较低时，随着脂溶性增大，药物的吸收性提高，当达到最大脂溶性后，再增大脂溶性，则药物的吸收性降低，吸收性和脂溶性呈近似于抛物线的变化规律。

考点 2 ★★　分子结构改变对药物脂水分配系数的影响

1. 水溶性增大　当分子中官能团形成氢键的能力和官能团的离子化程度较大时，如分子中引入极性较大的羟基（–OH）、羧基（–COOH）、季铵（N^+）、盐（××钠、盐酸××）等，药物的水溶性会增大。

2. 脂溶性增大　结构中含有较大的烃基、卤素原子（–F、–Cl）、脂环等非极性结构，引入 S 原子或将羟基（–OH）换成烷氧基（$–OCH_3$），导致药物的指溶性增大。

考点 3 ★★★　根据溶解性与肠壁渗透性将药物分类

药物分类	药物分子特点	药物
BSC Ⅰ	高溶解度、高渗透性的两亲性分子药物，其体内吸收取决于溶出度	普萘洛尔、依那普利、地尔硫䓬

续表

药物分类	药物分子特点	药物
BSC Ⅱ	低溶解度、高渗透性的亲脂性分子药物，其体内吸收量取决于溶解度	双氯芬酸、卡马西平、吡罗昔康
BSC Ⅲ	高溶解度、低渗透性的水溶性分子药物，其体内吸收速率取决于药物渗透率	雷尼替丁、纳多洛尔、阿替洛尔
BSC Ⅳ	低溶解度、低渗透性的疏水性分子药物，其体内吸收比较困难	特非那定、酮洛芬、呋塞米

二、药物的酸碱性、解离度和 pK_a 对药效的影响

考点 1 ★★　解离度

①与药物的解离常数（pK_a）和体液介质的 pH 有关。

②pK_a=pH 时，非解离型和解离型药物各占 50%，如苯巴比妥。

③酸性药物 pK_a 值大于消化道体液 pH 时（pK_a > pH），分子型药物所占比例高。

④碱性药物在 pH 高的小肠中，酸性药物在 pH 低的胃中的非解离型药物量增加，吸收也增加，反之均减少。

⑤苯丙醇胺的共轭酸的 pK_a9.4，在肠液中（pH 7.4）其分子形式占 1%，共轭酸形式占 99%。阿莫西林含有羧基、氨基和酚羟基，具有三个 pK_a 值。在生理条件下，阿莫西林基本以离子形式存在。

考点 2 ★★★　药物的酸碱性和 pK_a 对药效的影响

有机药物多数为弱碱或弱酸。一般药物以分子型（非

解离形式）被吸收，通过生物膜进入细胞，而以离子型（解离形式）起作用。

酸碱性	易吸收部位	代表药物
弱酸性药物	胃	巴比妥类和水杨酸类
弱碱性药物	肠道	奎宁、氨苯砜、地西泮和麻黄碱
碱性极弱的药物	胃	咖啡因和茶碱
强碱性、完全离子化	吸收差	胍乙啶、季铵盐类和磺酸类

三、药物结构中的取代基对生物活性的影响

考点1★★★ 药物典型官能团对生物活性的影响

官能团	作用
烃基（–CH₃）	可提高化合物的脂溶性，增加脂水分配系数，降低分子的解离度；体积较大的烷基还会增加立体位阻，从而增加稳定性，如中时效的环己巴比妥的氮原子上引入甲基，则降低分子的解离度成为超短时效的海索比妥
卤素（–C、–F）	较强的电负性，强吸电子基，影响电荷分布和增加脂溶性，如氟奋乃静的安定作用比奋乃静强
羟基（–OH）	羟基取代在脂肪链上、酰化成酯或烃化成醚，常使活性和毒性下降。羟基取代在芳环上时，使活性或毒性增强
巯基（–SH）	巯基亲核性强，可与重金属作用生成不溶性的硫醇盐。二巯基丙醇可用于治疗金、汞及含砷化合物的中毒
醚（C–O–C）	醚类化合物易通过生物膜

续表

官能团	作用
硫醚 （C–S–C）	硫醚可氧化成亚砜或砜，极性增强，如阿苯达唑服用后在体内迅速代谢成亚砜和砜类化合物而发挥作用
磺酸 （–SO₃H）	硫嘌呤引入磺酸基后可制成钠盐得到磺硫嘌呤钠，增加了药物的水溶性
羧酸 （–COOH） 酯 （–COOR）	羧酸成盐（–COONa）可增加水溶性，对一些易透过血－脑屏障，会产生中枢副作用的药物，通过增加羧酸基团来减少药物的副作用。例如，抗组胺药物羟嗪将其结构上的羟基换成羧酸基得到西替利嗪，成为第二代没有中枢副作用的抗组胺药物。将羧酸制成酯的前药，既增加药物吸收，又降低药物的酸性，减少对胃肠道的刺激性，如将头孢呋辛的羧基酯化得到前药头孢呋辛酯
酰胺 （–CONR₂）	易与生物大分子形成氢键，增强与受体的结合能力
胺类 （–NR₂）	①活性：伯胺（NH₂）＞仲胺（NH）＞叔胺（N）； ②季铵（N⁺）：作用强，水溶性大，难透过生物膜，无中枢作用，一般口服吸收差。 双氯芬酸和对乙酰氨基酚含有芳香胺，由于在体内代谢时，易产生强亲电性亚胺－醌，长时间和大剂量服用易导致肝脏损伤

四、药物分子的电荷分布对药效的影响

考点1★★★ 喹诺酮类药物

　　司帕沙星对金黄色葡萄球菌的抑制活性比类似物环丙沙星强16倍。分析原因是5位氨基和8位F均是给电子基团，通过共轭效应增加了 4 位羰基氧上的电荷密度，使司帕沙星与 DNA 螺旋酶的结合作用增强而增加了对酶的抑制作用。

考点 2★★★ 苯甲酸酯类药物

苯甲酸酯中苯环的对位引入供电子基团氨基时（如普鲁卡因），该对位氨基上的电子云通过共轭诱导效应，增加了酯羰基的极性，使药物与受体结合更牢，作用时间延长。引入吸电子基团硝基时，使极性降低，故麻醉作用降低。

五、药物的立体结构对药物作用的影响

考点 1★★★ 药物的手性结构及其对药物活性的影响

活性	药物
具有等同的药理活性和强度	普罗帕酮、氟卡尼
产生相同的药理活性，但强弱不同	氯苯那敏、萘普生、氧氟沙星
一个有活性，一个没有活性	L-甲基多巴、氨己烯酸、索他洛尔、阿替洛尔
产生相反活性	哌西那朵、扎考必利、依托唑啉、异丙肾上腺素
产生不同类型的药理活性	右丙氧酚（镇痛）、左丙氧酚（镇咳）、奎宁（抗疟）、奎尼丁（抗心律失常）、麻黄碱（收缩血管）、伪麻黄碱（扩张气管）
一个有活性，一个有毒性	氯胺酮、乙胺丁醇、丙胺卡因、青霉胺、四咪唑、米安色林、左旋多巴

考点2★★★ 药物的几何异构对药物活性的影响

氯普噻吨顺式异构体的抗精神病作用比反式异构体强5～10倍；己烯雌酚反式异构体与雌二醇骨架不同，但两个酚羟基排列的空间距离和雌二醇的两个羟基的距离近似，表现出与雌二醇相同的生理活性。

考点3★★ 药物的构象异构体对药物活性的影响

组胺具有不同构象，可同时作用于组胺H_1和H_2受体。多巴胺反式构象是优势构象，药效构象与优势构象为同一构象，故产生最大活性。

第三节 药物结构与药物代谢

考点1★★★ 生物转化

第Ⅰ相生物转化，也称为药物的官能团化反应，包括氧化、还原、水解、羟基化等。在药物分子中引入或使药物分子暴露出极性基团，如羟基、羧基、疏基、氨基等。

第Ⅱ相生物结合，是将第Ⅰ相中药物产生的极性基团与体内的内源性成分，如葡萄糖醛酸、硫酸、甘氨酸或谷胱甘肽，经共价键结合，生成极性大、易溶于水和易排出体外的结合物。

考点2★★ 参与Ⅰ相代谢的酶类

1. 氧化-还原酶类 ①细胞色素P450酶系；②黄素单加氧酶；③过氧化酶；④多巴胺β-单加氧酶；⑤单胺氧化酶：调节儿茶酚胺和5-羟色胺等的代谢。

2. 还原酶 催化底物进行加氢反应的酶。

3. 水解酶 主要参与酯类和酰胺类药物的代谢。

考点 3 ★★★ 药物结构与第 I 相生物转化的规律

药物结构基团	代谢规律	药物实例
芳环 	氧化代谢为酚 	保泰松氧化为活性羟基布宗；苯妥英氧化为羟基苯妥英失活。其他如普萘洛尔、氯丙嗪、S-华法林等
烯键 ═ 炔键 ═	先氧化成环氧物后再被转化为二羟基化合物 	卡马西平氧化为活性的环氧卡马西平再被水解为无活性的二羟基卡马西平。己烯雌酚的双键被代谢为环氧化产物
饱和碳原子（烷烃） 	① ω-氧化 ② ω-1 氧化 	①丙戊酸钠 ω-氧化为羟基丙戊酸钠和丙基戊酸钠；经 ω-1 氧化成 2-丙基-4-羟基戊酸钠；②地西泮羟基化生成活性替马西泮或羟基化后再N-脱甲基为有活性的奥沙西泮；③甲苯磺丁脲氧化生成苄醇，再氧化生成羧酸失效

续表

药物结构基团	代谢规律	药物实例
脂环的氧化反应		降糖药醋磺己脲主要代谢产物是反式4-羟基醋磺己脲
卤素 –Cl, –F, –Br, –I	氧化脱卤素（常见）和还原脱卤素代谢	氯霉素中的二氯乙酰基代谢氧化成酰氯，产生毒性
胺类药物（详见"胺类药物的代谢"）	N–脱烷基化和脱胺反应，N–氧化反应	①普萘洛尔烷烃化和氧化脱胺反应代谢后失活；②利多卡因进入血脑屏障后脱乙基化产物会引起中枢副作用
醚类药物	进行氧化 O–脱烷基化成醇、酚及羧基化合物	①镇咳药可待因脱甲基后生成会产生成瘾性的吗啡；②吲哚美辛脱甲基代谢后失去活性
醇类药物	伯醇氧化为醛再氧化为羧酸，仲醇氧化为酮	甲芬那酸经代谢生成相应的羧酸代谢物

续表

药物结构基团	代谢规律	药物实例
酮类	还原为仲醇，不对称酮还原会产生光学异构体	镇痛药 S-(+)-美沙酮经代谢后生成 3S，6S-α-(-)-美沙醇
硫醚	①S-脱烷基 ②S-氧化反应：氧化为亚砜和砜	①6-甲基硫嘌呤甲基得6-巯基嘌呤；②阿苯达唑氧化代谢为亚砜化合物，活性提高
硫膦基化合物	氧化脱硫代谢生成碳-氧双键和磷-氧双键	①硫喷妥氧化脱硫成戊巴比妥，脂溶性下降 ②塞替哌硫代谢生成活性的替哌

续表

药物结构基团	代谢规律	药物实例
亚砜类 $\underset{\text{S}}{\overset{\text{O}}{\parallel}}$	氧化为砜或还原为硫醚 $\underset{O=\overset{\text{O}}{\overset{\parallel}{S}}}{} \quad \overset{\text{S}}{}$	舒林酸还原代谢生成硫醚类活性代谢物后发挥作用，氧化为砜则无活性
含硝基的药物 —NO₂	芳香族硝基代谢生成芳香氨基，其间经历亚硝基、羟胺等中间步骤。羟胺毒性大，可致癌和产生细胞毒性。苯基羟胺会引起正铁血红蛋白症	氯霉素中的对硝基苯基还原为对氨基苯基化合物
羧酸酯类 硝酸酯类 磺酸酯类	代谢水解生成相应的酸、醇 R-OOCR → R-OH+R-COOH R-ONO₂ → ROH+HNO₃ R-OSO₂R → ROH+RSO₃H	普鲁卡因酯键水解生成对氨基苯甲酸失活

续表

药物结构基团	代谢规律	药物实例
酰胺类药物	①水解生成酸和胺 R–NH–COR→R–NH₂+R–COOH ②N–氧化为羟胺，致癌毒性比较高	①非那西汀的毒性是由于产生 N– 羟基化代谢产物 ②丙胺卡因 R 异构体被水解生成邻甲苯胺，其在体内会转变成 N– 氧化物引起高铁血红蛋白症的毒副作用

胺类药物的代谢

代谢反应	药物	代谢产物	说明
氧化脱胺反应和 N-脱烷基	苯丙胺		苯丙胺在体内发生氧化脱氨，生成甲基苯乙酮
	普萘洛尔	 	氧化脱胺代谢，先生成醛，再进一步氧化代谢成羧酸，无活性 普萘洛尔的 N-脱烷基氧化代谢，生成胺化合物，无活性

续表

代谢反应	药物	代谢产物	说明
氧化脱胺反应和 N- 脱烷基	氯胺酮		氯胺酮代谢生成脱甲基产物
	丙咪嗪	地昔帕明	三环类抗抑郁药物丙米嗪经 N- 脱甲基代谢生成地昔帕明也具有抗抑郁活性

续表

代谢反应	药物	代谢产物	说明
N-氧化反应	吗啡		镇痛药吗啡在环上的叔胺氮原子氧化生成 N-氧化物
	胍乙啶		抗高血压药胍乙啶在环上的叔胺氮原子氧化生成 N-氧化物

续表

代谢反应	药物	代谢产物	说明
N-氧化反应	氨苯砜		抗麻风病药氨苯砜发生N-氧化反应代谢,经历亚硝基、硝基,最终氧化生成羟基胺代谢物

考点4 ★★★　药物结构与第Ⅱ相生物转化的规律

反应类别	规律
①与葡萄糖醛酸的结合反应	最普遍，有 O-、N-、S- 和 C- 的葡萄糖醛苷化四种类型；吗啡 3、6 位羟基发生与葡萄糖醛酸的结合反应；新生儿使用氯霉素会引起"灰婴综合征"，是因为体内肝脏尿苷二磷酸葡萄糖醛酸转移酶活性尚未健全，导致药物在体内聚集产生毒性
②与硫酸的结合反应	如沙丁胺醇结构中的酚羟基代谢
③与氨基酸的结合反应	许多羧酸类药物和代谢物的主要结合反应，如水杨酸
④与谷胱甘肽的结合反应	清除代谢产生的有害的亲电性物质。如白消安与谷胱甘肽的结合；谷胱甘肽和酰卤的反应是体内解毒的反应
⑤乙酰化结合反应	伯胺基等的代谢途径，水溶性降低，一般是体内外来物的去活化反应。如抗结核药对氨基水杨酸经乙酰化反应后得到对乙酰氨基水杨酸
⑥甲基化结合反应	除生成季铵盐外一般水溶性降低，不是用于体内外来物的结合排泄，而是降低这些物质的生物活性。如儿茶酚胺类物质（肾上腺素、去甲肾上腺素、多巴胺）的代谢

注：前面四种（①～④）结合反应均增加亲水性，极性增加。

第四节 药物结构与毒副作用

一、药物与非靶标结合引发的毒副作用

考点1★★★ 含有毒性基团的药物作用

含有毒性基团的药物主要是一些抗肿瘤的化学治疗药物，特别是抗肿瘤的烷化剂，如氮芥类药物、磺酸酯类药物、含有氮丙啶结构的药物、含有醌类结构的药物等。

考点2★★★ 药物作用在非结合靶标产生非治疗作用

1. 药物与非治疗部位靶标结合产生的副作用

（1）经典的抗精神病药物，如氯丙嗪、氯普噻吨、氟哌啶醇、奋乃静、洛沙平等，由于阻断黑质－纹状体通路产生锥体外系副作用。

（2）选择性COX-2抑制剂，如罗非昔布、伐地昔布等产生心血管不良反应。这类药物强力抑制COX-2而不抑制COX-1，导致与COX-2有关的前列腺素PGI_2产生受阻而与COX-1有关的血栓素TXA_2合成不受影响，破坏了TXA_2和PGI_2的平衡，引发血管栓塞事件。导致罗非昔布、伐地昔布等药物撤出市场。

2. 药物与非治疗靶标结合产生的副作用

"一药多靶"药物与非治疗靶标结合，产生治疗作用以外的生物活性，即毒副作用。

（1）血管紧张素转换酶抑制药卡托普利等通过抑制血管紧张素转换酶（ACE）用于治疗高血压，但同时阻断缓激肽的分解，导致干咳等不良反应。

（2）大环内酯类抗生素红霉素类药物，如红霉素、罗红霉素等在产生抗菌作用的同时也刺激了胃动素的活性，增加了胃肠道蠕动，并引起恶心、呕吐等胃肠道副作用。

3. 对心脏快速延迟整流钾离子通道（hERG）的影响

近年来发现一些化学结构不同的药物因阻断该通道引起 Q–T 间期延长，甚至诱发尖端扭转型室性心动过速而撤出市场。最常见的主要为心脏用药，其他如抗过敏药物特非那定、阿司咪唑等。

二、药物与体内代谢过程引发的毒副作用

考点1★★★　对细胞色素 P450 的作用引发的毒副作用

1. 抑制作用　①可逆抑制剂：含氮杂环（咪唑、吡啶），如酮康唑；②不可逆抑制剂；③类不可逆抑制剂：某些胺类化合物，如地尔硫䓬、丙咪嗪、尼卡地平等。

2. 诱导作用　服用对乙酰氨基酚期间，大量饮酒会诱导 CYP2E1 酶的活性，增加代谢产生氢醌，造成体内谷胱甘肽耗竭，产生毒性。

考点2★★★　药物代谢产物产生毒副作用

药物在体内发生代谢作用，生成有反应活性的物质，引发毒性作用，这类毒性被称作特质性药物毒性（IDT）。

1. 含有苯胺、苯酚等结构药物的代谢　非甾体抗炎药双氯芬酸含有二苯胺片段，可被催化代谢氧化生成强亲电性亚胺－醌，后者可与体内蛋白加成从而引发肝脏毒性。

非三环类抗抑郁药奈法唑酮结构中含有苯基哌嗪片段，可氧化为具有亲电性的亚胺－醌以及 N－ 去芳基化生成氯代对醌，从而产生肝毒性反应。

β 受体阻断药普拉洛尔体内代谢活化首先生成 $O-$ 去烷基化产物，继之氧化生成亚胺 – 醌式结构化合物，后者可导致临床上发生特质性硬化性腹膜炎，由此而被撤出市场。

降糖药曲格列酮体内发生氧化形成强亲电试剂 $o-$ 次甲基 – 醌和 $p-$ 醌，进而与蛋白质以共价键结合，产生严重的肝脏毒性被停止使用。

2. 含有杂环结构的药物代谢　非甾体抗炎药舒多昔康的噻唑环被 CYP450 开环，生成乙二醛和酰基硫脲，后者可与蛋白质的亲核基团发生共价结合而产生严重的肝脏毒性。

3. 含有芳烷酸药物的代谢　非甾体抗炎药佐美酸的代谢产物为芳乙酸酰化的葡萄糖醛酸苷酶，其可与肝脏的蛋白分子共价结合从而引发肝脏毒性，故已被终止使用。

抗炎药苯噁洛芬的代谢产物为葡萄糖醛酸苷酶化合物，其可与血浆蛋白结合而产生特质性毒性反应。芬氯酸和异丁芬酸也因可发生葡萄糖醛酸苷酯化反应，进而引发急性肝中毒和变态反应，现亦被停止使用。

4. 其他可代谢成活泼基团的药物　钠通道阻滞药非尔氨酯代谢生成强亲电性的 2– 苯基丙烯醛，易与蛋白的亲核基团发生迈克尔加成，产生特质性毒性，可引起肝脏毒性和再生障碍性贫血而被限制使用。

第三章 常用的药品结构与作用

第一节 精神与中枢神经系统疾病用药

一、镇静催眠药

1. 苯二氮䓬类药物构效关系

	考点1 ★★ A环：7位引入吸电子基团，作用增强，如硝西泮、氯硝西泮
	考点2 ★★ B环：3位引入羟基，易与葡萄糖醛酸结合排出体外，更安全，如奥沙西泮、劳拉西泮
	考点3 ★★ C环：5位苯环为活性重要基团，其2′位引入吸电子基团（F、Cl）活性增强，如氟西泮、氟地西泮
	考点4 ★★ 1，2位并上三唑环使代谢稳定性增加，且提高了与受体的亲和力，活性显著增加，如艾司唑仑、阿普唑仑、三唑仑

2. 代表药物

代表药物	化学结构	常见考点
地西泮		考点 1 ★★★苯并二氮杂䓬类镇静催眠药 考点 2 ★★奥沙西泮为其活性代谢产物
奥沙西泮		考点 1 ★★★为苯并二氮杂䓬类的镇静催眠药，是地西泮的活性代谢物 考点 2 ★ 3 位引入羟基极性增加，易与葡萄糖醛酸结合排出，C_3 位是手性碳
艾司唑仑		考点 1 ★★★苯并二氮杂䓬类镇静催眠药 考点 2 ★★★在 1,4- 苯并二氮䓬的 1，2 位并上三（氮）唑环，不仅使代谢稳定性增加，而且提高了与受体的亲和力，活性显著增加

续表

代表药物	化学结构	常见考点
三唑仑		考点1★★★苯并二氮杂䓬类镇静催眠药 考点2★★★含有三氮唑环
咪达唑仑		考点1★★★1,2位并上咪唑环的苯并二氮䓬类的镇静催眠药，作用迅速，用于治疗失眠症，诱导睡眠用
依替唑仑		考点1★★★将阿普唑仑分子中苯并二氮䓬的苯核用5-乙基噻吩替换得到的镇静催眠药

续表

代表药物	化学结构	常见考点
唑吡坦		考点1★★★咪唑并吡啶类，非苯并二氮䓬类镇静催眠药
艾司佐匹克隆		考点1★★★吡咯烷酮类镇静催眠药 考点2★★是佐匹克隆 S-（+）-异构体，具有很好的短效催眠作用。其左旋体无活性，易引起毒副作用
扎来普隆		考点1★★★吡唑并嘧啶类镇静催眠药 考点2★没有精神依赖性，不具有苯二氮䓬类药物的一些不良反应，代谢物为脱乙酰基扎来普隆

二、抗精神病

1. 吩噻嗪类构效关系

考点 1 ★★ 2 位引入吸电子基团，活性增加，如三氟丙嗪
考点 2 ★★ 10 位 N 原子常为叔胺，也可为氮杂环（哌嗪最强），如（氟）奋乃静
考点 3 ★★侧链上的伯醇基可以制备长链脂肪酸酯类前药，如庚氟奋乃静（作用时间延长）

2. 代表药物

代表药物	化学结构	常见考点
氯丙嗪		考点 1 ★★ 吩噻嗪类抗精神病药 考点 2 ★ 副作用是锥体外系作用和光毒化过敏反应（遇光会分解，生成自由基并与体内一些蛋白质作用，发生过敏反应）。服用后应尽量减少户外活动，避免日光照射 考点 3 ★ 代谢物 7-羟基氯丙嗪仍有活性
奋乃静		考点 1 ★★ 吩噻嗪类抗精神病药 考点 2 ★★ 含有哌嗪环和伯醇羟基，可制备长链脂肪酸酯类的前药，作用时间延长 考点 3 ★ 奋乃静 2 位氯原子被三氟甲基取代得到氟奋乃静

续表

代表药物	化学结构	常见考点
氟奋乃静		考点 1 ★★ 吩噻嗪类抗精神病药 考点 2 ★★ 含有哌嗪环和伯醇羟基，可制备长链脂肪酸酯类的前药，作用时间延长，如氟奋乃静庚酸酯
氯普噻吨		考点 1 ★★ 硫杂蒽类（噻吨类）抗精神病药 考点 2 ★ 顺式体（Z 或 cis－）活性大于反式体（E 或 trans－）

续表

代表药物	化学结构	常见考点
珠氯噻醇		考点 1 ★ 为硫杂蒽类（噻吨类）抗精神病药，含有羟乙基哌嗪的顺式产物，
氟哌噻吨		

续表

代表药物	化学结构	常见考点
替沃噻吨		考点 1 ★ 为硫杂蒽类（噻吨类）抗精神病药，含有 N-甲基哌嗪的顺式产物
氯氮平		考点 1 ★★★ 二苯并二氮草类的抗精神病药物，锥体外系副作用小；副作用有严重的粒细胞减少症，第一个非典型精神病药物

续表

代表药物	化学结构	常见考点
奥氮平		考点 1 ★ 氯氮平分子中的苯核被甲基噻吩取代得到，属于噻吩并苯二氮䓬类似物，只选择性地减少中脑边缘系统的多巴胺神经元活动，对纹状体的运动功能影响小，所以几乎没有锥体外系副作用
喹硫平		考点 1 ★ 二苯并硫氮䓬类抗精神病药，几乎不产生锥体外系副反应，生物利用度为 100%

续表

代表药物	化学结构	常见考点
洛沙平		考点 1 ★ 二苯并氮氧䓬类；可阻断纹状体的多巴胺受体，导致锥体外系副反应，主要用于治疗精神分裂症
阿莫沙平		考点 1 ★★★ 为洛沙平的脱甲基活性代谢物，可作为抗抑郁药

续表

代表药物	化学结构	常见考点
齐拉西酮		考点 1 ★★ 运用拼合原理设计的非经典的抗精神病药物，可视为抗精神病药替螺酮与氧代吲哚拼合的产物 考点 2 ★★ 对 DA_2 受体和 $5-HT_{1A}$ 受体均有很强的拮抗活性
利培酮		考点 1 ★★ 运用拼合原理设计的非经典的抗精神病药物 考点 2 ★★ 高选择性的 $5-HT_2/DA_2$ 受体平衡阻断药，疗效高而锥体外系不良反应很少，代谢生成帕利哌酮也具有抗精神病活性

续表

代表药物	化学结构	常见考点
帕利哌酮		考点1 ★★ 运用拼合原理设计的非经典的抗精神病药物，为利哌酮的活性代谢物
氟哌啶醇		考点1 ★★ 为丁酰苯类抗精神病药物 考点2 ★★ 受光照射颜色加深，在片剂处方中避免使用乳糖。活性代谢主要是酮还原，与羟酸做成酯可得长效药物

续表

代表药物	化学结构	常见考点
三氟哌多		考点1 ★ 丁酰苯类抗精神病药物。如3－三氟甲基苯
氟哌利多		考点1 ★ 丁酰苯类抗精神病药物；哌啶4位为苯并咪唑酮衍生物，与芬太尼合用，静脉注射时，可使病人产生特殊麻醉状态，称为"神经安定镇痛术"

续表

代表药物	化学结构	常见考点
舒必利		考点1 ★★ 为苯甲酰胺类抗精神病药物，锥体外系副反应少。对多巴胺受体有选择性阻断作用 考点2 有抗抑郁和止吐作用，
硫必利		考点1 为苯甲酰胺类抗精神病药物，结构与舒必利相似，可以看成四氢吡咯的开环产物
瑞莫必利		考点1 ★ 为苯甲酰胺类抗精神病药物；S-瑞莫必利对脑内多巴胺DA_2受体有较高的选择性，因此副作用很小；适用于治疗精神分裂症

三、抗抑郁药

1. 抗抑郁药的分类

考点 1 ★　去甲肾上腺素（NE）再摄取抑制剂

丙米嗪、地昔帕明、阿米替林、氯米帕明。

考点 2 ★　选择性 5-HT 再摄取抑制剂

（去甲）氟西汀、帕罗西汀、氟伏沙明、舍曲林、（艾司）西酞普兰。

考点 3 ★ NE 和 5-HT 双重再摄取抑制剂

多塞平、（去甲）文拉法辛、度洛西汀、米氮平。

考点 4 ★　单胺氧化酶 A（MAO-A）抑制剂

吗氯贝胺、托洛沙酮。

2. 代表药物

代表药物	化学结构	常见考点
地昔帕明		考点1★★★为二苯并氮䓬类抗抑郁药，去甲肾上腺素再摄取抑制剂，是丙米嗪的活性代谢产物
氯米帕明		考点1★★★三环类（二苯并氮䓬类）去甲肾上腺素再摄取抑制剂的抗抑郁药 考点2★在体内脱甲基生成活性代谢产物去甲氯米帕明

续表

代表药物	化学结构	常见考点
阿米替林		考点 1 ★★ 三环类（二苯并环庚二烯类）去甲肾上腺素再摄取抑制剂的抗抑郁药 考点 2 ★ 活性代谢产物去甲替林
多塞平		考点 1 ★★ 三环类（二苯并噁䓬类）去甲肾上腺素和 5-HT 再摄取抑制剂 考点 2 ★ 两个几何异构体 E：Z=85：15，Z 型抑制 5-HT 再摄取活性强，E 型抑制去甲肾上腺素（NE）再摄取活性优

代表药物	化学结构	常见考点
氟伏沙明		考点1 ★抑制5-HT重吸收；分子中含C=N双键，只有E-异构体有活性，但紫外线光照可致异构化产生无效的Z-异构体，故溶液必须避光保存
氟西汀		考点1 ★★为5-HT再摄取抑制剂 考点2 ★含有一个手性碳原子，口服生物利用度为100% 考点3 ★N-去甲氟西汀是其活性代谢产物，半衰期为4～16天，会产生药物积蓄。长的半衰期是造成停药后其在体内存留5～6周的原因

续表

代表药物	化学结构	常见考点
舍曲林		考点 1 ★★★ 选择性 5- 羟色胺再摄取抑制药，含两个手性中心，药用的是 S,S-（+）-异构体。代谢产物 N-去甲舍曲林的药理药理作用是舍曲林的 1/20
文拉法辛		考点 1 ★★★ 5- 羟色胺与去甲肾上腺素的再摄取抑制剂 考点 2 ★ 代谢产物 O-去甲文拉法辛具有相等活性

续表

代表药物	化学结构	常见考点
去甲文拉法辛		考点1 ★★ 对5-HT和NE的再摄取均有抑制作用，为文拉法辛O-去甲基代谢产物
西酞普兰		考点1 ★★ 5-HT再摄取抑制剂 考点2 ★★ 一个手性碳原子，S异构体为艾司西酞普兰 考点3 ★ 代谢物N-去甲基西酞普兰保留50%的活性
帕罗西汀		考点1 ★★ 为5-羟色胺再摄取抑制剂抗抑郁药 考点2 ★ 二个手性碳原子，市售构型是（3S，4R）-（一）异构体

续表

代表药物	化学结构	常见考点
吗氯贝胺		考点 1 ★★与苯甲酰胺舒必利和氧氯普胺结构相似，对单胺氧化酶 A（MAO-A）有可逆性抑制作用；用于治疗精神抑郁症
托洛沙酮		考点 1 ★★为分子内的氨基甲酸酯结构，可以选择性地抑制 MAO-A 活性，阻断 5-HT 和 NA 的代谢；适用于治疗神经官能性抑郁症等
度洛西汀		考点 1 ★★为强效 5-HT 和去甲肾上腺素再摄取双重抑制剂，分子中含有手性碳原子，药用右旋体；用于治疗重度抑郁症、糖尿病周围神经痛、女性中至重度应激性尿失禁

续表

代表药物	化学结构	常见考点
米氮平		考点 1 ★ 有两种光学异构体，都有抗抑郁活性，S-(-)-异构体对 α_2 受体的结合力强，而 R-米氮平对 5-HT$_3$ 受体的抑制强，并有抗 H$_1$ 受体作用，具有镇静作用；脱甲基后的代谢产物仍具有药理活性

四、镇痛药

1. 概述

考点1★　天然生物碱的构效关系

（1）吗啡3位羟基甲基化得到可待因。

（2）吗啡3位、6位羟基同时酯化得到海洛因。

（3）17位 *N*– 甲基被烯丙基取代得到纳洛酮。

（4）6位羟基氧化成酮，得到阿片受体纯激动剂羟考酮，其镇痛作用无封顶效应。

2. 代表药物

代表药物	化学结构	常见考点
吗啡		考点 1 ★★ 天然镇痛药 考点 2 ★ 具有菲环结构，5 个稠杂环，5 个手性中心，左旋体有效 考点 3 ★ 氧化生成伪（双）吗啡，脱水生成阿扑吗啡 考点 4 ★ 易与葡萄糖醛酸结合代谢；口服生物利用度低，一般制成注射剂或缓释片
可待因		考点 1 ★★ 为半合成中枢性镇咳药，作用于阿片受体，是吗啡的 3 位羟基甲基化（甲醚）衍生物，由于 10% 可代谢为吗啡，所以有成瘾性，按麻醉药品管理

续表

代表药物	化学结构	常见考点
纳洛酮		考点 1 ★★★ 吗啡的 N- 甲基被烯丙基取代，成为阿片（吗啡）受体的拮抗剂 考点 2 ★★★ 用于吗啡过量的解毒剂
纳曲酮		考点 1 ★★★ 吗啡的 N- 甲基被环丙甲基取代，成为半合成阿片（吗啡）受体的拮抗剂。用于吗啡或海洛因中毒的解毒剂

续表

代表药物	化学结构	常见考点
羟考酮		考点 1 ★ 将可待因的 6 位羟基氧化成酮，同时将 7、8 位的双键氢化得到；为半合成阿片（吗啡）受体的纯激动剂；镇痛作用无封顶效应
二氢埃托啡		考点 1 ★ 用于各种急性重度疼痛的镇痛、成瘾性强、滥用潜力大

续表

代表药物	化学结构	常见考点
哌替啶		考点 1 ★★★ 4-苯基哌啶类全合成镇痛药 考点 2 ★ 结构中含有酯键，代谢为去甲哌替酸、去甲哌替啶（易蓄积产生中枢毒性，引发癫痫）和哌替啶酸，均无活性
芬太尼		考点 1 ★★ 4-苯氨基哌啶类全合成镇痛药 考点 2 ★ 效力强（吗啡的 80～100 倍），亲脂性高、易通过血脑屏障，起效快，作用时间短

续表

代表药物	化学结构	常见考点
阿芬太尼		考点 1 ★ 4-苯氨基哌啶类镇痛药

续表

代表药物	化学结构	常见考点
舒芬太尼		考点1 ★ 4-苯氨基哌啶类镇痛药

续表

代表药物	化学结构	常见考点
瑞芬太尼		考点 1 ★★★ 4-苯氨基哌啶类镇痛药；分子结构中的酯键，在体内迅速被酯酶水解失活，作用时间短
美沙酮		考点 1 ★★★ 氨基酮类全合成镇痛药 考点 2 ★★ 有一个手性碳原子，药用外消旋体；用于治疗海洛因依赖脱瘾毒和替代维持治疗

续表

代表药物	化学结构	常见考点
布桂嗪		考点 1 ★★★ 含有哌嗪环的阿片受体激动 – 拮抗剂 考点 2 ★ 作用比吗啡弱、显效快，有耐受性和成瘾性，不可滥用
曲马多		考点 1 ★★ 微弱的 μ 阿片受体激动剂 考点 2 ★ 药用外消旋体，左旋体（ – ）是去甲肾上腺素重摄取抑制剂和 α_2 受体激动剂，右旋体（ + ）抑制 5 – HT 重摄取，镇痛作用得益于两者协同互补性 考点 3 ★★ 代谢为 O – 脱甲基曲马多，镇痛作用增强，呼吸抑制和成瘾性小 考点 4 ★ 含有两个手性中心

第二节 外周神经系统疾病用药

一、组胺 H_1 受体阻断剂

1. 概述

考点1★★★ 分类

（1）乙二胺类。

（2）氨烷基醚类：苯海拉明、茶苯海明、氯马斯汀、司他斯汀。

（3）丙胺类：马来酸氯苯那敏。

（4）三环类：异丙嗪、赛庚啶、酮替芬、氯雷他定、地氯雷他定。

（5）哌啶类：阿司咪唑、诺阿司咪唑、咪唑斯汀、特非那定、非索非那定、依巴斯汀、卡瑞斯汀、左卡巴斯汀。

（6）哌嗪类：•盐酸西替利嗪。

（7）其他：依美斯汀、氮䓬斯汀。

考点2★ 经典 H_1 受体拮抗剂的构效关系

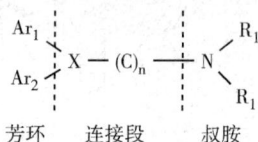

$$\begin{array}{c}
Ar_1 \\
 \diagdown \\
X - (C)_n \\
\diagup \\
Ar_2
\end{array}
\quad
N
\begin{array}{c}
R_1 \\
\diagup \\
\diagdown \\
R_1
\end{array}$$

芳环   连接段   叔胺

（1）Ar_1 为苯环、杂环或取代杂环；Ar_2 为另一芳环或芳甲基；Ar_1 和 Ar_2 可桥连成三环类化合物。

（2）NR_1R_2 一般是叔胺，也可以是环的一部分。

（3）X 是 sp^2 或 sp^3 杂化的碳原子、氮原子，或连接氧原子的 sp^3 碳原子。碳链 n=2～3，通常 n=2。

2. 代表药物

代表药物	化学结构	常见考点
盐酸苯海拉明	CHOCH$_2$CH$_2$N(CH$_3$)$_2$ · HCl	考点 1 ★★ 为氨烷基醚类 H$_1$ 受体拮抗剂 考点 2 ★ 具有肝药酶诱导作用，加速自身代谢，用于治疗过敏性疾病，嗜睡
苯茶海明		考点 1 ★★ 为苯海拉明和 8-氯茶碱结合成的复盐，可克服苯海拉明的嗜睡和中枢抑制副作用；用于防治晕动症，如晕车、晕船、晕机所致的恶心、呕吐

续表

代表药物	化学结构	常见考点
氯马斯汀		考点 1 ★★ 氨烷基醚类药物中第一个非镇静性抗组胺药，分子中含有两个手性中心，起效快，嗜睡副作用轻微
司他斯汀		考点 1 ★ 氨烷基醚类抗组胺药，含有环己亚胺结构

续表

代表药物	化学结构	常见考点
马来酸氯苯那敏		考点 1 ★★ 又名扑尔敏，为丙胺类 H₁ 受体拮抗剂 考点 2 ★ 用于荨麻疹、枯草热、过敏性鼻炎等。结构中含有一个手性碳原子，S 异构体的活性强，药用外消旋体
异丙嗪		考点 1 ★★ 为吩噻嗪结构的三环类抗组胺药 考点 2 ★ 用于过敏性鼻炎、哮喘、晕车、晕船等

续表

代表药物	化学结构	常见考点
赛庚啶		考点 1 ★★ 为三环类 H₁ 受体拮抗剂 考点 2 ★ 为吲哚嗪环和原子用乙烯基（−CH＝CH−）置换，氮原子用 sp² 杂化的碳原子替代所得，用于过敏、偏头痛等
酮替芬		考点 1 ★★ 为三环类 H₁ 受体拮抗剂和过敏介质释放抑制剂 考点 2 ★ 将赛庚啶结构中的 −CH＝CH−替换为 −CH₂CO−，并用噻吩环代替靠近羰基的苯环得到；用于防治哮喘

续表

代表药物	化学结构	常见考点
氯雷他定		考点 1 ★★ 为三环类强效选择性非镇静第二代抗外周 H₁ 受体拮抗剂 考点 2 ★★ 氯雷他定去乙氧羰基的活性代谢物为地氯雷他定 考点 3 ★ 治疗过敏性鼻炎和荨麻疹等
地氯雷他定		

续表

代表药物	化学结构	常见考点
盐酸西替利嗪		考点 1 ★★ 为哌嗪类选择性的 H_1 受体拮抗剂；分子中引入亲水性基团接甲氧烷基，分子呈两性离子，不易透过血脑屏障，属于非镇静性抗组胺药，用于抗过敏。其 $R-(-)-$ 异构体左西替利嗪已上市

续表

代表药物	化学结构	常见考点
特非那定		考点1 ★★ 为哌啶类抗组胺药，非镇静性抗组胺药，可阻断外周 H_1 受体阻断药。特非那定因导致 Q-T 间期延长和尖端扭转型室性心动过速等心脏不良反应，已撤市
非索非那定		考点2 ★★ 特非那定的活性代谢物非索非那定无心脏毒性，为第三代抗组胺药

续表

代表药物	化学结构	常见考点
依巴斯汀		考点 1 ★★ 哌啶类非镇静 H₁ 受体拮抗剂；含有二苯甲氧基和羰基；为非镇静抗过敏药
卡瑞斯汀		考点 2 ★ 卡瑞斯汀为依巴斯汀的活性代谢物

续表

代表药物	化学结构	常见考点
阿司咪唑		考点 1 ★★★ 为含苯并咪唑的哌啶类 H_1 受体拮抗剂;阿司咪唑有致心律失常等心脏毒性,其活性代谢产物 O-去甲基阿司咪唑半衰期长,所以长效
诺阿司咪唑		考点 2 ★★★ 诺阿司咪唑为阿司咪唑的活性代谢物,心脏毒性低,为第三代 H_1 受体拮抗剂

续表

代表药物	化学结构	常见考点
咪唑斯汀		考点 1 ★★ 可以看成阿司咪唑中哌啶的反转衍生物；分子中含有两个胍基并掺入杂环中；具有独特的抗组胺和抗其他炎症介质的双重作用，是一种强效和高度选择性的 H_1 受体阻断药
左卡巴斯汀		考点 1 ★★ 其 ED_{50} 比阿司咪唑强 100 倍，故治疗剂量极低，起效快（5～10 分钟）而持久；有光学异构体，左旋体左卡巴斯汀为优映体

续表

代表药物	化学结构	常见考点
依美斯汀		考点 1 ★★ 与阿司咪唑的苯并咪唑结构类似，具较强的选择性 H₁ 受体阻断作用，能抑制组胺和白三烯的释放。含有二氮杂䓬环
氮䓬斯汀		考点 1 ★★★ 含有苯并哒嗪和氮䓬环的新型抗组胺药物，具有拮抗组胺作用，对引起过敏反应的白三烯和组胺等物质的产生、释放有抑制和直接的拮抗作用

二、拟肾上腺素药

1. 概述

考点1★★　　肾上腺素受体激动剂的构效关系

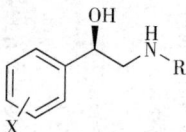

（1）基本结构为 β－苯乙胺；苯环与氮原子之间相隔 2 个原子是活性所必需的。

（2）在氨基的 β 位有羟基；R- 构型具有较大活性。

（3）在一定范围内，氨基上取代基的体积越大，对 β 受体的亲和力越大。

（4）若在氨基的 α 位引入甲基，则形成了苯异丙胺类，位阻增大，可阻碍 MAO 酶对氨基的氧化、代谢脱氨，使药物作用时间延长。

（5）苯环 3,4- 二羟基的存在可显著增强活性，但具儿茶酚胺结构的药物一般不能口服，因其可被 COMT 甲基化而失活。

2. 代表药物

代表药物	化学结构	常见考点
肾上腺素		考点 1 ★★ 共性：具有儿茶酚胺结构 [共性：在空气中易氧化变色，儿茶酚 -O- 甲基转移酶（COMT）催化失活，药用 R 构型的左旋体，不能口服，可激动 α 受体和 β 受体，用于过敏性休克及心脏骤停抢救
地匹福林		考点 1 ★★ 利用前药原理，将肾上腺素苯环上的两个羟基酯化，获得双特戊酸酯药物，延长药物作用时间

续表

代表药物	化学结构	常见考点
多巴胺		考点1 ★★ 具有儿茶酚胺结构，为多巴胺受体激动剂 考点2 ★ 是去甲肾上腺素和肾上腺素的生物前体，激动α受体和β受体，用于多种类型休克；口服无效
盐酸麻黄碱		考点1 ★★ 为苯异丙胺类拟肾上腺素药；非儿茶酚类，不受COMT影响，可口服，既激动α受体和β受体又能促进肾上腺素能神经末梢释放递质；有两个手性碳原子，有四个光学异构体，药用麻黄碱为（1R，2S）-赤藓糖型；属第二类精神药品

续表

代表药物	化学结构	常见考点
盐酸伪麻黄碱		考点 1 ★★ 为（1S, 2S）-苏阿糖型；可减轻鼻和支气管充血；复方感冒药的主要成分。和麻黄碱都能制备冰毒及摇头丸等毒品，被列为"易制毒品"
去甲肾上腺素		考点 1 ★★ 内源性活性物质，对 α_1 和 α_2 受体均有激动作用，也能激动 β_1 受体；口服经肝肠循环而失效；用于治疗各种休克

续表

代表药物	化学结构	常见考点
盐酸可乐定		考点1 ★★ 直接激动脑内 α2 受体，属中枢性降压药；也可兴备 α1 受体、胆碱受体、阿片受体，产生镇静、口干、嗜睡等副作用
去氧肾上腺素		考点1 ★ 去掉去甲肾上腺素的一个羟基，不被 COMT 所代谢，作用时间比儿茶酚胺类药物长；用于感染中毒性及过敏性休克
甲基多巴		考点1 ★ 临床使用外消旋体，为前体药物，可通过血－脑屏障，代谢成 α－甲基肾上腺素，与中枢突触后膜 α2 受体相互作用，导致血压下降

续表

代表药物	化学结构	常见考点
莫索尼定		考点1★★为可乐定的结构衍生物，属α₂受体激动剂，可直接产生中枢性降压作用；也是咪唑啉I₁受体高度亲和的选择性激动药
利美尼定		考点1★★噁唑啉类抗高血压药，可抑制中枢交感神经而使血压下降；也作用于外周α₂受体，使血浆中去甲肾上腺素水平下降
异丙肾上腺素		考点1★★为儿茶酚胺类非选择性β受体激动剂，可作为支气管扩张剂

代表药物	化学结构	常见考点
盐酸多巴酚丁胺		考点 1 ★ ★ 为选择性心脏 β_1 受体兴奋剂；有两个光学异构体，$S-(-)$ -异构体激动 α_1、β_1 受体，而 $R-(+)$ -异构体拮抗 α_1 受体；药用其异构体消旋体，对 α_1 受体作用被抵消 考点 2 ★ ★ 能增加心肌收缩力，用于治疗心衰、心源性休克等

续表

代表药物	化学结构	常见考点
沙丁胺醇		考点1 ★★ 将异丙肾上腺素苯核3位的酚羟基用羟甲基取代,N原子上取代基为叔丁氨基;选择性激动 β_2 受体,用于支气管哮喘 考点2 ★ $R(-)$ 活性强,$S-$右旋体代谢慢,药理体外消旋体作用高。
沙美特罗		考点1 ★★ 侧链氨原子上引入长链亲脂性取代基;为长效的 β_2 受体激动剂的平喘药,对夜间哮喘症状的治疗和运动诱发的哮喘控制特别有效

续表

代表药物	化学结构	常见考点
特布他林		考点1 ★★ β₂受体激动剂的平喘药，属苯二酚衍生物，非儿茶酚类，不受COMT、MAO等影响，可口服，作用持久
盐酸班布特罗		考点1 ★★ 为将特布他林苯环上两个酚羟基甲酸酯化制成的双二甲氨基甲酸酯的β₂受体激动剂的平喘前药

续表

代表药物	化学结构	常见考点
富马酸福莫特罗	·2H₂O	考点1 ★ 为含有3'-甲酰氨基-4'-羟基及烷基氨基苯乙胺的脂溶性结构；为长效的 β₂ 受体激动剂的平喘药
丙卡特罗		考点1 ★★ 高选择性的 β₂ 受体激动剂的平喘药，还有祛痰和镇咳作用

第三节　解热镇痛及非甾体抗炎药

1. 概述

考点1★　致痛致热物质

　　前列腺素是一类炎症介质和致热物质，其中前列腺素 E_2 致热能力最强；前列腺素本身致痛作用较弱，但可以增强其他致痛物质，如缓激肽、5-羟色胺等的致痛作用，使疼痛加重。

考点2★　非甾体抗炎药的作用机制

　　非甾体抗炎药的作用机制就是抑制环氧化酶（COX），阻断前列腺素的生物合成，而发挥抗炎、解热、镇痛作用。环氧化酶有 COX-1 和 COX-2 两种不同形式。

2. 代表药物

代表药物	化学结构	常见考点
阿司匹林		考点 1 ★★ 水杨酸类解热、镇痛、抗炎药物，用于预防和治疗心血管系统疾病等 考点 2 ★★ 抑制环氧化酶（COX），影响前列腺素合成 考点 3 ★★ 体内代谢为水杨酸，再与甘氨酸进行结合代谢 考点 4 ★★ 含有酯键，可水解产生酚羟基，久置氧化变色
对乙酰氨基酚		考点 1 ★★ 乙酰苯胺类解热镇痛、抗炎药物 考点 2 ★★ 杂质对氨基酚毒性大，可被氧化变色 考点 3 ★★ 体内代谢为对氨苯基的 N-羟基衍生物，还可转化为乙酰亚胺醌（是产生肝毒性和肾毒性的主要原因）；误服对乙酰氨基酚，应服用含有巯基结构药物，如谷胱甘肽或乙酰半胱氨酸解毒

续表

代表药物	化学结构	常见考点
贝诺酯		考点1 ★★★ 为阿司匹林和对乙酰氨基酚形成酯后的孪药，抑制环氧化酶（COX），抑制前列腺素合成，具有解热、镇痛、抗炎作用，体内吸收后代谢成水杨酸和对乙酰氨基酚
二氟尼柳		考点1 ★ 在水杨酸的5位引入2，4-二氟苯环得到

续表

代表药物	化学结构	常见考点
吲哚美辛		考点 1 ★ ★ 芳基乙酸类非甾体抗炎药 考点 2 ★ 空气中稳定，对光敏感 考点 3 ★ ★ 含有吲哚环

续表

代表药物	化学结构	常见考点
舒林酸		考点1 ★★ 为芳基乙酸类非甾体抗炎药，为茚类衍生物；属前体药物，在体内经肝代谢，甲基亚砜基还原为甲硫基化合物后起效
双氯芬酸钠		考点1 ★★ 芳基乙酸类非甾体抗炎药 考点2 ★★ ①抑制环氧化酶，减少前列腺素的生物合成和血小板的生成；②抑制5-脂肪氧合酶，减少白三烯生成；③抑制花生四烯酸的释放 考点3 ★★ 两个苯环非共平面

续表

代表药物	化学结构	常见考点
萘丁美酮		考点 1 ★ 为非酸性的芳基乙酸类非甾体抗炎药；是一种前药，在肝脏代谢为6-甲氧基-2-萘乙酸后起效，选择作用于环氧化酶-2（COX-2）
依托度酸		考点 1 ★★ 为吲哚并吡喃羧酸类非甾体抗炎药；抑制环氧化酶-2（COX-2）
布洛芬		考点 1 ★★★ 芳基丙酸类非甾体抗炎药 考点 2 ★★ 含有一个手性碳，S-异构体活性比R-异构体强，但R-异构体在体内可转化为S-异构体

续表

代表药物	化学结构	常见考点
萘普生		考点 1 ★ 为芳基丙酸类非甾体抗炎药；药用 $S(+)-$ 构型的右旋光学活性异构体
氟比洛芬		考点 1 ★ 为芳基丙酸类非甾体抗炎药
酮洛芬		考点 1 ★ 为 3 位苯甲酰基布洛芬、芳基丙酸类非甾体抗炎药

续表

代表药物	化学结构	常见考点
洛索洛芬		考点 1 ★ 为 4 位环戊酮甲基布洛芬，芳基丙酸类非甾体抗炎药；是一种前药，可通过肝脏中的羰基还原酶迅速转化为其活性的反式醇代谢物
非诺洛芬		考点 1 ★ 为 3 位苯氧基布洛芬，芳基丙酸类非甾体抗炎药
吡罗昔康		考点 1 ★★★ 1,2-苯并噻嗪类（昔康类）非甾体抗炎药；含有酸性烯醇型羟基药效团，存在互变异构，为长效药物，易蓄积

续表

代表药物	化学结构	常见考点
美洛昔康		考点1 ★★★ 为1,2-苯并噻嗪类（昔康类）非甾体抗炎药 考点2 ★★ 含有酸性的烯醇结构（药效团） 考点3 ★★ 选择作用于环氧化酶-2（COX-2），抗炎作用强，几乎无胃肠道副作用
依索昔康		考点1 ★★★ 1,2-苯并噻嗪类非甾体抗炎药；将美洛昔康的噻唑环用异噁唑替代的产物

续表

代表药物	化学结构	常见考点
替诺昔康		考点 1 ★★ 噻吩并噻嗪类（苯环换为噻吩环）非甾体抗炎药；将吡罗昔康中的苯环以噻吩替代得到；长效
氯诺昔康		考点 1 ★★ 噻吩并噻嗪类（苯环换为噻吩环）非甾体抗炎药；半衰期非常短；替诺昔康的 7-氯代物

续表

代表药物	化学结构	常见考点
塞来昔布		考点 1 ★★ 选择性的 COX-2 抑制剂（昔布）的非甾体抗炎药 考点 2 ★★ 该类药物近年来发现有增大心血管事件的风险 考点 3 ★ 含有吡唑环、氨磺酰基
罗非昔布		考点 1 ★★ 为甲砜类（甲磺酰基）选择性的 COX-2 抑制剂；在阻断前列环素（PGI$_2$）产生的同时，并不能抑制血栓素（TAX$_2$）的生成，会打破体内促凝血和抗凝血系统的平衡，从而增加心血管事件的发生率，已撤市

续表

代表药物	化学结构	常见考点
艾瑞昔布		考点 1 ★★★我国药物化学家提出了"适度抑制"的理念，作为研制 COX 抑制药的原则，即对 COX-2 和 COX-1 的抑制活性调节在一定的范围内，在消除炎症的同时，应维持 PGI₂ 和 TXA₂ 之间功能的平衡。以不饱和吡咯烷酮作为支架，连接有甲磺酰基取代苯和甲基苯的药物结构

第四节　消化系统疾病用药

一、抗溃疡药

（一）H₂受体阻断剂

1. 概述

考点1★★★　H₂受体阻断剂的构效关系

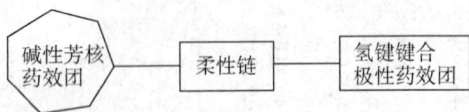

（1）碱性芳杂环或碱性基团取代的芳杂环为活性必需。芳杂环可以为碱性的咪唑环，也可以是碱性基团取代的呋喃、噻唑或其他芳杂环。

（2）连接基团为易曲挠的含硫或含氧四原子链。

（3）极性基团为"脒脲基团"，通过氢键与受体结合。

2. 代表药物

代表药物	化学结构	常见考点
雷尼替丁		考点 1 ★★ 为呋喃类 H_2 受体阻断剂 考点 2 ★★ 用于治疗溃疡病，药用反式体、顺式体无活性 考点 3 ★★ 含有硫醚的四原子链
西咪替丁		考点 1 ★★ 为咪唑类 H_2 受体阻断剂 考点 2 ★★ 极性大，含有硫醚的四原子链
法莫替丁		考点 1 ★★ 为噻唑类 H_2 受体阻断剂；碱性基团取代的芳杂环为用胍基取代的噻唑环，氢键键合的极性药效团是 $N-$ 氢基磺酰胍基胺；为选择性最高和作用最强的 H_2 受体阻断药；可提高止血效果，无抗雄激素的副素作用

代表药物	化学结构	常见考点
尼扎替丁		考点 1 ★★ 为噻唑类 H_2 受体阻断剂；结构与雷尼替丁极其相似，侧链相同，用于溃疡病的治疗
罗沙替丁		考点 1 ★★ 哌啶甲苯类 H_2 受体阻断剂；哌啶甲苯环替代五元芳杂环，含氧四原子链替代含硫四原子链，羟基乙酰化得到前药盐酸罗沙替丁乙酸酯，无抗雄激素的副作用

（二）质子泵（H⁺，K⁺–ATP 酶）抑制剂

1. 概述

考点 1 ★★★ 质子泵（H⁺，K⁺–ATP 酶）抑制剂的构效关系

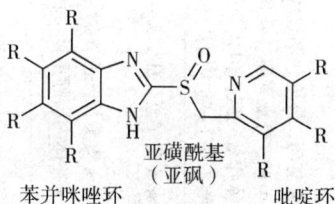

苯并咪唑环　　亚磺酰基（亚砜）　　吡啶环

拉唑类药物大多含有吡啶环、亚磺酰基（有手性）、苯并咪唑环三部分，是一种前药，分子中的苯并咪唑环在酸质子的催化下，在体内经 Smiles 重排形成次磺酸或次磺酰胺两种活性物，与 H⁺，K⁺–ATP 酶发生共价结合产生抑制作用。奥美拉唑体内代谢过程称为前药循环。

2. 代表药物

代表药物	化学结构	常见考点
奥美拉唑		考点 1 ★★★ 质子泵（H^+、K^+–ATP 酶）不可逆抑制剂 考点 2 ★★ 前药，体内代谢过程称为前药循环 考点 3 ★★★ 含有亚砜基（亚磺酰基），具有光学活性，异构体疗效一致，但代谢途径有立体选择性差异（代谢酶不同），临床用其外消旋体
埃索美拉唑		考点 1 ★★★ 质子泵（H^+、K^+–ATP 酶）不可逆抑制剂 考点 2 ★★ 奥美拉唑的 S–（–）–异构体 考点 3 ★ 在体内清除率低（代谢慢）

续表

代表药物	化学结构	常见考点
兰索拉唑		考点 1 ★★ 在吡啶环 4 位引入三氟乙氧基，为含有苯并咪唑的质子泵（H^+，K^+-ATP 酶）不可逆抑制剂，治疗消化道溃疡；R- (+) -异构体不易代谢
右兰索拉唑		考点 1 ★★ 为兰索拉唑的 R- (+) -光学异构体；其控释胶囊是首个设计提供分 2 次给药的双重释药的质子泵抑制剂，在药-时曲线上形成 2 个独特的峰值

续表

代表药物	化学结构	常见考点
泮托拉唑		考点 1 ★★ 苯并咪唑 5 位上有二氟甲氧基，为质子泵（H^+、K^+-ATP 酶）不可逆抑制剂；在体内右旋体会单向转化为左旋体，两对映体在药代动力学上存在立体选择性差异
雷贝拉唑钠		考点 1 ★★ 苯并咪唑类质子泵（H^+、K^+-ATP 酶）抑制剂 考点 2 ★ 具有较强的抑制胃酸分泌作用和抗幽门螺杆菌作用，被誉作"质子泵抑制剂的新突破"

二、促胃肠动力药

1. 概述

考点1★★★　促胃肠动力药分类

促胃肠动力药是促使胃肠道内容物向前移动的药物，临床用于治疗胃肠道动力障碍的疾病。

常见的有多巴胺 D_2 受体阻断药甲氧氯普胺，外周性多巴胺 D_2 受体阻断药多潘立酮，既能阻断多巴胺 D_2 受体又能抑制乙酰胆碱活性的药物伊托必利和选择性 5-HT$_4$ 受体激动药莫沙必利。

2. 代表药物

代表药物	化学结构	常见考点
甲氧氯普胺		考点 1 ★ ★ 苯甲酰胺类中枢性和外周性多巴胺 D_2 受体拮抗剂 考点 2 ★ ★ 具有促动力作用和止吐作用 考点 3 ★ ★ 结构与普鲁卡因胺类似，有中枢神经系统的副作用（如锥体外系症状）
多潘立酮		考点 1 ★ ★ 外周性多巴胺 D_2 受体拮抗剂 考点 2 ★ ★ 含有苯并咪唑酮环 考点 3 ★ ★ 极性大、不能通过血脑屏障，中枢神经系统的副作用小

续表

代表药物	化学结构	常见考点
伊托必利	H₃CO、H₃CO 苯环结构，连接 —C(=O)—NH—CH₂— 苯环 —O—CH₂CH₂—N(CH₃)CH₃	考点 1 ★ 为苯甲酰胺类衍生物；具有阻断多巴胺 D₂ 受体活性和抑制乙酰胆碱酯酶活性的促胃肠动力药物；不导致 Q-T 期延长和室性心律失常
莫沙必利	Cl、H₂N 苯环结构，连接 —C(=O)—NH—CH₂— 吗啉环 —O—CH₂CH₃，吗啉 N 连接 CH₂—苯环—F	考点 1 ★★ 为苯甲酰胺类衍生物，为强效、选择性 5-HT₄ 受体激动剂，锥体外系副作用小，也无西沙必利导致的 Q-T 间期延长和室性心律失常作用，为促胃动力药物；其代谢产物脱 4-氟苄基莫沙必利具有 5-HT₃ 受体阻断作用

第五节　循环系统疾病用药

一、抗高血压药

（一）血管紧张素转换酶（ACE）抑制剂

1. 概述

考点1★★　血管紧张素转换酶抑制剂的机理

抑制 ACE 的同时也阻断了缓激肽的分解，增加呼吸道平滑肌分泌前列腺素、慢反应物质以及神经激肽 A 等刺激咽喉 – 气道的 C 受体。其副作用为干咳。

2. 代表药物

代表药物	化学结构	常见考点
卡托普利		考点 1 ★★★ 血管紧张素转换酶（ACE）抑制剂，治疗高血压及心力衰竭 考点 2 ★★ 会产生干咳的副作用；由于巯基的存在，易被氧化，并产生两个特殊副作用，即皮疹和味觉障碍 考点 3 ★★ 脯氨酸片段与巯基（与锌离子结合）是关键药效团
阿拉普利		考点 1 ★★★ 是卡托普利的巯基乙酰化及羧基与苯甘氨酸的氨基成酰胺的前药。在体内去乙酰化和酰胺水解后迅速转变为卡托普利，但作用产生较慢，持久

续表

代表药物	化学结构	常见考点
依那普利		考点 1 ★ ★ 长效的血管紧张素转换酶（ACE）抑制剂，治疗高血压及心力衰竭 考点 2 ★ 有三个手性中心，均为 S- 构型 考点 3 ★ ★ 两个羧基（-COOH），一个成酯为前体药物（可以口服），在体内代谢为依那普利拉
依那普利拉		考点 1 ★ ★ 含有两个游离（未酯化）羧基的非前药血管紧张素转换酶（ACE）抑制剂，为依那普利的活性代谢产物；有三个手性中心，均为 S- 构型；只能静脉注射给药

续表

代表药物	化学结构	常见考点
赖诺普利		考点 1 ★★★ 非前药的血管紧张素转换酶（ACE）抑制剂，治疗高血压、心力衰竭 考点 2 ★★★ 具有两个末端羧基（游离）的羧基；具有赖氨酸残基（R=CH₂CH₂CH₂NH₂）；严重肾功能减退者会发生体内蓄积
贝那普利		考点 1 ★★★ 血管紧张素转换酶（ACE）抑制剂，治疗高血压及心力衰竭 考点 2 ★★★ 骈合双环结构；不含 L-脯氨酸

续表

代表药物	化学结构	常见考点
喹那普利		考点 1 ★★为血管紧张素转换酶（ACE）抑制剂，是一种前药，治疗高血压及心力衰竭；含有四氢异喹啉环的骈合双环结构
培哚普利		考点 1 ★★含有戊酸酯和氢化吲哚羧酸的血管紧张素转换酶（ACE）抑制剂，是一种前药，代谢物培哚普利拉半衰期长是其从 ACE 的结合位点解离较慢的缘故
群多普利		考点 1 ★★含有氢化吲哚羧酸的血管紧张素转换酶（ACE）抑制剂，是一种前药，代谢物群多普利拉半衰期长

续表

代表药物	化学结构	常见考点
螺普利		考点1 ★★★ 含有螺环羧酸的血管紧张素转换酶（ACE）抑制剂，是一种前药；代谢物螺普利拉半衰期长
福辛普利		考点1 ★★★ 含有膦酰基的血管紧张素转换酶（ACE）抑制剂类抗高血压药 考点2 ★ 为前药，在体内经肠壁和肝的酯酶催化，生成福辛普利拉发挥作用

（二）血管紧张素Ⅱ（AⅡ）受体阻断剂

1. 概述

考点1★　血管紧张素Ⅱ（AⅡ）受体阻断剂的构效关系

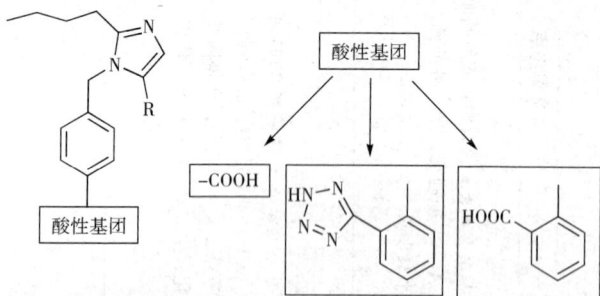

（1）含有酸性基团＋联苯结构。

（2）酸性基团多数为四氮唑环，也可以是羧基（–COOH）。

（3）在联苯的一端联有咪唑环或可视为咪唑环开环的衍生物。

2. 代表药物

代表药物	化学结构	常见考点
氯沙坦		考点 1 ★★★ 血管紧张素 Ⅱ 受体阻断剂类抗高血压药，含四氮唑基 考点 2 ★ 为中等强度的酸；其羟甲基代谢氧化成甲酸衍生物，活性增强
缬沙坦		考点 1 ★★★ 血管紧张素 Ⅱ 受体阻断剂类抗高血压药，含四氮唑基

续表

代表药物	化学结构	常见考点
厄贝沙坦		考点 1 ★★★ 血管紧张素 II 受体阻断剂类抗高血压药 考点 2 ★ 含有螺环和含四氮唑基

续表

代表药物	化学结构	常见考点
替米沙坦		考点1 ★★ 特异性血管紧张素Ⅱ受体1（AT$_1$）阻断剂类抗高血压药 考点2 ★★ 酸性基团为羧酸基（—COOH），不含四氮唑基 考点3 ★★ 平均稳态表观分布容积大
依普罗沙坦		考点1 ★★ 有噻吩丙烯酸结构，血管紧张素Ⅱ受体阻断剂类抗高血压药；酸性基团为羧酸基；不含联苯结构

续表

代表药物	化学结构	常见考点
坎地沙坦酯		考点 1 ★★ ★ 血管紧张素 II 受体阻断剂类抗高血压药 考点 2 ★ ★ 为前药、可代谢成活性化合物坎地沙坦

二、调节血脂药

1. 概述

考点1★★　羟甲戊二酰辅酶A还原酶抑制剂的构效关系

环系统 7-取代-3，5-二羟基庚酸	① 3,5-二羟基羧酸是产生酶抑制活性的必需结构，含有内酯，为前体药物
环A	②环A部分的多氢萘环与酶活性部位结合是必需的
环B	③环B部分的W、X、Y可以为氮或碳，n为0或1

2. 代表药物

代表药物	化学结构	常见考点
洛伐他汀		考点1 ★★★为天然的羟甲戊二酰辅酶A（HMG-CoA）还原酶抑制剂类降血脂药，选择性高，也可以用于缺血性脑卒中的防治 考点2 ★★★含有六元内酯环，为前药，须体内水解转化为3，5-二羟基戊酸后才产生作用 考点3 ★含有8个手性中心及多氢萘母环
辛伐他汀		考点1 ★★★为洛伐他汀半合成的HMG-CoA还原酶抑制剂类降血脂药 考点2 ★★★含有六元内酯环，须体内水解转化为β-羟基酸后才起效，为前药 考点3 ★含有多氢萘母环

续表

代表 药物	化学结构	常见考点
普伐 他汀		考点1★★★半合成的羟甲戊二酰辅酶A（HMG–CoA）还原酶抑制剂类降血脂药 考点2★★六元内酯环开环为3,5-二羟基戊酸；不是前药 考点3★含有多氢萘环
氟伐 他汀		考点1★★★第一个全合成的HMG–CoA还原酶抑制剂类降血脂药 考点2★★含有二羟基戊酸的碳链；不是前药 考点3★★★含有吲哚环
阿托 伐他 汀		考点1★★★全合成的HMG–CoA还原酶抑制剂类降血脂药；可降低心血管病的总死亡率 考点2★★含有二羟基戊酸的碳链；不是前药 考点3★★★含有多取代吡咯环

续表

代表药物	化学结构	常见考点
瑞舒伐他汀		考点1 ★★★ 全合成的 HMG-CoA 还原酶抑制剂类降血脂药 考点2 ★★ 含有二羟基戊酸的碳链；不是前药 考点3 ★★★ 含有多取代嘧啶环

三、抗心律失常药

（一）钾通道阻滞药

1. 概述

考点1★　钾通道阻滞药的作用机制

　　钾通道阻滞药主要通过阻断参与动作电位 2 期和 3 期的钾通道发挥作用。

2. 代表药物

代表药物	化学结构	常见考点
胺碘酮		考点 1 ★ ★ 苯并呋喃类钾通道阻滞剂 考点 2 ★ 能选择性扩张冠状血管，其代谢物 N-脱乙基胺碘酮也具有活性；其结构与甲状腺素类似，含有碘原子，可影响甲状腺素代谢，长期使用易于在体内蓄积，导致心律失常
索他洛尔		考点 1 ★ ★ 是苯乙醇胺类 K^+ 通道阻滞药，具有阻断 β 受体和延长心肌动作电位的双重作用，脂溶性低，含有甲基磺酰氨基团，用于各种危及生命及生室性快速型心律失常

续表

代表药物	化学结构	常见考点
伊布利特		考点1 ★★ 钾通道阻滞剂，用于心房扑动、心房颤动的发作；含有甲基磺酰氨基团及庚烷基
多非利特		考点1 ★★ 是一种特异性的钾通道阻滞剂，可治疗和预防房性心律失常；含有双甲基磺酰氨基团

（二）β受体阻断药

1. 概述

考点1★★　β受体阻断药的构效关系

	①苯乙醇胺类和芳氧丙醇胺类两类基本结构
	②侧链上含有带羟基的手性中心，羟基可以与受体形成氢键发挥作用，是关键药效团
	③芳环要求不严格，可以是苯环、芳杂环、萘环或稠环等
	④氨基氮原子上大多有一个取代基

2. 代表药物

代表药物	化学结构	常见考点
普萘洛尔		考点 1 ★★ 含有萘环的非选择性芳氧丙醇胺类 β 受体阻断剂 考点 2 ★★ 含一个手性碳原子,$S(-) > R(+)$,药用外消旋体,脂溶性大,易产生中枢效应 考点 3 ★ 在肝脏代谢,肝损伤者慎用
阿普洛尔		考点 1 ★★ 为含有烯丙基的非选择性芳氧丙醇胺类 β 受体阻断剂 考点 2 ★ 活性代谢产物之一为 4−羟基阿普萘洛尔;用于室性心动过速等
氧烯洛尔		考点 1 ★★ 为含有烯丙氧基的非选择性芳氧丙醇胺类 β 受体阻断剂 考点 2 ★ 可通过血−脑脊液屏障及胎盘屏障,也可通过乳汁排泄,用于室性心动过速等

续表

代表药物	化学结构	常见考点
吲哚洛尔		考点 1 ★★ 为含有吲哚环的非选择性芳氧丙醇胺类 β 受体阻断剂 考点 2 ★ 用于高血压、心绞痛、心律失常、心肌梗死、甲状腺功能亢进症等
纳多洛尔		考点 1 ★★★ 为含有二羟基四氢萘的非选择性芳氧丙醇胺类 β 受体阻断剂；用于高血压、心绞痛、心律失常、偏头痛等

续表

代表药物	化学结构	常见考点
噻吗洛尔		考点 1 ★★ 含有噻二唑结构的芳氧丙醇胺类非选择性 β 受体拮抗剂；用于治疗高血压、心绞痛及青光眼等
美托洛尔		考点 1 ★★ 芳氧丙醇胺类选择性 β_1 受体阻断剂 考点 2 ★ 有轻度局部麻醉作用

续表

代表药物	化学结构	常见考点
倍他洛尔		考点 1 ★★ 芳氧丙醇胺类选择性 β_1 受体阻断剂 考点 2 ★ 脂溶性大，口服易干吸收，无首过效应，生物利用度高
醋丁洛尔		考点 1 ★★ 芳氧丙醇胺类选择性 β_1 受体阻断剂；其代谢产物二醋洛尔有选择性 β_1 受体阻断作用，半衰期长，有乙酰基和丁酰基结构

代表药物	化学结构	常见考点
阿替洛尔		考点 1 ★ ★ 长效芳氧丙醇胺类 β_1 受体阻断剂 考点 2 ★ 用于治疗心绞痛、心律失常、高血压，对青光眼也有效
艾司洛尔		考点 1 ★ ★ 为软药原理设计得到的芳氧丙醇胺类选择性超短效 β_1 受体拮抗剂；分子中含有甲酯结构，易被酯酶水解失活

续表

代表药物	化学结构	常见考点
卡维地洛		考点 1 ★ ★ 为含有咔唑结构的芳氧丙醇胺类非选择性 α、β 受体阻断剂 考点 2 ★ 分子中儿茶酚结构使其具有抗氧化功能，所以该药物具有消除自由基和抗氧化的独特功能，用于高血压的治疗
塞利洛尔		考点 1 ★ ★ 含有脲结构片段的芳氧丙醇胺类α、β 受体阻断剂；用于轻、中度高血压

续表

代表药物	化学结构	常见考点
拉贝洛尔		考点1 ★★ 苯乙醇胺类 α_1、β_1 和 β_2 受体阻断剂 考点2 ★★ 分子结构中含有两个手性碳原子，临床使用4个异构体的外消旋体；(R, R) - 构型为地来洛尔，上市后由于肝脏毒性而从市场撤销

四、抗心绞痛药

1. 概述

考点1★★ 抗心绞痛药分类

主要有两类：硝酸酯类和钙通道阻滞药（1，4-二氢吡啶类、芳烷基胺类、苯硫氮䓬类和三苯哌嗪类）

考点2★★ 1,4-二氢吡啶类钙通道阻滞药的构效关系

	① 1,4-二氢吡啶环是必需的药效团，N_1上不宜带有取代基
	② 大多药物 C_2、C_6 位上的取代基都为甲基，氨氯地平例外（R_1 = $-CH_2OCH_2CH_2NH_2$）
	③ C_3、C_5 位上一般为羧酸酯，当 R_2 和 R_3 不同时，C_4 位的 C 原子将成为手性碳光学异构体，活性有差异
	④ C_4 位常为苯环，含有硝基时遇光极不稳定，分子内发生歧化反应，降解产生亚硝基苯吡啶衍生物（对人体有害）和硝基苯吡啶衍生物，生产、贮存应避光

2. 代表药物

代表药物	化学结构	常见考点
硝酸甘油		考点 1 ★★硝酸酯类抗心绞痛药 考点 2 ★舌下含化，有耐受性、爆炸性，不宜以纯品形式放置和运输 考点 3 ★发生耐受性可能与"硝酸酯受体"中巯基被耗竭有关，硫化物还原剂能反转耐受现象
硝酸异山梨酯		考点 1 ★★硝酸酯类抗心绞痛药 考点 2 ★脂溶性大，易透过血脑屏障 考点 3 ★体内很快代谢为 2-单硝酸异山梨醇酯和 5-硝酸异山梨醇酯，均有活性

续表

代表药物	化学结构	常见考点
单硝酸异山梨酯		考点1 ★★ 硝酸酯类抗心绞痛药 考点2 ★ 硝酸异山梨酯在体内的代谢产物，水溶性增大，中枢副作用降低
硝苯地平		考点1 ★★ 含有对称结构的1, 4-二氢吡啶类钙通道阻滞药，治疗高血压、心绞痛 考点3 ★★ 不含手性碳 考点2 ★ 经肝脏代谢，80% 由肾脏排出

续表

代表药物	化学结构	常见考点
尼群地平		考点1 ★★为二氢吡啶类钙通道阻滞药，4位碳原子具有手性，临床应用其外消旋体；适用于高血压
非洛地平		考点1 ★★选择性二氢吡啶类钙通道阻滞药，适用于高血压 考点2 ★有促尿钠离子排泄和利尿作用 考点3 ★★一个手性碳

续表

代表药物	化学结构	常见考点
氨氯地平		考点1 ★★ 二氢吡啶类钙通道阻滞药 考点2 ★★★ 2位甲基被2-氨基乙氧基甲基取代，4位碳原子具有手性，临床使用其左旋体和外消旋体 考点3 ★ 生物利用度近100%，其吸收不受食物影响
尼莫地平		考点1 ★★★ 1，4-二氢吡啶类钙通道阻滞药 考点2 ★★ 一个手性碳原子，含有醚键，选择性地扩张脑血管和增加脑血流，可为脑血管扩张药；用于缺血性神经障碍、高血压、偏头痛

续表

代表药物	化学结构	常见考点
依拉地平		考点 1 ★★ 为 1，4—二氢吡啶类钙通道阻滞药，4 位含有苯并氧杂二唑结构，对血管的选择性高，能舒张外周血管，使血压下降
拉西地平		考点 1 ★★ 为 1，4—二氢吡啶类钙通道阻滞药，苯环上取代基为 3-（羧叔丁基）-3-氧代-1-丙烯基，选择性地阻滞血管平滑肌的钙通道，扩张周围动脉，降低血压

续表

代表药物	化学结构	常见考点
维拉帕米		考点 1 ★★芳烷基胺类钙通道阻滞药 考点 2 ★★有一个手性碳原子，右旋体比左旋体作用强，药用其外消旋体 考点 3 ★★化学稳定性好，口服代谢为去甲维拉帕米，保留约 20% 的母核体活性
地尔硫䓬		考点 1 ★★苯并硫氮杂䓬类高选择性钙通道阻滞剂，治疗各型心绞痛和心律失常 考点 2 ★★分子中有两个手性 C，有四个异构体，临床仅用 D- 顺式 2S, 3S 右旋 (+) 异构体 考点 3 ★★口服吸收完全，首过效应较大，脱乙酰基代谢物具有活性

五、抗血栓药

1. 概述

考点1 ★ 抗血栓药的分类

主要有三类：抗凝血药、抗血小板药和溶栓药。前两者用于防止血栓性疾病发生，后者用于急性血栓性疾病的治疗。

2. 代表药物

代表药物	化学结构	常见考点
华法林钠		考点 1 ★★ 为口服香豆素类抗凝血药，有内酯结构，易水解，结构中含有一个手性碳，有两个光学异构体，体内代谢有立体选择性，S-华法林活性强 考点 2 ★★ 使用本品时应注意其与甲硝唑、氯霉素、西咪替丁、奥美拉唑等肝药酶抑制剂的相互作用
达比加群酯		考点 1 ★★ 为凝血酶抑制药，是一种前药，在肝脏中完全转化为达比加群，用于静脉血栓的预防

续表

代表药物	化学结构	常见考点
阿加曲班		考点1 ★★★ 为凝血酶抑制药，化学结构中包含精氨酸、哌啶和四氢喹啉的三脚架结构；用于改善慢性动脉闭塞性动脉闭塞症患者的四肢溃疡等
阿哌沙班		考点1 ★★★ 为凝血因子X_a抑制药，是转运蛋白P-gp及乳腺癌耐药蛋白（BCRP）的底物 考点2 ★★ 为受过髋部或膝部置换手术患者的血栓预防；含有哌啶酮结构

续表

代表药物	化学结构	常见考点
利伐沙班		考点 1 ★★ 为高度选择性、竞争性地直接拮抗游离和结合的凝血因子 X_a 因子以及凝血酶原活性；含有吗啉酮、噁唑酮和噻吩结构；预防静脉血栓形成
氯吡格雷		考点 1 ★★ 阻断血小板二磷酸腺苷受体而抑制血小板活性。为前体药物，口服后经代谢转化为 2-氧-氯吡格雷，再经水解生成活性代谢物（为噻吩开环生成的巯基化合物） 考点 2 ★★ 有一个手性中心，药品为 S-构型；用于新近心肌梗死等

续表

代表药物	化学结构	常见考点
替罗非班		考点1 ★★ 为糖蛋白GP IIb/IIIa受体拮抗剂，有效地抑制血小板介导的血栓形成并延长出血时间 考点2 ★★ 主要用于治疗急性冠脉综合征、不稳定型心绞痛和急性缺血性心脏病猝死等，也可减少冠脉缺血综合征

第六节 内分泌系统疾病用药

一、甾体激素类药物

(一)肾上腺糖皮质激素

1. 概述

考点1★ 肾上腺糖皮质激素的构效关系

(1)含有 $\triangle^4$-3,20- 二酮和 11,17α,21- 三羟基孕甾烷。

(2)结构中不同时具有 17-α 羟基和 11- 氧(羟基或氧代)的为盐皮质激素。

(3)21-OH 用醋酸进行酯化可制备一系列前药,提高了药效并延长作用时间。

(4)1 位增加双键,由于 A 环几何形状从半椅式变为平船式构象,增加了与受体的亲和力并改变了药动学性质,使其抗炎活性增大 4 倍,但不增加钠潴留作用,如波尼松。

(5)6α- 和 9α- 位引入氟原子后,可使糖皮质激素的活性及副作用显著增加。

2. 代表药物

代表药物	化学结构	常见考点
氢化可的松		考点1 ★★ 天然糖皮质激素，含有孕甾烷母核 考点2 ★ 为黄体酮的11β、17α、21位三羟基的化合物 考点3 ★ 21-羟基酯化制成前药，提高脂溶性，可以延长作用时间
可的松		考点1 ★ 天然糖皮质激素，本身无活性，在体内代谢为活性代谢产物氢化可的松可起效

代表药物	化学结构	常见考点
泼尼松		考点1 ★★ 为可的松1，2-位引入双键得到的糖皮质激素，含有孕甾烷母核 考点2 无活性，在体内代谢为泼尼松龙起效
泼尼松龙		考点1 ★★ 为氢化可的松1，2-位引入双键得到的糖皮质激素，含有孕甾烷母核

续表

代表药物	化学结构	常见考点
曲安西龙		考点 1 ★★ 为氢化泼尼松的 9α－氟及 16α－羟基衍生物，糖皮质激素
曲安奈德		考点 1 ★★★ 糖皮质激素，含有孕甾烷母核 考点 2 ★★ 引入 9α－氟原子，16位引入与 17α－羟基制成丙酮的缩酮，能抵消 9α－氟原子取代增加钠潴留的副作用

续表

代表药物	化学结构	常见考点
地塞米松		考点 1 ★★ 为氢化可的松结构中引入 △¹·², 9α-F 和 16α-CH₃, 得到的强效、长效的糖皮质激素 考点 2 ★★ C16位引入甲基可以阻碍 17 位的氧化代谢
氟轻松		考点 1 ★★ 糖皮质激素, 21-位羟基乙酯化得到的前药, C6、C9 位增加 F 原子, 由于全身性吸收作用, 可造成可逆性下丘脑-垂体-肾上腺轴的抑制, 只能皮肤局部外用, 具有强烈局部抗炎活性

代表药物	化学结构	常见考点
丙酸氟替卡松		考点1★★★肾上腺（糖）皮质激素 考点2★★★是17位β-硫代羧酸的衍生物，水解成β-羧酸则不具活性；吸入给药时，具有气道局部较高的抗炎活性和较少的全身副作用

（二）雌激素

1. 概述

考点 1 ★★　雌激素激动药的构效关系

（1）为雌甾烷类，A 环为芳香环，3 位带有酚羟基，17 位带有羟基或羰基，无 19- 甲基。

（2）3 位和 17β 位羟基酯化，得到作用时间长的酯类前药，如戊酸雌二醇。

（3）17α 位引入乙炔基之后，可增加口服活性，如炔雌醇。

考点 2 ★★　雌激素受体调节药的分类

雌激素受体调节药可分为三类：选择性雌激素受体调节药、选择性雌激素受体下调药和芳构化酶抑制剂。

2. 雌激素激动药代表药物

代表药物	化学结构	常见考点
雌二醇		考点 1 ★ ★ 为天然雌激素，含有雌甾烷母核 考点 2 ★ 在体内经代谢为雌三醇，不能口服
苯甲酸雌二醇		考点 1 ★ 为雌激素，将雌二醇的 3 位羟基苯甲酸酯化得到，为前药

续表

代表药物	化学结构	常见考点
戊酸雌二醇		考点 1 ★★★ 为雌激素,含有雌甾烷母核 考点 2 ★ 17 位羟基戊酸酯化得到,为前药
炔雌醇		考点 1 ★★★ 为口服雌激素,含有雌甾烷母核 考点 2 ★ 在雌二醇的 17 位引入乙炔基,增大空间位阻,提高了 D 环的代谢稳定性,增加口服活性

续表

代表药物	化学结构	常见考点
雌三醇		考点 1 ★★★ 为天然雌激素，含有雌甾烷母核 考点 2 ★ 含有三个羟基
尼尔雌醇		考点 1 ★★★ 为雌激素，含有雌甾烷母核 考点 2 ★ 可看作雌三醇的衍生物

续表

代表药物	化学结构	常见考点
己烯雌酚		考点1 ★★为二苯乙烯类人工合成的非甾体雌性激素,反式有效,口服有效,可以作为应急事后避孕药。将反式己烯雌酚的两个酚羟基酯化后可以成为长效前药,如丙酸己烯雌酚
磷酸己烯雌酚		考点1 为二苯乙烯类人工合成的非甾体雌性激素,为前药,对前列腺癌具有选择性

3. 雌激素受体调节药代表药物

代表药物	化学结构	常见考点
氯米芬		考点 1 ★★★非甾体化合物,有顺反两种几何异构体,其乙-(顺式)异构体具雌激素样活性,而 E-(反式)异构体具有抗雌激素活性,为部分激动剂。对卵巢的雌激素受体亲和力较大,主要用于不孕症的治疗
他莫昔芬		考点 1 ★★★为三苯乙烯类抗雌激素抗肿瘤药物 考点 2 ★★★药式顺式几何异构体 考点 3 ★★★ N- 脱甲基衍生物有抗雌激素样作用

代表药物	化学结构	常见考点
雷洛昔芬		考点 1 ★★ 为选择性雌激素受体调节剂,对骨骼的雌激素产生激动作用,故用于女性绝经后骨质疏松症
托瑞米芬		考点 1 ★★ 为三苯乙烯类抗雌激素抗肿瘤药物;用于治疗绝经后妇女雌激素受体阳性或不详的转移性乳腺癌

续表

代表药物	化学结构	常见考点
依西美坦	(甾体结构，含 H_3C、O、CH_2 等基团)	
福美司坦	(甾体结构，含 H_3C、O、OH 等基团)	考点 1 ★★★ 两者均为甾体芳构化酶抑制剂，可以显著降低体内雌激素水平，用于治疗雌激素依赖型疾病如乳腺癌

续表

代表药物	化学结构	常见考点
阿那曲唑		考点1 ★★ 两药均为非甾体三氮唑环芳香化酶抑制剂,可抑制雄激素向雌激素转化,使雌激素水平下降,治疗乳腺癌
来曲唑		

（三）孕激素

1. 概述

考点1★★　孕激素的构效关系

（1）基本骨架为环戊烷骈多氢菲的孕甾烷母核，其结构为有 $\triangle^4$-3,20- 二酮孕甾烷。

（2）6位引入双键、甲基或卤素及17位酯化，可延长其体内半衰期，得到可以口服的醋酸甲地孕酮、醋酸甲羟孕酮等。

（3）对睾酮进行结构改造，去除19-甲基，并引入 17α-乙炔基可得到炔诺酮。

（4）炔诺酮的18位延长一个甲基得到炔诺孕酮，活性比炔诺酮增强十倍以上。

2. 代表药物

代表药物	化学结构	常见考点
黄体酮		考点 1 ★★ 为天然孕激素，含有孕甾烷母核 考点 2 ★ 不能口服 考点 3 ★ 含有 △⁴-3，20—二酮结构
醋酸甲羟孕酮		考点 1 ★★ 为孕激素，含有孕甾烷母核 考点 2 ★ 含有 △⁴-3，20—二酮结构 考点 3 ★ 口服和注射均有效

续表

代表药物	化学结构	常见考点
醋酸甲地孕酮		考点1 ★ 为6位引入双键的孕激素
醋酸氯地孕酮		考点1 ★ 为醋酸甲地孕酮分子中6-甲基以氯原子替代得到的化合物。为口服强效孕激素，可作为长效口服避孕药

续表

代表药物	化学结构	常见考点
己酸羟孕酮		考点 1 ★★★ 为黄体酮的 17α – 己酰氧基物；长效孕激素，可作长效避孕药
炔诺酮		考点 1 ★★★ 为睾酮引入 17α – 乙炔基，并去除 19– 甲基得到的孕激素 考点 2 ★ 可以口服，用于抑制排卵

续表

代表药物	化学结构	常见考点
左炔诺孕酮		考点 1 ★★ 为炔诺酮 18 位延长一个甲基得到的孕激素 考点 2 ★ 为消旋炔诺孕酮的左旋体 考点 3 ★ 炔诺酮与左炔诺孕酮通常与雌激素一起制备，为避孕药

（四）雄激素及蛋白同化激素

1. 概述

考点1★★ 雄激素的构效关系

（1）雄激素的化学结构为雄甾烷母核，3位和17位带有羟基或羰基。

（2）睾酮17α位引入甲基，因空间位阻使代谢受阻，故可口服，如甲睾酮。

（3）将睾酮17-OH进行丙酸酯化制成前药，可使作用时间大大延长，如丙酸睾酮。

2. 代表药物

代表药物	化学结构	常见考点
睾酮		考点 1 ★★★ 雄激素，含有雄甾烷甾母核 考点 2 ★ 雄烯二酮为睾酮在体内贮存形式，可转化
丙酸睾酮		考点 1 ★ 为睾酮 17 位 OH 基酯化得到的前药，作用时间延长

续表

代表药物	化学结构	常见考点
甲睾酮		考点 1 ★★★ 口服雄激素，含有雄甾烷母核 考点 2 ★★★ 睾酮 17α 位引入甲基，增加口服活性
苯丙酸诺龙		考点 1 ★★★ 蛋白同化激素类药物；含有雄甾烷母核 考点 2 ★★★ 去除 19 位甲基可以降低雄激素作用，提高蛋白同化作用

续表

代表药物	化学结构	常见考点
美雄酮		考点 1 ★★★ 甲睾酮的 1 位去氢（1，2 位双键）的蛋白同化激素类药物
氯司替勃		考点 1 ★★★ 睾酮的 4 位氯代的蛋白同化激素类药物

续表

代表药物	化学结构	常见考点
羟甲烯龙		考点 1 ★★ 甲睾酮的 2 位羟甲烯基取代的蛋白同化激素类药物；用于骨质疏松、再生障碍性贫血等
司坦唑醇		考点 1 ★★ 睾酮的 A 环并入吡唑环得到的蛋白同化激素类药物，含有雄甾烷母核

二、降血糖药

1. 概述

考点1★ 降血糖药的分类

根据作用类型，降血糖药主要分为两类：①胰岛素及其类似物；②口服降糖药。

考点2★ 胰岛素及其类似物

人胰岛素为多肽类激素，由 51 个氨基酸残基排列成 A、B 两条肽链；A 链 21 个氨基酸，B 链 30 个氨基酸。B 链 26 ～ 30 的氨基酸与其受体结合不起关键作用，但对其修饰可改变胰岛素的聚合倾向。

考点3★ 口服降血糖药

口服降血糖药主要有：①促胰岛素分泌药；②胰岛素增敏剂；③ α-葡萄糖苷酶抑制药；④醛糖还原酶抑制药、二肽基肽酶 -4 抑制药；⑤钠 - 葡萄糖协同转运蛋白 2 抑制药。

2. 代表药物

代表药物	化学结构	常见考点
甲苯磺丁脲		考点1 ★★为磺酰脲类促胰岛素分泌药
格列齐特		考点1 ★★为磺酰脲类促胰岛素分泌药 考点2 ★含有八氢环戊烷并吡咯环
格列本脲		考点1 ★★为磺酰脲类促胰岛素分泌药 考点2 ★含有环己基 考点3 ★吸收快、作用强且长效,有显著的降糖活性

续表

代表药物	化学结构	常见考点
格列吡嗪		考点1 ★★ 为磺酰脲类促胰岛素分泌药 考点2 ★ 含有吡嗪环
格列美脲		考点1 ★★ 为磺酰脲类促胰岛素分泌药 考点2 ★ 含有4-甲基环己基，甲基阻碍了分子环己烷上的羟基化反应，具有高效、长效的降糖作用

续表

代表药物	化学结构	常见考点
瑞格列奈		考点 1 ★★ 为非磺酰脲类口服促胰岛素分泌药 考点 2 ★★ 含有一个手性碳原子，S（+）构型是 R（-）构型活性的 100 倍，药用 S（+）异构体 考点 3 ★★ 称为 "餐时血糖调节剂"

续表

代表药物	化学结构	常见考点
那格列奈		考点 1 ★★ 为非磺酰脲类促胰岛素分泌药 考点 2 ★ 含有一个手性碳原子，为手性药物，R（－）构型是 S（＋）构型活性的 100 倍 考点 3 ★ 为 D－苯丙氨酸的衍生物 考点 4 ★★★ 称为"餐时血糖调节剂"
米格列奈		考点 1 ★ 为非磺酰脲类促胰岛素分泌药，作用快，时间短

续表

代表药物	化学结构	常见考点
二甲双胍		考点1 ★★ 为双胍类胰岛素增敏剂 考点2 ★ 碱性强，几乎全部以原形由尿排出，肾功能损害者禁用
罗格列酮		考点1 ★★★ 为噻唑二酮类口服胰岛素增敏剂 考点2 ★ 作用靶点为细胞核的过氧化物酶增殖体激活受体
吡格列酮		

续表

代表药物	化学结构	常见考点
阿卡波糖		考点 1 ★ ★ ★ 为 α－葡萄糖苷酶抑制剂 考点 2 ★ 用于 1 型和 2 型糖尿病
伏格列波糖		考点 1 ★ ★ ★ 为 α－葡萄糖苷酶抑制剂 考点 2 ★ 氨基糖类似物

续表

代表药物	化学结构	常见考点
米格列醇		考点1★★★ 为α-葡萄糖苷酶强效抑制剂，葡萄糖类似物
磷酸西他列汀	$\cdot H_3PO_4 \cdot H_2O$	考点1★★★ 第一个二肽基肽酶-4（DPP-4）抑制剂，为芳香β-氨基酰胺衍生物，用于治疗2型糖尿病

续表

代表药物	化学结构	常见考点
维达列汀		考点 1 ★★ 为二肽基肽酶（DPP-4）-4 抑制剂，含有金刚烷片段的甘氨酰胺衍生物，用于治疗 2 型糖尿病
沙格列汀		考点 1 ★★ 为二肽基肽酶（DPP-4）-4 抑制剂，含有羟基金刚烷的 α-氨基酰胺衍生物，其羟基的引入增加化合物对微粒体的稳定性，提高化学稳定性；用于治疗 2 型糖尿病 考点 2 ★ 含有羟基金刚烷

续表

代表药物	化学结构	常见考点
阿格列汀		考点 1 ★★★为二肽基肽酶（DPP-4）-4 抑制剂，含有嘧啶二酮的衍生物，N-去甲基化代谢物为活性代谢物，用于治疗 2 型糖尿病
利格列汀		考点 1 ★★★为二肽基肽酶（DPP-4）-4 抑制剂，含有黄嘌呤结构

续表

代表药物	化学结构	常见考点
舍格列净		考点 1 ★★ 两药均为 O–糖苷类钠–葡萄糖协同转运蛋白 2（SGLT-2）抑制药
瑞格列净		考点 2 ★ 将根皮苷分子结构中的糖基部分转变为碳酸酯前药的形式

续表

代表药物	化学结构	常见考点
卡格列净		考点 1 ★★★ C-糖苷类钠-葡萄糖协同转运蛋白 2（SGLT-2）抑制药
达格列净		考点 1 ★★★ C-糖苷类钠-葡萄糖协同转运蛋白 2（SGLT-2）抑制药 考点 2 ★常见的不良反应主要有低血糖、生殖器感染及尿路感染等

续表

代表药物	化学结构	常见考点
恩格列净		考点1 ★★ C-糖苷类钠-葡萄糖协同转运蛋白2（SGLT-2）抑制药 考点2 ★含有四氢呋喃醚结构，能够显著降低心血管病的死亡风险，具有较高的安全性

三、调节骨代谢与形成药

1. 概述

考点1★　调节骨代谢与形成药的分类

调节骨代谢与形成药有两类：①双膦酸盐（焦磷酸盐的类似物）；②促进钙吸收药。

2. 代表药物

代表药物	化学结构	常见考点
依替膦酸二钠	O=P-ONa OH HO-　-P=O CH₃ OH ONa	考点 1 ★★ 双膦酸盐类调节骨代谢与形成成药，用于治疗骨质疏松症 考点 2 ★ 具有双向作用，小剂量时抑制骨吸收，大剂量时抑制骨矿化和骨形成 考点 3 ★ 用于恶性肿瘤相关高血钙症的辅助治疗
阿仑膦酸钠	O=P-ONa OH HO-　-P OH O OH H₂N	考点 1 ★★ 氨基双膦酸盐类调节骨代谢与形成成药，用于治疗骨质疏松症 考点 2 ★ 为避免药物刺激消化道，患者应在清晨、空腹时服药，用足量水整片吞服，然后身体保持立位

续表

代表药物	化学结构	常见考点
利塞膦酸钠		考点1 ★为含有吡啶环的抗骨吸收的双膦酸盐，用于治疗绝经后骨质疏松症。为降低消化道反应的危险，应遵守与阿仑膦酸钠一样的服药注意事项
唑来膦酸钠		考点1 ★★为第三代双膦酸盐类药物，直接作用于成骨细胞，增加骨吸收抑制药的分泌，抑制破骨细胞介导的骨吸收而降低血钙水平
米诺膦酸钠		考点1 ★为第三代双膦酸盐类药物，在破骨细胞内阻止焦磷酸法尼酯合成酶，抑制破骨细胞的骨吸收机能，从而降低骨代谢

代表药物	化学结构	常见考点
维生素 D₃		考点 1 ★ 维生素 D₃能促进钙、磷的吸收，促进骨代谢，在肝脏转化为骨化二醇，再在肾脏转化为骨化三醇后才具有活性

续表

代表药物	化学结构	常见考点
阿法骨化醇		考点1★ 为1α-羟基的维生素 D_3 考点2★★ 体内羟化可以形成具有活性的1α，25-二羟基-维生素 D_3（骨化三醇），为促进钙吸收的药物

续表

代表药物	化学结构	常见考点
骨化三醇		考点 1 ★ ★ 1α，25－二羟基－维生素 D_3 考点 2 ★ ★ ★ 促进钙吸收的骨质疏松药

第七节　抗感染药

一、抗生素类抗菌药

（一）β-内酰胺类抗菌药物

1. 青霉素类抗生素

（1）概述

考点1★★　青霉素类抗生素的构效关系

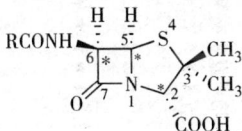

①青霉素类为四元 β-内酰胺环与四氢噻唑环骈合。

②6 位侧链改为具有吸电子作用的基团可增加口服活性，如非奈西林。

③6 位侧链引入体积较大的基团得到耐 β-内酰胺酶的半合成青霉素，如苯唑西林。

④6 位侧链引入极性较大的基团得到广谱的半合成青霉素，如氨苄西林。

考点2★★★　β-内酰胺类抗生素

作用机制：作用于黏肽转肽酶，使细菌无法合成细胞壁。

（2）代表药物

代表药物	化学结构	常见考点
青霉素		考点 1 ★★ 是第一个天然的 β-内酰胺类抗生素 考点 2 ★★ 与丙磺舒合用可以降低排泄速度而增效 考点 3 ★ 青霉噻唑高聚物是过敏反应的根源，青霉素类药物可发生交叉过敏反应 考点 4 ★ 含有氢化噻唑环，有 3 个手性碳原子
非奈西林		考点 1 ★★ 苯氧乙酸侧链的耐酸青霉素

续表

代表药物	化学结构	常见考点
阿度西林	6-APA 	考点 1 ★★★ 为侧链引入吸电子的叠氮基团的耐酸青霉素
甲氧西林		考点 1 ★★★ 6 位侧链上引入二甲氧基苯的耐酶青霉素，用于治疗金黄色葡萄球菌所致的败血症等

续表

代表药物	化学结构	常见考点
苯唑西林		考点 1 ★★ 为 3- 苯基 -5- 甲基异噁唑（体积较大，有吸电子作用）侧链的耐酸、耐酶的青霉素
氨苄西林		考点 1 ★★ 广谱青霉素 考点 2 ★★ 结构中有游离氨基侧链，容易发生聚合反应

续表

代表药物	化学结构	常见考点
阿莫西林		考点 1 ★★ 氨苄西林苯环 4 位引入羟基得到的广谱青霉素 考点 2 ★★ 生物利用度提高 考点 3 ★★ 易发生聚合反应 考点 4 ★★ 水溶液中有山梨醇、磷酸盐等时，会发生分子内成环反应，生成 2,5- 吡嗪二酮
羧苄西林		考点 1 ★ 侧链引入极性基团羧基的广谱抗菌药

续表

代表药物	化学结构	常见考点
磺苄西林		考点1 ★ 侧链引入极性基团磺酸基的广谱抗菌药
哌拉西林		考点1 ★★★ 在氨苄西林的氨基上引入极性较大的哌嗪酮酸基团得到的广谱青霉素 考点2 ★ 具有抗铜绿假单胞菌活性

2. 头孢菌素类抗生素

（1）概述

考点1★★ 头孢菌素类抗生素的构效关系

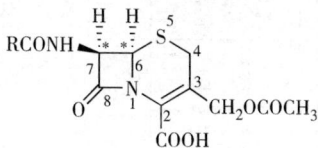	① β–内酰胺环与氢化噻嗪环骈合得到
	② 7位酰胺基为2–氨基噻唑–α–甲氧亚氨基乙酰基时，抗菌强度高和抗菌谱广，并具有较好的稳定性
	③ 7α–氢原子被α–甲氧基取代可增加对β–内酰胺酶的稳定性
	④ 噻嗪环中硫原子对抗菌活性有较大影响
	⑤ 3位取代基可明显改变抗菌活性和药物动力学性质

（2）代表药物

代表药物	化学结构	常见考点
头孢氨苄		考点1 ★★★ β-内酰胺类头孢菌素 考点2 ★ 含有氢化噻嗪环 考点3 ★ C3位含甲基，酸性下稳定，可口服
头孢唑啉		考点1 ★★★ β-内酰胺类头孢菌素 考点2 ★ C3位含有噻二唑环；C7位侧链含有四氮唑环

续表

代表药物	化学结构	常见考点
头孢拉定		考点 1 ★★★ 7 位侧链为 1, 4-环己二烯的 β-内酰胺类头孢菌素; 对 β-内酰胺酶稳定
头孢克洛		考点 1 ★★★ β-内酰胺类头孢菌素 考点 2 ★★★ C3 位氯原子可改善药动学性质, 可以口服

代表药物	化学结构	常见考点
头孢呋辛		考点 1 ★ β－内酰胺类头孢菌素 考点 2 ★ C3 位为氨基甲酸酯基团 考点 3 ★ C7 位上连有顺式的 α－甲氧肟基 肟基乙酰基侧链，其对 β－内酰胺酶有高度的稳定作用 考点 4 ★ 做成酯得到前药头孢呋辛酯后 可口服
氯碳头孢		考点 1 ★ ★ 碳头孢结构，相当于头孢 兑洛结构中的 –S– 被 –CH₂– 取代得到 的化合物，有广谱和长效的特点

续表

代表药物	化学结构	常见考点
头孢噻肟		考点 1 ★ ★ ★ 在 7 位的氨基侧链上以 2-氨基噻唑和甲氧亚胺基（肟基）乙酰基取代（第三代以上结构特征），对多数 β-内酰胺酶稳定
头孢哌酮		考点 1 ★ ★ ★ β-内酰胺类头孢菌素 考点 2 ★ ★ C3 位为硫代甲基四氮唑杂环；C7 位含有哌嗪二酮环 考点 3 ★ 对铜绿假单胞菌作用强

代表药物	化学结构	常见考点
头孢他啶		考点 1 ★ ★ C3 位甲基上引入吡啶基，含有季铵基团，但不属于第四代头孢
头孢克肟		考点 1 ★ ★ ★ C3 位上为乙烯基，C7 位侧链 α 位是顺式的乙酸氧肟基，口服生物利用度较高

续表

代表药物	化学结构	常见考点
头孢曲松	（化学结构式）	考点1 ★★★ β-内酰胺类头孢菌素 考点2 ★★ C3位引入酸性杂环（6-羟基-三嗪-酮） 考点3 ★产生独特的非线性剂量依赖性药代动力学性质，可进入脑脊液
头孢泊肟酯	（化学结构式）	考点1 ★★ 为头孢泊肟的前药，对β-内酰胺酶稳定

续表

代表药物	化学结构	常见考点
拉氧头孢		考点 1 ★★★ 属于氧头孢类抗菌药 考点 2 ★ C3 位甲基上引入甲基四氮唑巯基，4 位的 –S– 被 –O– 取代得到，7 位的氨基侧链上以 α–羧基 –4– 羟基苯乙酰基取代，对多种 β–内酰胺酶稳定
头孢吡肟		考点 1 ★★★ C3 正电荷季铵基团取代的 β–内酰胺类头孢菌素 考点 2 ★ 含有四氢吡咯环 考点 3 ★ 能迅速穿透细胞壁，对 β–内酰胺酶（尤其是染色体酶和超广谱酶）稳定

代表药物	化学结构	常见考点
头孢匹罗		考点 1 ★★★ C3 位甲基上引入含有正电荷季铵基团（吡啶鎓离子）的半合成头孢菌素；7 位侧链以氨基噻唑和甲氧亚胺基乙酰基取代
头孢噻利		考点 1 ★★★ C3 位甲基上引入含有正电荷季铵基团（吡唑鎓盐）的半合成头孢菌素；7 位侧链以氨基噻唑和甲氧亚胺基乙酰基取代

3. 其他 β–内酰胺类抗生素

（1）概述

考点1★★　其他 β–内酰胺类抗生素的类别

　　主要有：①氧青霉烷类；②青霉烷砜类；③碳青霉烯类；④单环 β–内酰胺类。

（2）代表药物

代表药物	化学结构	常见考点
克拉维酸		考点 1 ★★★ 为天然的氧青霉烷类 β-内酰胺酶的不可逆抑制剂，可对 β-内酰胺类抗生素增效 考点 2 ★★★ 环张力大，易接受 β-内酰胺酶结构中亲核基团的进攻，是自杀机制的酶抑制剂 考点 3 ★★★ 含有 β-内酰胺环和氢化异噁唑环
舒巴坦		考点 1 ★★★ 为青霉烷类广谱不可逆竞争性 β-内酰胺酶抑制剂 考点 2 ★ 可以与头孢哌酮组成复方制剂

续表

代表药物	化学结构	常见考点
舒他西林		考点 1 ★★ 将氨苄西林和舒巴坦以 1:1 的比例以次甲基相连形成双酯结构得到的前体药物
他唑巴坦		考点 1 ★★ 为青霉烷类的广谱不可逆竞争性 β-内酰胺酶抑制剂；为舒巴坦结构中的甲基被三氮唑取代得到的

续表

代表药物	化学结构	常见考点
亚胺培南		考点1 ★★ 为碳青霉烯类非经典的 β - 内酰胺类抗生素 考点2 ★ 很稳定，其抗菌活性和抑酶活性强 考点3 ★ 敏感点是在体内易受肾肽酶代谢分解失活；为减少亚胺培南排泄，并减轻药物的肾毒性，常与肾肽酶抑制剂西司他丁合用
美罗培南		考点1 ★★ 为碳青霉烯类非经典的 β - 内酰胺类抗生素 考点2 ★ 抗菌活性强，血药浓度高，组织分布广，结构稳定 考点3 ★ 对肾脱氢肽酶稳定

续表

代表药物	化学结构	常见考点
比阿培南		考点1 ★★ 为碳青霉烯类，对肾脱氢肽酶稳定；用于急性重度感染；含有季铵基团
厄他培南		考点1 ★★ 为碳青霉烯类，与青霉素结合蛋白结合，干扰细菌细胞壁的合成；对各种 β-内酰胺酶稳定

续表

代表药物	化学结构	常见考点
法罗培南		考点 1 ★★ 为青霉烯类非经典的 β－内酰胺类抗生素
氨曲南		考点 1 ★★ 为全合成的单环 β－内酰胺类抗生素

二、合成抗菌药

（一）喹诺酮类抗菌药

1. 概述

考点 1 ★★★　喹诺酮类抗菌药的共性

（1）1,4– 二氢 –4– 氧化喹啉（或氮杂喹啉）–3– 羧酸母核。

（2）3 位羧基和 4 位羰基（必需结构）是关键药效团。

（3）DNA 螺旋酶和拓扑异构酶Ⅳ为作用靶点。

（4）3– 羧基（–COOH）4– 酮（–C=O）结构易与金属离子螯合，导致金属离子流失（儿童、孕妇等不宜使用）。8 位 F 取代易产生光毒性（避免日晒）。

考点 2 ★★★　喹诺酮类抗菌药的构效关系

	①吡啶酮酸是抗菌活性必需的基本结构
	②N_1 位以 C_2H_5、氟乙基或环丙基等取代时抗菌活性最强
	③3 位 –COOH 和 4 位 –C $=$ O 是关键药效团
	④5 位引入 NH_2 活性最强，如司帕沙星
	⑤6 位引入 F，活性增加
	⑥7 位以哌嗪基最好
	⑦8 位以 F、甲氧基取代或与 1 位以氧烷基成环活性增加，如洛美沙星、加替沙星、氧氟沙星等

2. 代表药物

代表药物	化学结构	常见考点
诺氟沙星		考点 1 ★★★ 1 位乙基取代的喹诺酮类抗菌药 考点 2 ★★ 用于胃肠道感染（特效药）的治疗
环丙沙星		考点 1 ★★★ 1 位环丙基取代的喹诺酮类抗菌药

续表

代表药物	化学结构	常见考点
左氧氟沙星		考点 1 ★★ 为 1 位与 8 位成环的唑诺酮类抗菌药 考点 2 ★★ 含有一个手性碳原子,药用左旋体,混旋体称氧氟沙星,活性是氧氟沙星的 2 倍,水溶性好,毒性小
洛美沙星		考点 1 ★★ 为 6 位和 8 位同时被两个氟原子取代的唑诺酮类药 考点 2 ★ 含有一个手性碳原子 考点 3 ★★ 8 位氟原子取代具有较强的光毒性

代表药物	化学结构	常见考点
加替沙星		考点 1 ★★★ 8 位甲氧基取代的喹啉羧酸类氟喹诺酮类抗菌药 考点 2 ★ 7 位引入 3- 甲基哌嗪，有手性碳，其 R- 异构体与 S- 异构体抗菌活性相同
莫西沙星		考点 1 ★★ 为 8 位甲氧基取代的喹诺酮类药物 考点 2 ★★ 生物利用度高，用于治疗成人上、下呼吸道感染 考点 3 ★★ 8 位甲氧基取代对光稳定且潜在光毒性很低；7 位被二氮杂双环取代（耐药性降低）

续表

代表药物	化学结构	常见考点
依诺沙星		考点 1 ★★★ 母核为萘啶酸环的喹诺酮类抗菌药

（二）磺胺类抗菌药

1. 概述

考点1★　磺胺类抗菌药的构效关系

（1）对氨基苯磺酰胺基是必需结构。

（2）芳氨基上的取代基须在体内易被酶分解或还原为游离的氨基才有效。

（3）磺酰胺基上 *N*– 单取代化合物抑菌作用增强，而以杂环取代活性较好，双取代活性丧失。

（4）酸性解离常数（pK_a）为 6.5 ～ 7.0 时活性最强。

2. 代表药物

代表药物	化学结构	常见考点
磺胺甲噁唑		考点 1 ★★★为磺胺类抗菌药 考点 2 ★★★抑制二氢蝶酸合成酶，与抗菌增效剂甲氧苄啶合用称"复方新诺明" 考点 3 ★含有甲基异噁唑环

续表

代表药物	化学结构	常见考点
磺胺嘧啶		考点1 ★★★为磺胺类抗菌药 考点2 ★★透过血－脑脊液屏障，为治疗和预防流行性脑脊髓膜炎的首选药物；磺胺嘧啶银盐可以预防和治疗重度烧伤感染 考点3 ★含有嘧啶环
甲氧苄啶		考点1 ★★★二氢叶酸还原酶抑制剂，阻碍二氢叶酸还原为四氢叶酸，影响辅酶F的形成 考点2 ★★★可以作为磺胺类药物的抗菌增效剂，使细菌体内叶酸代谢受到双重阻断

（三）抗真菌药

1. 概述

考点1★　唑类药物的构效关系

	①一个五元芳香杂环。该环含有两个N（咪唑类）或三个N（三氮唑类）
	②唑环通过 N_1 连接到一个侧链上。该侧链至少含一个芳香环
	③R_1，R_2 为取代二氧戊环结构，成为芳乙基氮唑环状缩酮类化合物（肝毒性大，首选外用药，如酮康唑、伊曲康唑）；R_1 为醇羟基时，体外无活性，体内活性非常强，治疗深部真菌感染（首选如氟康唑）

2. 代表药物

代表药物	化学结构	常见考点
酮康唑		考点 1 ★ ★ 为咪唑类口服的广谱抗真菌药，分子中含有乙酰哌嗪和缩酮结构，适用于全身真菌感染
咪康唑		考点 1 ★ ★ 为咪唑类广谱抗真菌药，分子中含有双 2，4-二氯苯基

续表

代表药物	化学结构	常见考点
噻康唑		考点1 ★★ 为咪唑类广谱抗真菌药；主要剂型是栓剂和软膏剂；含有噻吩结构
氟康唑		考点1 ★★ 为三（氮）唑类抗真菌药 考点2 ★★ 口服吸收好、不受食物、抗酸药、组胺 H_2 拮抗剂类抗溃疡药物的影响

续表

代表药物	化学结构	常见考点
伊曲康唑		考点 1 ★★★ 为三（氮）唑类抗真菌药 考点 2 ★★ 代谢产生的羟基伊曲康唑活性更强 考点 3 ★ 口服吸收好，脂溶性强，在某些组织中浓度较高

续表

代表药物	化学结构	常见考点
泊沙康唑		考点 1 ★★★ 为三（氮）唑类抗真菌药，为伊曲康唑的衍生物

续表

代表药物	化学结构	常见考点
伏立康唑		考点 1 ★★ 为三（氮）唑类口服的广谱抗真菌药 考点 2 ★ 为改善氟康唑水溶性设计得到的衍生物，药物相互作用发生率高于氟康唑
萘替芬		考点 1 ★★ 为烯丙胺类广谱抗真菌药；角鲨烯环氧化酶抑制剂

续表

代表药物	化学结构	常见考点
特比萘芬		考点 1 ★★ 为烯丙胺类广谱抗真菌药，适用于浅表真菌感染 考点 2 ★ 抑制角鲨烯环氧化酶，真菌感染
布替萘芬		考点 1 ★ 为苯甲胺类抗真菌药物，主要用于治疗浅表真菌感染

三、抗病毒药

1. 抗非转录病毒药

代表药物	化学结构	常见考点
阿昔洛韦		考点 1 ★★★ 为开环的鸟苷类抗病毒药 考点 2 ★ 可以看成是在糖环中失去 C-2′ 和 C-3′ 的嘌呤核苷类似物；为链中止剂，使 DNA 合成中断 考点 3 ★★ 含有鸟嘌呤结构，治疗各种疱疹病毒感染的首选药
更昔洛韦		考点 1 ★★★ 为开环的鸟苷类抗病毒药 考点 2 ★★ 比阿昔洛韦多一个羟甲基，可看作是具有 C3′-OH 和 C5′-OH 的开环鸟苷脱氧鸟苷衍生物

续表

代表药物	化学结构	常见考点
喷昔洛韦		考点 1 ★★ 为开环的鸟苷类抗病毒药 考点 2 ★★ 为更昔洛韦的生物电子等排体，侧链氧原子被碳原子取代
泛昔洛韦		考点 1 ★★ 为开环的鸟苷类抗病毒药 考点 2 ★★ 喷昔洛韦 6- 脱氧衍生物的二乙酰基酯；喷昔洛韦的前药，生物利用度高
伐昔洛韦		考点 1 ★★ 为开环的鸟苷类抗病毒药，是阿昔洛韦的缬氨酸酯前药 考点 2 ★★ 水溶性好，口服后在肠道吸收快，并在体内代谢转化为阿昔洛韦，用于水痘等

续表

代表药物	化学结构	常见考点
6-脱氧阿昔洛韦		考点1★ 开环的鸟苷类抗病毒药，为阿昔洛韦的前药，可在黄嘌呤氧化酶的作用下被快速代谢为阿昔洛韦
替诺福韦酯		考点1★★ 为替诺福韦的磷酸酯类前药，进入细胞后即释放出一磷酸核苷，提高了生物利用度

续表

代表药物	化学结构	常见考点
阿德福韦酯		考点1 ★★★ 为阿德福韦的磷酸酯类前药；是阿德福韦的双新特戊酰氧基甲醇酯，用于治疗慢性乙型肝炎等
利巴韦林		考点1 ★★ 为含有三氮唑的广谱抗病毒药 考点2 ★ 能抑制病毒的 RNA 聚合酶

续表

代表药物	化学结构	常见考点
金刚烷胺		考点 1 ★★ ★ 为对称三环状胺类抗病毒药 考点 2 ★ 可抑制病毒颗粒穿入宿主细胞
金刚乙胺		
奥司他韦		考点 1 ★ ★ ★ 为全碳六元环类神经氨酸酶（NA）抑制剂 考点 2 ★ ★ 含有乙醇键，为前体药物 考点 3 ★ ★ ★ 可以治疗禽流感，对预防和治疗流感有效

2. 抗逆转录病毒药

代表药物	化学结构	常见考点
齐多夫定		考点1 ★★为非开环脱氧胸腺嘧啶核苷类逆转录酶的抗病毒药 考点2 ★用于治疗艾滋病和T细胞白血病 考点3 ★代谢生成5′-三磷酸酯的形式而发挥作用 考点4 ★含有叠氮基
司他夫定		考点1 ★★为非开环类脱氧胸腺嘧啶核苷类逆转录酶的抗病毒药 考点2 ★引入2′,3′-双键，为不饱和的胸苷衍生物

续表

代表药物	化学结构	常见考点
拉米夫定		考点 1 ★ 为非开环核苷类抗逆转录酶的抗病毒药 考点 2 ★ 双脱氧硫代胞苷化合物 考点 3 ★ 有 β-D-(+) 及 β-L-(-)（对胞苷-脱胞苷脱氨酶的脱氨基有拮抗作用）两种异构体
恩曲他滨		考点 1 ★ 为双脱氧硫代胞苷化合物；为非开环核苷类抗逆转录酶的抗病毒药；由拉米夫定尿嘧啶碱基的 5 位以氟取代得到

续表

代表药物	化学结构	常见考点
扎西他滨		考点 1 ★ 为非开环类核苷类抗病毒药；在细胞内转化为有活性的三磷酸代谢物，从而竞争性抑制逆转录酶活性，中止病毒 DNA 延长
去羟肌苷		考点 1 ★ 为非开环嘌呤核苷类抗病毒药 考点 2 ★ 抑制逆转录酶活性；用于治疗晚期 HIV 感染的患者

续表

代表药物	化学结构	常见考点
奈韦拉平		考点 1 ★ ★ 为非核苷类抗病毒药；是专一性的 HIV-1 逆转录酶抑制剂 考点 2 ★ 快速诱导产生抗药性，仅能与核苷类抑制剂合用治疗晚期 HIV 感染的患者
依发韦仑		考点 1 ★ ★ 是 HIV-1 非核苷类逆转录酶抑制剂；用于 HIV-1 感染的艾滋病患者的抗病毒联合治疗

续表

代表药物	化学结构	常见考点
地拉韦定		考点 1 ★★★ 是 HIV-1 非核苷类逆转录酶抑制剂；为双芳杂环取代的哌嗪类化合物

续表

代表药物	化学结构	常见考点
沙奎那韦		考点 1 ★★是拟多肽衍生物；为高选择性的 HIV 蛋白酶抑制药，与其他药物合用治疗严重的 HIV 感染

续表

代表药物	化学结构	常见考点
利托那韦	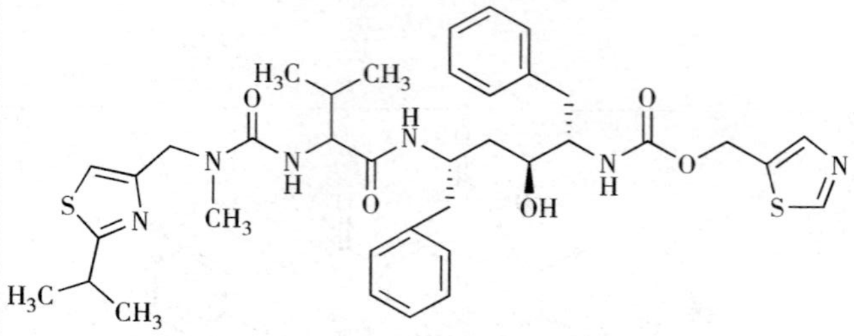	考点 1 ★★★是 HIV 蛋白酶抑制药

四、抗疟药

代表药物	化学结构	常见考点
青蒿素		考点1 ★★★为天然的高效、迅速的青蒿素类抗疟药 考点2 ★★结构为倍半萜内酯；活性的存在归于其内过氧化物–缩酮–乙缩醛–内酯的结构。C-10位羰基被还原得到双氢青蒿素，为其代谢产物，活性大于青蒿素
蒿甲醚		考点1 ★★★为半合成的青蒿素类抗疟药，能控制并杀灭疟原虫，有α型和β型（主）两种构型，临床使用混合物，抗疟作用比青蒿素强；体内代谢物为双氢青蒿素
青蒿琥酯		考点1 ★★★为半合成的青蒿素类抗疟药 考点2 ★★用琥珀酸对二氢青蒿素进行酯化得到的水溶性药物，适用于抢救脑型疟疾和危重昏迷的疟疾患者

第八节 抗肿瘤药

一、烷化剂类抗肿瘤药

1. 概述

考点1★★ 氮芥类的构效关系

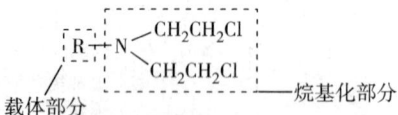

$$R-N\begin{array}{l}CH_2CH_2Cl\\CH_2CH_2Cl\end{array}$$

载体部分 ——————烷基化部分

（1）β-氯乙胺是产生烷基化的关键药效基团。

（2）载体部分可以改善该类药物在体内的吸收、分布等药物动力学性质，提高其选择性和抗肿瘤活性。

2. 代表药物

代表药物	化学结构	常见考点
环磷酰胺		考点 1 ★★★ 为环状磷酰胺内酯的氮芥类烷化剂 考点 2 ★★★ 为前体药物，在肿瘤组织中经非酶促反应 β 消除生成丙烯醛（有膀胱毒性）、磷酰氮芥及去甲氮芥，三者都是较强的烷化剂
异环磷酰胺		考点 1 ★★★ 为氮芥类烷化剂，前药；代谢产生氯乙基环磷酰胺产生神经毒性；其毒性有骨髓抑制，出血性膀胱炎、尿道出血等，需与尿路保护剂美司钠（巯乙磺酸钠）合用，降低毒性
卡莫司汀		考点 1 ★★★ 为亚硝基脲类烷化剂，具有 β-氯乙基，易亚硝基脲的结构。β-氯乙基具有较强的亲脂性，可通过血脑屏障，可用于脑瘤等的治疗 考点 2 ★★★ 作用持久，与其他药物合用可增强药效，但有迟发性和累积性骨髓抑制的副作用，属于周期非特异性药

续表

代表药物	化学结构	常见考点
洛莫司汀		考点 1 ★★★ 为亚硝基脲类烷化剂，具有 β-氯乙基亚硝基脲的结构 考点 2 ★ 以环己烷取代，脂溶性强，用于治疗脑瘤
司莫司汀		考点 1 ★★★ 为亚硝基脲类烷化剂，具有 β-氯乙基亚硝基脲的结构 考点 2 ★ 含有甲基环己基，脂溶性大，用于治疗脑瘤
顺铂		考点 1 ★★★ 为金属铂配合物类抗肿瘤药物，顺式异构体有效 考点 2 ★ 作用机制是使肿瘤细胞 DNA 复制停止，阻碍细胞分裂 考点 3 ★ 水溶性差，仅能注射，有肾脏、胃肠毒性、耳毒性及神经毒性

续表

代表药物	化学结构	常见考点
卡铂		考点 1 ★★ 为第二代金属铂配合物类抗肿瘤药物
奥沙利铂		考点 1 ★★★ 为手性铂配合物的抗肿瘤药 考点 2 ★ 含有草酸根（1R，2R-环己二胺）合铂 考点 3 ★ 1R，2R-环己二胺通过配体通过嵌入到 DNA 大沟中，从而影响错配修复和复制分裂机制；可用于对顺铂耐药的肿瘤株，对结肠癌有效

二、抗代谢抗肿瘤药

代表药物	化学结构	常见考点
氟尿嘧啶		考点1 ★★★ 为尿嘧啶抗代谢物，是治疗实体肿瘤的首选药物 考点2 ★★ 必须在体内经核糖基化和磷酰化等生物转化后才具有细胞毒性，容易进入脑脊液
替加氟		考点1 ★★★ 为氟尿嘧啶 N-1 的氢被四氢呋喃替代的衍生物，前药，在体内转化为氟尿嘧啶而发挥作用

续表

代表药物	化学结构	常见考点
卡莫氟		考点 1 ★★★为尿嘧啶抗代谢物，是氟尿嘧啶的前药，化疗指数较高 考点 2 ★含有己基
阿糖胞苷		考点 1 ★★★为胞嘧啶抗代谢物 考点 2 ★以阿拉伯糖替代核糖

续表

代表药物	化学结构	常见考点
吉西他滨		考点 1 ★★ 为双氟取代的胞嘧啶核苷类抗代谢物，在体内转化为三磷酸吉西他滨而发挥作用
卡培他滨		考点 1 ★★ 结构上看是胞嘧啶核苷类抗代谢物，实际上是氟尿嘧啶的前体药物

续表

代表药物	化学结构	常见考点
巯嘌呤		考点1 ★★ 为嘌呤类抗代谢物 考点2 ★ 含有6-巯基，在体内代谢为有活性的6-硫嘌呤核苷酸，从而抑制DNA和RNA合成，用于治疗白血病
硫鸟嘌呤		考点1 ★★★ 为嘌呤类抗代谢物，可抑制DNA和RNA合成
甲氨蝶呤		考点1 ★★★ 为叶酸类抗代谢物 考点2 ★ 是二氢叶酸还原酶抑制剂，可阻止二氢叶酸还原成四氢叶酸，从而影响辅酶F的生成

续表

代表药物	化学结构	常见考点
亚叶酸钙		考点1 ★★ 为叶酸类抗代谢物；甲氨蝶呤中毒可用亚叶酸钙解救；在体内转变为四氢叶酸
培美曲塞		考点1 ★★ 为叶酸类抗代谢物，具有多靶点抑制作用，影响叶酸代谢途径，可用于非小细胞肺癌和间皮瘤

三、天然产物类抗肿瘤药

代表药物	化学结构	常见考点
紫杉醇		考点1 ★★ ★为天然的紫杉烯环二萜类化合物的抗肿瘤药，属于有丝分裂抑制剂或纺锤体毒素 考点2 ★水溶性小

续表

代表药物	化学结构	常见考点
多西他赛		考点 1 ★★ 为半合成紫杉烷类广谱抗肿瘤药物 考点 2 ★★ 由 10-去乙酰基浆果赤霉素进行半合成得到；水溶性好
卡巴他赛		考点 1 ★★ 为紫杉烷类广谱抗肿瘤药物；在多烯他赛结构上将 C10 位和 C7 位进行双甲基化得到的药物；用于治疗前列腺癌

续表

代表药物	化学结构	常见考点
喜树碱		考点 1 ★ ★ ★ 天然的作用于 DNA 拓扑异构酶 I 的抗肿瘤药
羟基喜树碱		考点 2 ★ 水溶性差

续表

代表药物	化学结构	常见考点
盐酸伊立替康		考点 1 ★★ 为半合成喜树碱类药物，作用于 DNA 拓扑异构酶 Ⅰ 考点 2 ★ 为羟基喜树碱中引入哌啶基哌啶羰酰基、比喜树碱碱水溶性大，属于前体药物，在体内代谢为羟喜树碱

续表

代表药物	化学结构	常见考点
盐酸拓扑替康		考点1★★ 为半合成喜树碱类药物，作用于 DNA 拓扑异构酶 I；由羟基喜树碱引入二甲氨基甲基得到，水溶性大，主要用于治疗转移性卵巢癌

续表

代表药物	化学结构	常见考点
依托泊苷	 R=—CH₃ 依托泊苷 R= ⟨噻吩⟩ 替尼泊苷	考点 1 ★★ 为鬼臼毒素改造得到，作用于 DNA 拓扑异构酶Ⅱ 考点 2 ★ 含有糖结构 考点 3 ★ 细胞周期特异性抗肿瘤药物 考点 4 ★ 依托泊苷为小细胞肺癌化疗的首选药物；替尼泊苷为脑瘤的首选药物
替尼泊苷		

续表

代表药物	化学结构	常见考点
多柔比星		考点 1 ★ ★ 为天然的蒽醌糖苷类抗肿瘤抗生素 考点 2 ★ ★ 主要副作用是骨髓抑制和心脏毒性（醌环被还原成半醌自由基引起） 考点 3 ★ ★ 作用机制是抑制拓扑异构酶 II 的活性和嵌入 DNA 双链中，属于细胞周期非特异性抗肿瘤药

四、靶向抗肿瘤药

代表药物	化学结构	常见考点
伊马替尼		考点1 ★★★ 为蛋白酪氨酸激酶抑制剂类抗肿瘤药物 考点2 ★★★ 可抑制"费城染色体"的 Bcr-Abl 酪氨酸激酶 考点3 ★★★ 由于 Abl 激酶的基因发生了点突变，会产生耐药性 考点4 ★★★ 含有苯胺基嘧啶结构
尼洛替尼		考点1 ★★★ 为蛋白酪氨酸激酶抑制剂类抗肿瘤药物，可抑制"费城染色体"的 Bcr-Abl 酪氨酸激酶

续表

代表药物	化学结构	常见考点
达沙替尼		考点 1 ★★ 为蛋白酪氨酸激酶抑制剂类抗肿瘤药物，可抑制 "费城染色体" 的 Bcr-Abl 酪氨酸激酶
吉非替尼		考点 1 ★★ 表皮生长因子受体酪氨酸激酶抑制剂，用于治疗非小细胞肺癌 考点 2 ★ 含有苯胺基嘧啶结构

续表

代表药物	化学结构	常见考点
厄洛替尼		考点1 ★★表皮生长因子受体酪氨酸激酶抑制剂，用于治疗非小细胞肺癌
埃克替尼		考点2 ★含有苯胺基喹唑啉结构

续表

代表药物	化学结构	常见考点
奥希替尼		考点 1 ★★★ 第三代口服、不可逆的选择性 EGFR 突变抑制剂，用于治疗非小细胞肺癌 考点 2 ★ 含有苯胺基嘧啶结构
舒尼替尼		考点 1 ★★★ 为多靶点酪氨酸激酶抑制剂，可选择性的抑制血管内皮细胞生长因子受体（VEGFR）、血小板衍化生长因子受体（PDGFR） 考点 2 ★ 治疗对伊马替尼耐受的胃肠道间质瘤，含有吲哚酮

续表

代表药物	化学结构	常见考点
索拉非尼		考点 1 ★★★ 为多激酶靶点的抗肿瘤药物，抑制 RAF 激酶活性、直接抑制肿瘤细胞增殖。另一方面抑制 VEGFR（血管内皮生长因子受体）、PDGFR（血小板衍化生长因子受体）等受体酪氨酸激酶活性，抑制肿瘤血管生成
阿帕替尼		考点 1 ★★★ 为 VEGFR-2（血管内皮生长因子受体）的抑制剂，可抑制肿瘤血管生成，用于晚期胃癌的治疗

续表

代表药物	化学结构	常见考点
克唑替尼		考点1 ★ ★ ★ 为肝细胞生长因子 c-Met/间变性淋巴瘤激酶（ALK）的多靶点蛋白酪氨酸激酶ATP竞争性的抑制剂

五、放疗与化疗的止吐药

代表药物	化学结构	常见考点
昂丹司琼		考点1 ★★★ 为强效、高选择性的 5-HT₃ 受体拮抗剂 考点2 ★★ 临床用于治疗癌症患者或手术后的恶心、呕吐症状，副作用小 考点3 ★ 含有一个手性碳，R-异构体活性较大，临床用外消旋体 考点4 ★★ 含有咪唑环

续表

代表药物	化学结构	常见考点
格拉司琼		考点 1 ★★★为高选择性 5-HT₃ 受体拮抗剂 考点 2 ★含有吲唑环

续表

代表药物	化学结构	常见考点
托烷司琼		考点 1 ★★ 为高选择性的中枢性和外周性 5-HT$_3$ 受体拮抗剂，由吲哚环和托品醇组成
盐酸帕洛诺司琼		考点 1 ★★ 为选择性 5-HT$_3$ 受体拮抗剂，由苯并异喹啉和手性氮杂双环组成

续表

代表药物	化学结构	常见考点
盐酸阿扎司琼		考点1 ★★ 为选择性 5-HT$_3$ 受体拮抗剂，由苯并噁嗪和氮杂双环组成

第四章　口服制剂与临床应用

第一节　口服固体制剂

考点1★　概念

口服制剂（oral preparations）是一类经口服用后在胃肠道内吸收而作用于全身或保留在消化道内起局部作用的药物剂型。

考点2★★　特点

（1）优点：口服制剂服用方便，依从性好，容易摄取和携带，安全性高，适合多种药物，临床中使用广泛。

（2）缺点：①口服制剂要经过胃肠道的吸收，药物起效较慢，一般不宜用于急救时给药，也不适用于昏迷、呕吐等不能口服的患者。②口服制剂中药物易受胃肠内容物的影响，因此易被消化液破坏或在消化道中难以吸收的药物也不宜制成口服制剂。

一、口服固体制剂的常用辅料

考点1★★　概述

（1）固体制剂通常由主药和辅料（excipients）两大类物质组成。

（2）辅料的定义：辅料亦称赋形剂（vehicle），系指固体制剂内除主药以外一切附加物料的总称。

（3）固体制剂的辅料的分类：根据辅料的性质和功能不同，可分成填充剂、黏合剂、崩解剂和润滑剂四大类，亦可根据需要加入着色剂和矫味剂等。

（4）固体制剂的辅料的特点：①较高的化学稳定性，不与主药发生任何物理化学反应。②对人体无毒、无害、无不良反应。③不影响主药的疗效和含量测定。

考点2 ★★★ 稀释剂（填充剂）

填充剂	特点
淀粉	常用玉米淀粉，性质稳定，吸湿性小，但可压性差
乳糖	性质优良，无吸湿性，可压性好，性质稳定
糊精	少单独使用，常与蔗糖、淀粉配合使用
蔗糖（糖粉）	可用来增加片剂的硬度，并使片剂的表面光滑美观。其缺点在于吸湿性较强，会使片剂的硬度过大
可压性淀粉	又称预胶化淀粉，具有良好的流动性、可压性、自身润滑性
微晶纤维素（MCC）	具有良好的可压性，有较强的结合力，可作为粉末直接压片的"干黏合剂"使用
无机盐类	包括磷酸氢钙、硫酸钙、碳酸钙等，性质稳定
甘露醇	常用于咀嚼片，兼有矫味作用；价格稍贵，常与蔗糖配合使用

考点3 ★★★ 润湿剂和黏合剂

		说明
润湿剂	蒸馏水	首选的湿润剂
	乙醇	可用于遇水易于分解的药物、遇水黏性太大的药物
黏合剂	淀粉浆	常用8%～15%的浓度，价廉，性能好
	甲基纤维素（MC）	MC具有良好的水溶性，可形成黏稠的胶体溶液而作为黏合剂使用
	羟丙基纤维素（HPC）	可作粉末直接压片黏合剂
	羟丙基甲基纤维素（HPMC）	溶于冷水，常用其2%～5%的溶液作为黏合剂使用
	羧甲基纤维素钠（CMC–Na）	常用浓度1%～2%，黏性较强，用于可压性较差的药物
	乙基纤维素（EC）	不溶于水，但溶于乙醇；EC用于缓、控释制剂中（骨架型或膜控释型）
	聚维酮（PVP）	吸湿性强，可溶于水和乙醇
	其他	聚乙二醇（PEG），5%～20%明胶溶液，50%～70%蔗糖溶液，可用于可压性差的药物

考点4 ★★★ 崩解剂

崩解剂	说明
干淀粉	适用于水不溶性或微溶性药物
羧甲基淀粉钠（CMS–Na）	吸水后可膨胀至原体积的300倍，是一种性能优良的崩解剂，一般用量为1%～6%

续表

崩解剂	说明
低取代羟丙基纤维素（L–HPC）	吸水膨胀率在 500% ~ 700%（取代基占 10% ~ 15% 时），一般用量为 2% ~ 5%
交联羧甲基纤维素钠（CCMC–Na）	不溶于水，但能吸收数倍于本身重量的水而膨胀，所以具有较好的崩解作用；当与羧甲基淀粉钠合用时，崩解效果更好，但与干淀粉合用时崩解作用会降低
交联聚乙烯吡咯烷酮（PVPP）	在水中迅速溶胀，但不会出现高黏度的凝胶层，因而其崩解性能十分优越
泡腾崩解剂	最常用的是由碳酸氢钠、碳酸钠、碳酸钾或碳酸氢钾与有机酸（枸橼酸、柠檬酸、富马酸）组成的混合物。应妥善包装，避免受潮造成崩解剂失效

考点 5 ★★★　润滑剂

（1）润滑剂是助流剂、抗黏剂和（狭义）润滑剂的总称。①助流剂是降低颗粒之间摩擦力从而改善粉末流动性的物质。②抗黏剂是防止原辅料黏着于冲头表面的物质。③润滑剂是降低药片与冲模孔壁之间摩擦力的物质。

（2）常用的润滑剂有：硬脂酸镁（MS）、微粉硅胶、滑石粉、氢化植物油、聚乙二醇类、十二烷基硫酸钠等。

考点6★★★　释放调节剂

分类	说明	举例
骨架型释放调节剂	生物溶蚀性骨架材料	如动物脂肪、蜂蜡、氢化植物油、硬脂酸、单硬脂酸甘油酯等
	不溶性骨架材料	如聚甲基丙烯酸酯（Eudragit RL 和 Eudragit RS）、EC、无毒聚氯乙烯、聚乙烯、乙烯 – 醋酸乙烯共聚物等
	亲水性凝胶骨架材料	如 MC、CMC–Na、HPMC、PVP、卡波姆等
包衣膜型释放调节剂	不溶性高分子材料	如 EC、CA 等
	肠溶性高分子材料	如丙烯酸树脂 L 和 S 型（Eudragit L 和 Eudragit S）、CAP、HPMCP、HPMCAS 等
增稠剂	水溶性高分子材料	如明胶、PVP、CMC–Na、右旋糖酐等

考点7★★★　其他辅料

（1）着色剂：主要用于改善片剂的外观，使其便于识别。常用色素应符合药用规格。

（2）芳香剂和甜味剂：主要用于改善片剂的口味，如口崩片和咀嚼片。常用的芳香剂包括各种芳香油、香精等；甜味剂包括阿司帕坦、蔗糖等。

二、口服固体制剂包衣

考点1★★★　包衣目的

（1）掩盖苦味或不良气味。

（2）防潮、避光，隔离空气以增加药物的稳定性。

（3）隔离药物，防止药物的配伍变化。

（4）改善片剂的外观，提高流动性和美观度。

（5）控制药物在胃肠道的释放部位。

（6）控制药物在胃肠道的释放速度。

考点2★★★　包衣常规类型

包衣的种类分成：糖衣、薄膜衣和压制包衣。

薄膜衣又分为：胃溶型、肠溶型和水不溶型三种。

（1）糖包衣：糖包衣主要包括隔离层、粉衣层、糖衣层。

①隔离层：是在片芯外起隔离作用的衣层，以防止水分透入片芯。常用材料有玉米朊乙醇溶液、邻苯二甲酸醋酸纤维素乙醇溶液以及明胶浆等。

②粉衣层：是用于消除片芯边缘棱角的衣层。常用材料包括滑石粉、蔗糖粉、明胶、阿拉伯胶或蔗糖的水溶液等。包粉衣层后的片面比较粗糙、疏松。

③糖衣层：是在粉衣层外包上蔗糖衣膜，使其表面光滑、细腻，用料主要是适宜浓度的蔗糖水溶液；最后一层是有色糖衣层，即在蔗糖水溶液中加入适宜适量的色素。

（2）薄膜包衣：薄膜包衣材料通常由高分子材料、增塑剂、释放调节剂、着色剂与遮光剂等组成。

①薄膜包衣高分子材料

分类	特点	材料举例
胃溶型	在胃中能溶解的一些高分子材料，适用于一般的片剂薄膜包衣	羟丙基甲基纤维素（HPMC）、羟丙基纤维素（HPC）、丙烯酸树脂Ⅳ号、聚乙烯吡咯烷酮（PVP）、聚乙烯缩乙醛二乙氨乙酸（AEA）

续表

分类	特点	材料举例
肠溶型	在胃酸条件下不溶，到肠液环境下才开始溶解的高分子薄膜衣材料	醋酸纤维素酞酸酯（CAP）、羟丙基甲基纤维素酞酸酯（HPMCP）、丙烯酸树脂类（Ⅰ、Ⅱ、Ⅲ号）
水不溶型	在水中不溶解的高分子薄膜衣材料	乙基纤维素（EC）、醋酸纤维素（CA）

②附加剂

分类	作用	附加剂举例
增塑剂	改变高分子薄膜的物理机械性质，使其更柔顺，增加可塑性	水溶性：丙二醇、甘油、聚乙二醇等 非水溶性：甘油三醋酸酯、乙酰化甘油酸酯、邻苯二甲酸酯等
致孔剂	改善水不溶性薄膜衣的释药速度	蔗糖、氯化钠、表面活性剂和PEG等
遮光剂	增加药物对光的稳定性	二氧化钛
着色剂	增加片剂的识别性，改善片剂外观	水溶性色素、水不溶性色素和色淀等

三、口服散剂和颗粒剂

1. 口服散剂

考点1★★　口服散剂的定义及特点

（1）口服散剂的定义：口服散剂为散剂（powders）

的一种，散剂系指药物或与适宜的辅料经粉碎、均匀混合制成的干燥粉末状制剂。口服散剂一般溶于或分散于水、稀释液或者其他液体中服用，也可直接用水送服。

（2）口服散剂的特点

①一般为细粉，粒径小，比表面积大，易分散，起效快。

②制备工艺简单，剂量易于控制，便于特殊群体，如婴幼儿与老人服用。

③包装、贮存、运输及携带较方便。

④对于中药散剂，其包含各种粗纤维和不能溶于水的成分，完整保存了药材的药性。

⑤对光、湿、热敏感的药物一般不宜制成散剂。

考点2 ★　散剂的分类

按药物组成数目分类	单散剂一种药物组成 复散剂两种或两种以上药物组成
按剂量分类	分剂量散剂分装成单独剂量，如内服散剂 非分剂量散剂按医嘱患者自分取剂量，如外用散剂
按药物性质分类	含剧毒药散剂，如九分散 含液体药物散剂，如蛇胆川贝散、紫雪散等 含共熔组分散剂，如白避瘟散

考点3 ★　口服散剂的质量要求、包装与贮存

（1）质量要求

①供制散剂的药物均应粉碎。除另有规定外，口服散剂应为细粉。

②散剂应干燥、疏松、混合均匀、色泽一致。制备含有毒性药、贵重药或药物剂量小的散剂时，应采用配研法混匀并过筛。

③散剂可单剂量包（分）装和多剂量包装，多剂量包装者应附分剂量的用具。含有毒性药的口服散剂应单剂量包装。

④散剂中可含或不含辅料。口服散剂需要时亦可加矫味剂、着色剂等。

⑤中药散剂中一般含水量不得过 9.0%。除中药散剂外，105℃干燥至恒重，减失重量不得过 2.0%。

（2）包装与贮存

①分剂量散剂包装可用包装纸包成五角包、四角包、长方包等，也可用纸袋或塑料袋包装。

②非分剂量包装一般用塑料袋、纸盒、玻璃管、瓶包装。

③散剂的包装与贮存重点都在防潮。除另有规定外，散剂应密闭贮存。含挥发性原料药或易吸湿性原料药的散剂应密封贮存。

考点4 ★★　散剂的临床应用与注意事项

（1）内服散一般为细粉，服用时不宜过急，单次服用剂量适量，服药后不宜多饮水，以免药物稀释导致药效差。

（2）口服散剂应温水送服，服用后半小时内不可进食，服用剂量过大时应分次服用以免引起呛咳。

（3）服用不便的中药散剂，可加蜂蜜调和送服或装入胶囊吞服。

（4）对于温胃止痛的散剂不需用水送服，应直接吞服以利于延长药物在胃内的滞留时间。

考点 5 ★ 散剂的举例

（1）六一散

【处方】滑石粉 600g；甘草 100g。

【注解】处方中，甘草为主药，应粉碎成细粉与滑石粉混合。

（2）蛇胆川贝散

【处方】蛇胆汁 100g；川贝母 600g。

【注解】处方中，蛇胆汁和川贝母分别为液体和固体主药成分。

2. 颗粒剂

考点 1 ★★ 颗粒剂的定义及特点

（1）颗粒剂的定义：颗粒剂（granules）系指药物与适宜的辅料混合制成的具有一定粒度的干燥颗粒状制剂。

（2）颗粒剂的特点

①分散性、附着性、团聚性、引湿性等较小。

②服用方便，并可加入添加剂如着色剂和矫味剂，提高患者服药的顺应性。

③通过采用不同性质的材料对颗粒进行包衣，可使颗粒具有防潮性、缓释性、肠溶性等。

④通过制成颗粒剂，可有效防止复方散剂各组分由于粒度或密度差异而产生离析。

考点 2 ★ 颗粒剂的分类

种类	特点
可溶性颗粒	水溶性药物
混悬颗粒	难溶性药物

续表

种类	特点
泡腾颗粒	含碳酸氢钠和有机酸，遇水产气而呈泡腾状
肠溶颗粒	肠溶材料包裹，酸性条件下不释药
缓释颗粒	缓慢非恒速的释放药物
控释颗粒	缓慢恒速的释放药物

考点3 ★　颗粒剂的质量要求

（1）颗粒剂应干燥、颗粒均匀、色泽一致，无吸潮、软化、结块、潮解等现象。

（2）凡属挥发性药物或遇热不稳定的药物在制备过程应注意控制适宜的温度条件；凡遇光不稳定的药物应遮光操作；挥发油应均匀喷入干燥颗粒中，密闭至规定时间或用包合等技术处理后加入。

（3）根据需要颗粒剂可加入适宜的辅料，如稀释剂、黏合剂、分散剂、着色剂以及矫味剂等。

（4）为了防潮、掩盖药物的不良气味等，也可对颗粒进行包薄膜衣。必要时，对包衣颗粒应检查残留溶剂。

（5）一般不能通过一号筛与能通过五号筛的颗粒及粉末总和不得过15%。

（6）除另有规定外，中药颗粒剂中一般水分含量不得过8.0%；一般化学药品和生物制品颗粒剂照干燥失重测定法测定于105℃干燥至恒重，含糖颗粒应在80℃减压干燥，减失重量不得超过2.0%。

（7）除混悬颗粒以及已规定检查溶出度或释放度的颗粒剂可不进行溶化性检查外，可溶性颗粒剂应全部溶化或轻微浑浊，泡腾颗粒剂5分钟内颗粒均应完全分散或溶解在水中，均不得有异物，中药颗粒还不得有焦屑。

（8）根据原料药物和制剂的特性，颗粒剂的溶出度、释放度、含量均匀度等应符合要求。

（9）除另有规定外，颗粒剂应密封，置干燥处贮存，防止受潮。

（10）颗粒剂的微生物限度应符合要求。

考点4 ★　颗粒剂的包装与贮存

（1）颗粒剂包装形式主要有单剂量袋装、多剂量袋装、多剂量瓶装。

（2）袋装的包装材料一般选用双层铝塑复合膜；瓶装常用玻璃瓶、塑料瓶。

（3）颗粒剂吸湿性较强，除另有规定外，颗粒剂宜密封，置干燥处贮存，防止受潮。

考点5 ★　颗粒剂的临床应用与注意事项

（1）颗粒剂既可直接吞服，又可冲入水中饮服，适宜于老年人和儿童用药以及有吞咽困难的患者使用。

（2）普通颗粒剂冲服时应使药物完全溶解，充分发挥有效药物成分的治疗作用；肠溶、缓释、控释颗粒剂服用时应保证制剂释药结构的完整性。

（3）可溶型、泡腾型颗粒剂应加温开水冲服，切忌放入口中用水送服；混悬型颗粒剂冲服如有部分药物不溶解也应该一并服用；中药颗粒剂不宜用铁质或铝制容器冲服，以免影响疗效。

考点6 ★★　颗粒剂的举例

（1）板蓝根颗粒

【处方】板蓝根500g；蔗糖1000g；糊精650g。制成

200 包。

【注解】处方中，板蓝根为主药，糊精、蔗糖为稀释剂，其中蔗糖也是矫味剂。

（2）利福昔明干混悬颗粒剂

【处方】利福昔明 2000g；羧甲基纤维素钠 650g；微晶纤维素 300g；果胶 650g；枸橼酸钠 900g；蔗糖粉 22500g。

【注解】处方中，利福昔明为主药，微晶纤维素、羧甲基纤维素钠、果胶为助悬剂，枸橼酸钠为絮凝剂，蔗糖为稀释剂。

（3）维生素 C 泡腾颗粒剂

【处方】

酸料：维生素 C 2000g；枸橼酸 14478.8g；柠檬黄 0.33g；蒸馏水 143mL；95% 乙醇 179mL。

碱料：碳酸氢钠 12369.5g；糖粉 117260g；糖精钠 157.3g；柠檬黄 2.6g；蒸馏水 2145g；食用香料 85.8g。

【注解】处方中，维生素 C 为主药，枸橼酸、碳酸氢钠为泡腾崩解剂，柠檬黄为着色剂，糖粉为稀释剂，糖精钠和食用香料为矫味剂，蒸馏水和乙醇为溶剂。

四、口服片剂

考点1★★★　口服片剂的定义及特点

（1）口服片剂的定义

①片剂（tablets）系指药物与适宜的辅料制成的圆片状或异形片状的固体制剂。中药还有浸膏片、半浸膏片和全粉片等。

②口服片剂则指供口服的片剂。多数此类片剂中的药物是经胃肠道吸收而发挥作用，也有的片剂中的药物是在胃肠道局部发挥作用。

（2）口服片剂的特点

优点	缺点
①以片数为剂量单位，剂量准确，服用方便 ②受外界空气、水分、光线等影响较小，化学性质更稳定 ③生产机械化、自动化程度高，生产成本低，产量大，售价较低 ④种类较多，可满足不同临床医疗需要，应用广泛 ⑤运输、使用、携带方便	①幼儿及昏迷患者等不易吞服 ②制备工序较其他固体制剂多，技术难度更高 ③某些含挥发性成分的片剂，贮存期内含量会下降

考点 2 ★★ 口服片剂的分类

种类	定义及特点
普通片	将药物与辅料混合压制而成的、未包衣的普通片剂，亦称其为素片或片芯
口腔崩解片	在口腔内不需要用水即能迅速崩解或溶解的片剂，即口崩片；一般由直接压片和冷冻干燥法制备
分散片	在水中能迅速崩解并均匀分散的片剂；药物应是难溶性的，分散片可加水分散后口服，也可含于口中吮服或吞服
泡腾片	含有碳酸氢钠与有机酸的片剂，遇水可产生大量的二氧化碳气体，造成片剂的崩解
可溶片	临用前能溶解于水的非包衣片或薄膜包衣片剂；可溶片应溶解于水中
咀嚼片	在口中嚼碎后再咽下去的片剂；一般应选择甘露醇、山梨醇、蔗糖等水溶性辅料作填充剂和黏合剂

续表

种类	定义及特点
多层片	由两层或多层（配方或色泽不同）组成的片剂；制成多层片的目的是避免各层药物的接触，减少配伍变化，调节各层药物释放、作用时间等，也有改善外观的作用；可上下分层或里外分层
肠溶片	以肠溶性包衣材料进行包衣而制得的片剂
缓释片	在规定的释放介质中缓慢地非恒速释放药物的片剂；与普通片比较，具有服药次数少、作用时间长、毒副作用少的特点
控释片	在规定的释放介质中缓慢地恒速或接近恒速释放药物的片剂；与缓释片比较，血药浓度更加平稳
微囊片	固体或液体药物利用微囊化工艺制成干燥的粉粒，经压制而成的片剂

考点3 ★ 口服片剂制备中常见的问题及原因

常见问题	原因
裂片	①物料中细粉过多，压缩时空气不能及时排出，导致压片后气体膨胀而裂片；②物料塑性差，结合力弱
松片	黏性力差，压力不足
崩解迟缓	①片剂的压力过大，导致内部空隙小，影响水分渗入；②增塑性物料或黏合剂使片剂结合力过强；③崩解剂性能较差
溶出超限	片剂不崩解，颗粒过硬，药物溶解度差
含量不均匀	片重差异超限、药物的混合度差、可溶性成分的迁移等

考点4 ★★★ 片剂的质量要求

（1）色泽均匀，外观光洁。

（2）硬度＞50N。

（3）脆碎度＜1%。

（4）片重差异

片剂的平均重量（g）	片重差异限度（%）
＜0.30	±7.5
≥0.30	±5.0

（5）符合崩解度和溶出度的要求

片剂	崩解时限（min）
普通片	15
分散片、可溶片	3
泡腾片、舌下片	5
糖衣片	60
薄膜衣片	30
肠溶衣片	盐酸溶液中2小时内不应有裂缝、崩解或软化现象；pH6.8的磷酸盐缓冲液中1小时内全部崩解并通过筛网

（6）小剂量的药物或作用比较剧烈的药物，应符合含量均匀度的要求。

（7）卫生学要求。

考点5 ★★ 片剂的包装与贮存

（1）片剂的包装：片剂的包装一般有多剂量和单剂量两种形式。

①多剂量包装指几十、几百片合装在一个容器中。常用的容器有玻璃瓶（管）、塑料瓶（盒）及由软性薄膜、纸塑复合膜、金属箔复合膜等制成的药袋。

②单剂量包装系将每一片剂分别包装，可以提高对产品的保护作用，使用方便，外形亦美观。常用的有泡罩式和窄条式。

（2）片剂的贮存

①片剂宜密封贮存，防止受潮、发霉、变质。除另有规定外，一般应将包装好的片剂放在阴凉（20℃以下）、通风、干燥处贮存。

②对光敏感的片剂，应避光；受潮后易分解变质的片剂，应在包装容器内放入干燥剂。

③有些片剂的硬度在贮存期间可能逐渐改变，久贮后必须重新检查崩解时限、溶出度。

④某些含挥发性物质（如硝酸甘油等）的片剂，贮存期间挥发性成分可能在片剂间转移或被包装材料吸附，应用前应再作含量检查。

⑤糖衣片在包装容器中，应尽量减少空气的残留量，贮存时一般应避光、密封、置干燥阴凉处。

考点6★★　口服片剂的临床应用与注意事项

需注意：①只有裂痕片和分散片可掰分使用，其他片剂均不适宜分劈服用，尤其是糖衣片、包衣片和缓释、控释片。②片剂粉碎或联合其他药物外用是不正确的，不仅对治疗无益处，且会增加药物的相互作用，危险性增加。

（1）服药方法：口服片剂的服用方法与剂型有关。肠溶衣片、双层糖衣片需整片服用，不可嚼服和掰开服用；所有的缓、控释制剂一般均要求患者不要压碎或咀嚼，以免破坏剂型的原本调释作用；咀嚼片、泡腾片要求水溶后或嚼碎后服用。

（2）服药次数及时间：必须严格按照医嘱或药品使用说明书上规定的服药次数和时间服用药物。如缓释剂每日仅用 1～2 次，服药时间最好在清晨起床后或傍晚睡觉前；驱虫药需在半空腹或空腹时服用；抗酸药、胃肠解痉药多数需在餐前服用，也可在症状发作时服用；需餐前服用的药物还有收敛药、肠道抗感染药、利胆药、盐类泻药、催眠药、缓泻药等。

（3）服药溶剂：服药溶剂最好是白开水，选用其他常见液体服药时应慎重。

（4）服药姿势：最好采用坐位或站位服药。

考点7 ★★★　口服片剂的举例

（1）伊曲康唑片

【处方】伊曲康唑 50g；淀粉 50g；糊精 50g；淀粉浆适量；羧甲基淀粉钠 7.5g；硬脂酸镁 0.8g；滑石粉 0.8g。制成 1000 片。

【注解】处方中，伊曲康唑为主药，淀粉、糊精为填充剂，羧甲基淀粉钠为崩解剂，硬脂酸镁和滑石粉为润滑剂。

（2）甲氧氯普胺口腔崩解片

【处方】

喷雾干燥混悬液处方：PVPP2.5g；MCC5g；甘露醇 42.4g；阿司帕坦 0.1g。

片剂处方：喷雾干燥颗粒 189.8mg；甲氧氯普胺 10mg；硬脂酸镁 0.2mg。

【注解】处方中，甲氧氯普胺为主药，PVPP 与 MCC 为崩解剂，甘露醇为填充剂，阿司帕坦为甜味剂，硬脂酸镁为润滑剂。

（3）阿奇霉素分散片

【处方】阿奇霉素 250g；羧甲基淀粉钠 50g；乳糖 100g；微晶纤维素 100g；甜蜜素 5g；2%HPMC 水溶液适量；滑石粉 25g；硬脂酸镁 2.5g。制成 1000 片。

【注解】处方中，阿奇霉素为主药，羧甲基淀粉钠为崩解剂（内外加法），乳糖和微晶纤维素为填充剂，甜蜜素为矫味剂，2%HPMC 水溶液为黏合剂，滑石粉和硬脂酸镁为润滑剂。

（4）维生素 C 泡腾片

【处方】维生素 C100g；葡萄糖酸钙 1000g；碳酸氢钠 1000g；柠檬酸 1333.3g；苹果酸 111.1g；富马酸 31.1g；碳酸钙 333.3g；无水乙醇适量；甜橙香精适量。制成 1000 片。

【注解】处方中，维生素 C 和葡萄糖酸钙为主药，碳酸氢钠、碳酸钙和柠檬酸、苹果酸、富马酸为泡腾崩解剂，无水乙醇为润湿剂，甜橙香精为矫味剂。本处方采用非水制粒法压片，有利于酸源、碱源充分接触，加速片剂崩解。

（5）盐酸西替利嗪咀嚼片

【处方】盐酸西替利嗪 5g；甘露醇 192.5g；乳糖 70g；微晶纤维素 61g；预胶化淀粉 10g；硬脂酸镁 17.5g；苹果酸适量；阿司帕坦适量；8% 聚维酮乙醇溶液 100mL。制成 1000 片。

【注解】处方中，盐酸西替利嗪为主药，甘露醇、微晶纤维素、预胶化淀粉、乳糖为填充剂，甘露醇兼有矫味的作用，苹果酸、阿司帕坦为矫味剂，8% 聚维酮乙醇溶液为黏合剂，硬脂酸镁为润滑剂。

（6）茶碱微孔膜缓释小片

【处方】

片芯：茶碱 15g（10% 乙醇 2.95mL）；5%CMC 浆液

适量；硬脂酸镁 0.1g。

包衣液 1：乙基纤维素 0.6g；聚山梨酯 20 0.3g。

包衣液 2：Eudragit RL100 0.3g；Eudragit RS100 0.6g。

【注解】处方中，茶碱为主药，CMC 浆液为黏合剂，硬脂酸镁为润滑剂，乙基纤维素为其中一种包衣材料，聚山梨酯 20 为致孔剂，Eudragit RL100 和 Eudragit RS100 共同构成处方中另一种包衣材料。

（7）吲哚美辛肠溶片

【处方】

片芯：吲哚美辛 250g；糊精 50g；淀粉 200g；糖粉 170g；硬脂酸镁 7g；十二烷基硫酸钠 3.6g；乳糖 100g；聚维酮 K30 4g；乙醇溶液适量。

包衣材料：丙烯酸Ⅱ号树脂。制成 1000 片。

【注解】处方中，吲哚美辛为主药，糊精、淀粉、糖粉和乳糖为稀释剂，硬脂酸镁为润滑剂，十二烷基硫酸钠为崩解剂，聚维酮 K30 为黏合剂。

本处方将原、辅料粉碎，以乙醇溶液为润湿剂，通过普通湿法制粒压片制得片芯。以乙醇作溶剂，进行丙烯酸Ⅱ号树脂直接包衣，得吲哚美辛肠溶片。

五、胶囊剂

考点1★★★ 胶囊剂的定义及特点

（1）胶囊剂的定义：胶囊剂（capsules）指原料药物与适宜辅料充填于空心胶囊或密封于软质囊材中的固体制剂。胶囊剂主要供口服用。

（2）胶囊剂的优点

①掩盖药物的不良嗅味，提高药物稳定性。

②起效快，生物利用度高。

③帮助液态药物固体剂型化。

④药物缓释、控释和定位释放。

（3）胶囊剂的局限性

①胶囊壳多以明胶为原料制备，受温度和湿度影响较大。

②生产成本相对较高。

③婴幼儿和老人等特殊群体，口服此剂型的制剂有一定困难。

④胶囊剂型对内容物具有一定的要求，一些药物不适宜制备成胶囊剂，如会导致囊壁溶化的水溶液或稀乙醇溶液药物，会导致囊壁软化的风化性药物，会导致囊壁脆裂的强吸湿性的药物，会导致明胶变性的醛类药物，会导致囊材软化或溶解的含有挥发性、小分子有机物的液体药物，会导致囊壁变软的O/W型乳剂药物。

考点2★★★　胶囊剂的分类

分类	定义
硬胶囊	将药物或加适宜辅料制成粉末、颗粒、小片、小丸等填装于空心硬胶囊中而制成
软胶囊	将一定量的液体药物直接包封，或将固体药物溶解或分散在适宜的辅料中制备成溶液、混悬液、乳状液，密封于软质胶囊中
肠溶胶囊	使用适宜的肠溶材料制备而得的硬胶囊或软胶囊，或经肠溶材料包衣的颗粒或小丸充填于胶囊而制成的胶囊剂
缓释胶囊	在规定的释放介质中，缓慢非恒速释放药物的胶囊剂
控释胶囊	在规定的释放介质中，缓慢恒速释放药物的胶囊剂

考点 3 ★★　胶囊剂的质量要求

（1）胶囊剂应外观整洁，不得有黏结、变形、渗漏或囊壳破裂现象，且不能有异臭。

（2）中药硬胶囊应做水分检查。除另有规定外，中药硬胶囊水分含量不得过 9.0%。硬胶囊内容物为液体或半固体者不检查水分。

（3）胶囊剂需要进行装量差异的检查。凡规定检查含量均匀度的胶囊剂，一般不再进行装量差异的检查。

胶囊剂的平均装量（g）	装量差异限度（%）
＜ 0.30	±10
≥ 0.30	±7.5

（4）胶囊剂需要进行崩解时限的检查。凡规定检查溶出度或释放度的胶囊剂，不再进行崩解时限的检查。

胶囊剂	崩解时限
硬胶囊	30 分钟
软胶囊	60 分钟
肠溶胶囊	盐酸溶液中 2 小时内不应有裂缝、崩解或软化现象，pH6.8 的磷酸盐缓冲液中 1 小时内全部崩解
结肠肠溶胶囊	盐酸溶液中 2 小时内不应有裂缝、崩解或软化现象，pH6.8 的磷酸盐缓冲液中 3 小时内不应有裂缝、崩解或软化现象，pH7.4 的磷酸盐缓冲液中 1 小时内全部崩解

考点 4 ★　胶囊剂的包装与贮存

（1）胶囊剂的包装通常采用密封性能良好的玻璃瓶、透湿系数较小的塑料瓶、泡罩式和窄条式包装。

（2）除另有规定外，胶囊剂应密封贮存，其存放环境温度不高于 30℃，湿度应适宜，防止受潮、发霉、变质。

考点 5 ★　胶囊剂的临床应用与注意事项

（1）胶囊剂服用方便，疗效确切，适用于大多数患者。服用时的最佳姿势为站着服用、低头咽，且须整粒吞服，所用的水一般是温度不能超过 40℃的温开水，水量在 100mL 左右较为适宜。

（2）干吞胶囊剂易导致胶囊的明胶吸水后附着在食管上，造成局部药物浓度过高危害食管，造成黏膜损伤甚至溃疡。

（3）胶囊剂须整粒吞服，避免被掩盖的异味散发，确保服用剂量准确，尤其是缓释、控释胶囊剂。

考点 6 ★★★　胶囊剂的举例

（1）克拉霉素胶囊

【处方】克拉霉素 250g；淀粉 32g；低取代羟丙基纤维素（L-HPC）6g；微粉硅胶 4.5g；硬脂酸镁 1.5g；淀粉浆（10%）适量。制成 1000 粒。

【注解】处方中，克拉霉素为主药；淀粉为稀释剂；L-HPC 为崩解剂；微粉硅胶、硬脂酸镁为润滑剂；淀粉浆为主药黏合剂。

（2）硝苯地平软胶囊

【处方】

内容物：硝苯地平 5g；PEG400 220g。

囊材：明胶 100 份、甘油 55 份、水 120 份比例混合，制成 1000 丸。

【注解】处方中，硝苯地平为主药；PEG400 为分散介质；明胶为囊材；甘油为增塑剂，兼有保湿作用。

硝苯地平胶丸制备采用压制法，生产中应避光；因为主药不溶于植物油，采用 PEG400 作为分散介质；由于 PEG400 易吸湿，使胶丸壁硬化，在囊材中加入甘油（增塑剂兼有保湿作用），使囊壁干燥后仍保留水分约 5%。

（3）奥美拉唑肠溶胶囊

【处方】

丸芯（每 1000 粒胶囊用量）：奥美拉唑 20g；甘露醇 49g；十二烷基硫酸钠 3.2g；交联聚维酮 3g；磷酸氢二钠 4.8g；微晶纤维素（28 ~ 32 目空白丸核）60g；1.5% 羟丙基甲基纤维素水溶液适量。

隔离包衣液（每 500g 含药丸芯用量）：滑石粉 35g；1.25% 羟丙基甲基纤维素水溶液 312mL。

包衣液（每 500g 包隔离衣微丸用量）：Eudragit L30D-55 水分散体 500g；滑石粉 75g；水 250mL。

【注解】奥美拉唑在酸性和中性介质中非常不稳定。因此将奥美拉唑制备成肠溶制剂可避免药物口服后被胃酸破坏而失效。

在处方中选取的包衣材料为 Eudragit L30 D-55，包衣液的 pH 在 4 左右，因此选用含滑石粉的羟丙基甲基纤维素混悬液作为隔离材料进行包衣。

丸芯处方中甘露醇为稀释剂；十二烷基硫酸钠为表面活性剂；磷酸氢二钠为 pH 调节剂；交联聚维酮为崩解剂；羟丙甲纤维素为黏合剂。

隔离包衣液中滑石粉作为包隔离衣用辅料及包肠溶衣时的抗黏剂。

（4）氧氟沙星缓释胶囊

【处方】

丸芯（每 1000 粒胶囊用量）：氧氟沙星（120 目）

200g；微晶纤维素（40～60目空白丸核）45g；乳糖（120目）30g；枸橼酸（120目）15g。

包衣液（每1000粒胶囊用量）：Eudragit NE30D 5g；Eudragit L30D-55 40g；滑石粉 2g；PEG6000 2.7g；十二烷基硫酸钠 0.02g；水 100mL。

【注解】丸芯中氧氟沙星为主药；枸橼酸为pH缓冲剂和渗透压调节剂；微晶纤维素和乳糖为稀释剂。

包衣液处方中PEG6000为增塑剂，其用量不能过高，否则有致孔剂的作用，可加速药物释放；滑石粉为抗黏剂；Eudragit NE30D和Eudragit L 30D-55为主要缓释包衣材；水为溶剂；十二烷基硫酸钠为稳定剂。

六、口服滴丸剂

考点1★★　滴丸剂的定义及特点

（1）滴丸剂的定义：滴丸剂（guttatepills）系指固体或液体药物与适宜的基质加热熔融混匀，再滴入不相混溶、互不作用的冷凝介质中制成的球形或类球形制剂，主要供口服用。

（2）滴丸剂的特点

①设备简单，操作方便，工艺周期短，生产率高。

②工艺条件易于控制，质量稳定，剂量准确，受热时间短，易氧化及具挥发性的药物溶于基质后，可增加其稳定性。

③基质容纳液态药物量大，故可使液态药物固化。

④用固体分散技术制备的滴丸可吸收迅速、生物利用度高。

⑤开发了耳、眼科用药新剂型。

考点2 ★　口服滴丸剂的分类

①速释高效滴丸；②缓释、控释滴丸；③溶液滴丸；④硬胶囊滴丸；⑤包衣滴丸；⑥脂质体滴丸；⑦肠溶衣滴丸；⑧干压包衣滴丸。

考点3 ★★　口服滴丸剂的基质和冷凝液

（1）水溶性基质：常用的有聚乙二醇类（PEG6000、PEG4000等）、硬脂酸钠、甘油明胶、泊洛沙姆、聚氧乙烯单硬脂酸酯（S-40）等。

油性冷凝液：液状石蜡、二甲硅油等，适用于水溶性基质的滴丸。

（2）非水溶性基质：硬脂酸、单硬脂酸甘油酯、虫蜡、蜂蜡、氢化植物油、十八醇（硬脂醇）、十六醇（鲸蜡醇）等。

水性冷凝液：水、不同浓度的乙醇等，适用于非水溶性基质的滴丸。

考点4 ★　口服滴丸剂的质量要求、包装与贮存

（1）质量要求：滴丸剂确保大小均匀，色泽一致。一般还应进行丸重差异、圆整度和溶散时限的检查。小剂量滴丸剂还应进行含量均匀度的检查。

（2）包装与贮存：滴丸剂一般用玻璃瓶、瓷瓶或塑料瓶包装。除另有规定外，丸剂应密封贮存，防止受潮、发霉、虫蛀、变质。

考点5 ★★　口服滴丸剂的举例

（1）联苯双酯滴丸

【处方】联苯双酯15g；PEG6000 120g；吐温80 5g；

液状石蜡适量。制成 10000 粒。

【注解】处方中，联苯双酯为主药；PEG6000 为基质；吐温 80 为表面活性剂；液状石蜡为冷凝液；加入吐温 80 与 PEG6000 的目的是与难溶性药物联苯双酯形成固体分散体，从而增加药物溶出度，提高生物利用度。

（2）元胡止痛滴丸

【处方】醋延胡索 86.6g；白芷 43.4g；PEG6000 适量；二甲基硅油适量。

【注解】处方中，醋延胡索和白芷为主药；PEG6000 为基质；二甲基硅油作为冷凝剂。

（3）复方丹参滴丸

【处方】丹参 450g；三七 141g；冰片 8g；PEG6000 适量；液状石蜡适量。

【注解】处方中，丹参、三七、冰片为主药；PEG6000 为基质；液状石蜡为冷凝剂。

（4）妇痛宁滴丸

【处方】当归油 100g；聚乙二醇 6000 850g；硬脂酸 50g；二甲基硅油适量。

【注解】处方中，当归油为主药；聚乙二醇和硬脂酸为基质；二甲基硅油为冷凝剂。

本品包肠溶衣，可减少当归油对胃的刺激。成膜材料选择丙烯酸树脂 L100，溶剂为 90% 乙醇。

考点 6 ★★　口服滴丸剂的临床应用与注意事项

滴丸剂舌下含服的较多，一般含服 5 ～ 15 分钟就能起效。部分滴丸剂加入了调释剂，可明显延长药物的半衰期，达到长效的目的，可供口服。滴丸技术适用于含液体药物及主药体积小或有刺激性药物的临床应用。

常见的口服滴丸剂因药物性质不同，注意事项也不同。例如，清开灵滴丸，风寒感冒者不适用，高血压、心脏病患者慎服；穿心莲内酯滴丸，脾胃虚寒大便溏者慎用；麝香通心滴丸，含有毒性药材蟾酥，须按说明书规定剂量服用。

七、口服膜剂

考点1★★　口服膜剂的定义与特点

（1）口服膜剂的定义：膜剂（films）系指药物溶解或均匀分散于成膜材料中加工成的薄膜制剂。口服膜剂则是供口服给药的膜剂品种，主要经胃肠道吸收。

（2）口服膜剂的优点：膜剂的生产工艺简单，成膜材料用量较小，药物吸收快，体积小，质量轻，应用、携带及运输方便。

根据需要还可以制备不同释药速度的膜剂，有速释膜剂和缓释、恒释膜剂之分。

（3）口服膜剂的缺点：载药量小，只适合于小剂量的药物，膜剂的重量差异不易控制，收率不高。

考点2★★　口服膜剂的质量要求、包装与贮存

（1）口服膜剂的质量要求

①成膜材料及其辅料应无毒、无刺激性、性质稳定、与药物不起作用。常用的成膜材料有聚乙烯醇、丙烯酸树脂类、纤维素类及其他天然高分子材料。

②若为水溶性药物，应与成膜材料制成具一定黏度的溶液；若为不溶性药物，应粉碎成极细粉，并与成膜材料等混合均匀。

③膜剂外观应完整光洁，厚度一致，色泽均匀，无明

显气泡，主药含量符合规定。多剂量的膜剂，分格压痕应均匀清晰，并能按压痕撕开。

（2）口服膜剂的包装与贮存：膜剂所用包装材料应无毒性，易于防止污染，方便使用，并不能与药物或成膜材料发生理化作用。

生产时，用聚乙烯薄膜、涂塑铝箔或金属箔等材料封装膜剂。

除另有规定外，膜剂应密封贮存，防止受潮、发霉、变质。

考点 3 ★　口服膜剂的临床使用与注意事项

膜剂经口服后通过胃肠道吸收，起全身作用。药物分散在可溶性或水不溶性成膜材料中所形成的单层膜剂，临床应用较多。多层膜剂可解决药物之间配伍禁忌问题，也可制备成缓释和控释膜剂。夹心膜剂通过不同材料的膜来控制药物释放速度，属于控释膜剂。但膜剂载药量小，不适用于药物剂量较大的制剂。

常见的口服膜剂因药物性质不同，注意事项也不同。例如，地西泮膜剂，严重慢性阻塞性肺疾病和急性或隐性闭角型青光眼患者不适宜。

考点 4 ★★　口服膜剂的举例

地西泮膜剂

【处方】

内层含主药的药膜（500 张膜剂用量）：地西泮微粉1g；PVA（17-88）3.9g；水 15mL。

外层避光包衣膜：PVA（17-88）4.5g；甘油 0.1g；二氧化钛 0.1g；糖精 0.005g；食用蓝色素 0.005g；液状石蜡

0.005g；水 12mL。

【注解】处方中，地西泮为主药，内层是含主药的药膜，内层中 PVA 为成膜材，水为溶剂；上下两层为避光包衣膜，其中 PVA 为成膜材料，甘油为增塑剂，二氧化钛和食用蓝色素为着色剂，糖精为矫味剂，液状石蜡为脱膜剂，水为溶剂。

第二节　口服液体制剂

一、概述

考点1★　口服液体制剂的定义

（1）液体制剂（liquid preparations）系指药物分散在适宜的分散介质中制成的液体形态的制剂。

（2）口服液体制剂则是液体制剂中供内服用的品种，经胃肠道给药、吸收发挥全身治疗作用，如糖浆剂、乳剂、混悬液等。

（3）一般药物在分散介质中的分散度愈大体内吸收愈快，呈现的疗效也愈高。

（4）为改善药物的分散状态、提高产品的稳定性、掩盖其不良嗅味等，液体制剂中常加入增溶剂、助悬剂、防腐剂等附加剂。

考点2★★　液体制剂的特点

优点	缺点
①药物的分散度大，吸收快，能较迅速发挥药效	①药物化学稳定性问题

续表

优点	缺点
②给药途径广泛，可以内服，也可以外用；液体制剂能够深入腔道，适于腔道用药	②体积较大，携带、运输、贮存不够方便
③易于分剂量，服用方便，适用于儿童与老年患者	③非均相液体制剂的物理稳定性问题
④能减少某些固体药物如溴化物、碘化物等，由于局部浓度过高而引起的胃肠道的刺激作用	④水性液体药剂易霉变，常需加入防腐剂；非水溶剂具有一定药理作用，成本高

考点 3 ★★ 液体制剂的分类

分散系统分类

类型		分散相大小（nm）	特征
低分子溶液剂		< 1	真溶液；无界面，热力学稳定体系；扩散快，能透过滤纸和某些半透膜
胶体	高分子溶液剂	1 ~ 100	真溶液；热力学稳定体系；扩散慢，能透过滤纸，不能透过半透膜
	溶胶剂		有界面，热力学不稳定体系；扩散慢，能透过滤纸而不能透过半透膜
混悬剂		> 500	固体微粒分散形成多相体系，动力学和热力学均不稳定体系；有界面，显微镜下可见；为非均相系统

续表

类型	分散相大小（nm）	特征
乳剂	> 100	液体微粒分散形成多相体系，动力学和热力学均不稳定体系；有界面，显微镜下可见；为非均相系统

考点 4 ★★　口服液体制剂的质量要求

（1）均相液体制剂应是澄明溶液；非均相液体制剂的药物粒子应分散均匀。

（2）应外观良好，口感适宜。

（3）制剂应稳定、无刺激性，不得有发霉、酸败、变色、异物、产生气体或其他变质现象。

（4）包装容器适宜，方便患者携带和使用。

（5）根据需要可加入适宜的附加剂，如抑菌剂、分散剂、助悬剂、增稠剂、助溶剂、润湿剂、缓冲剂、乳化剂、稳定剂、矫味剂以及色素等，其品种与用量应符合国家标准的有关规定。在制剂确定处方时，该处方的抑菌效力应符合抑菌效力检查法（通则 1121）的规定。

考点 5 ★★　口服液体制剂的包装与贮存

（1）口服液体制剂的包装

①用于液体制剂的包装材料主要有：容器（如玻璃瓶、塑料瓶等）、瓶塞（如软木塞、塑料塞、橡胶塞等）、瓶盖（如金属盖、塑料盖、赛璐珞瓶帽等）、硬纸盒、塑料盒、纸箱、木箱、标签、说明书等。

②口服液体制剂、乳剂、含醇制剂及含芳香挥发性成

分制剂等，常采用琥珀色玻璃瓶包装；洗剂、滴眼剂等，较多使用塑料容器包装。

③医院液体制剂，习惯上内服液体制剂标签为白底蓝字或黑字，外用液体制剂标签为白底红字或黄字。

（2）口服液体制剂的贮存

①液体制剂在贮存中，应注意控制贮存室的温度、光线及卫生条件等。

②液体制剂一般应密闭贮存于洁净、阴凉干燥的地方；一些量小、对热敏感的液体制剂，可置于冰箱冷藏；对光敏感者，则应避光贮存。

③液体制剂的贮存期，可根据各种制剂项下的规定实施。

④医院液体制剂应尽量临时配制或减少生产批量，以缩短存放时间而有利于保证液体制剂的质量。

二、口服液体制剂的溶剂和附加剂

考点 1 ★★ 口服液体制剂的溶剂

类别	溶剂示例
极性溶剂	水、甘油、二甲基亚砜（DMSO）
半极性溶剂	乙醇、丙二醇、聚乙二醇（PEG）
非极性溶剂	脂肪油、液状石蜡、油酸乙酯、乙酸乙酯

考点 2 ★★ 口服液体制剂的附加剂

（1）液体制剂常用的增溶物质

类别	加入的第三种物质	常用品种	机制
增溶剂	表面活性剂（HLB=15～18）	聚山梨酯类、聚氧乙烯脂肪酸酯类	胶束增溶
助溶剂	有机酸及其盐，酰胺或胺类化合物	苯甲酸、碘化钾、乙二胺、聚维酮	形成可溶性的络合物或复合物
潜溶剂	混合溶剂	乙醇、丙二醇、甘油、聚乙二醇	降低溶剂的极性

（2）液体制剂的防腐剂

防腐剂	特点
苯甲酸、苯甲酸钠	最适 pH 值为 4；一般用量为 0.25%～0.4%
对羟基苯甲酸酯类（尼泊金类）	在酸性溶液中作用较强；抑菌作用随烷基碳数增加而增加；与苯甲酸（0.25%：0.05%～0.1%）联用对防治霉变效果最佳
山梨酸、山梨酸钾	常用浓度为 0.15%～0.25%；本品起防腐作用的是未解离的分子，在 pH 值为 4 的酸性水溶液中效果较好
苯扎溴铵（新洁尔灭）	在酸性和碱性溶液中稳定，耐热压；作防腐剂常用浓度为 0.02%～0.2%，多外用
其他	乙醇、甲酸、苯甲醇、甘油、三氯甲烷、桉油、桂皮油、薄荷油等

（3）液体制剂的矫味剂与着色剂

种类			特点
矫味剂	甜味剂	天然甜味剂	蔗糖、单糖浆、橙皮糖浆等，不但能矫味，也能矫臭；山梨醇、甘露醇等也可作甜味剂
		合成甜味剂	糖精钠；阿司帕坦
	芳香剂		香料与香精称为芳香剂；香料分天然香料和人造香料两大类
	胶浆剂		胶浆剂具有黏稠缓和的性质，可以干扰味蕾的味觉而能矫味，如阿拉伯胶、羧甲基纤维素钠、琼脂、明胶、甲基纤维素等的胶浆
	泡腾剂		将有机酸与碳酸氢钠一起，遇水后由于产生大量二氧化碳，能麻痹味蕾，起矫味作用
着色剂	天然色素	植物性色素	红色的苏木、甜菜红等；黄色的姜黄；蓝色的松叶兰；绿色的叶绿酸铜钠盐
		矿物性色素	氧化铁（棕红色）
	合成色素		合成色素有苋菜红、柠檬黄、胭脂红和日落黄等

三、表面活性剂

考点1★★ 表面活性剂的概念

（1）双亲性分子结构
（2）亲水的极性基团：羧酸及其盐、磺酸及其盐、氨基及其盐、羟基、酰胺基。

（3）亲油的非极性烃链：8 ～ 20 个碳原子的烃链。

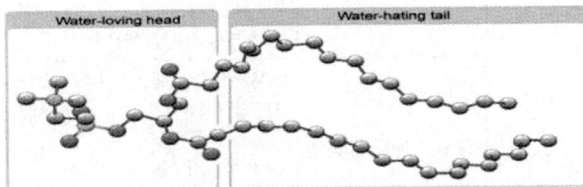

考点 2 ★★★　表面活性剂的分类

阴离子型	高级脂肪酸盐（肥皂类）	如硬脂酸钠、硬脂酸钙等
	硫酸化物	硫酸化油和高级脂肪醇硫酸酯类，如十二烷基硫酸钠（SLS、SDS）等
	磺酸化物	脂肪族磺酸化物、烷基芳磺酸化物和烷基磺酸化物，如十二烷基苯磺酸钠等
阳离子型	常用的有苯扎氯铵（洁尔灭）和苯扎溴铵（新洁尔灭）等	
两性离子型	分子结构中具有正、负离子基团，在不同 pH 值介质中可表现出阳离子或阴离子表面活性剂的性质，如卵磷脂等，可用于静脉乳剂	

续表

非离子型	脂肪酸山梨坦类（司盘）	HLB 值从 1.8～8.6，常用的 W/O 型乳化剂；在 O/W 型乳剂中与吐温配合使用
	聚山梨酯（吐温）	O/W 型乳化剂，常用的增溶剂、乳化剂、分散剂和润湿剂
	聚氧乙烯脂肪酸酯（卖泽）	O/W 型乳化剂
	聚氧乙烯脂肪醇醚（苄泽）	常用作增溶剂及 O/W 型乳化剂
	聚氧乙烯-聚氧丙烯共聚物（泊洛沙姆、普郎尼克）	普郎尼克 F68 作为一种 O/W 型乳化剂可用于静脉乳剂

考点 3 ★★★　表面活性剂的毒性

表面活性剂的毒性顺序为：①阳离子型表面活性剂＞阴离子型表面活性剂＞非离子型表面活性剂；②表面活性剂用于静脉给药的毒性＞口服给药的毒性；③阳离子型表面活性剂和阴离子型表面活性剂不仅毒性大，且具有较强的溶血作用，非离子型表面活性剂的溶血作用较轻微；④聚氧乙烯烷基醚＞聚氧乙烯芳基醚＞聚氧乙烯脂肪酸酯＞吐温类；⑤吐温 20＞吐温 60＞吐温 40＞吐温 80。

考点 4 ★★★　表面活性剂的应用

①乳化剂（HLB3～8，W/O；HLB8～16，O/W）；②增溶剂（HLB15～18）；③润湿剂（HLB7～9）；④起泡剂（一般 HLB 较大）；⑤消泡剂（HLB1～3）；⑥去污剂（HLB13～16）；⑦消毒和杀菌剂。

四、低分子溶液剂

考点1★ 定义

低分子溶液剂，系指小分子药物以分子或离子状态分散在溶剂中形成的均匀的可供内服或外用的液体制剂，包括溶液剂、芳香水剂、醑剂、酊剂、糖浆剂等。

考点2★★★ 溶液剂

（1）溶液剂（solutions）系指药物溶解于溶剂中形成的澄明液体制剂。

（2）溶液剂的溶质一般为不挥发性的化学药物，溶剂多为水，也可用不同浓度乙醇或油为溶剂。根据需要可加入增溶剂、助溶剂、防腐剂、抗氧剂、缓冲剂、矫味剂及着色剂等附加剂。

（3）要求与规定：①应澄清，具有原药的气味，不得有霉败、异臭、变色、浑浊及沉淀等；②应符合药品卫生标准的有关规定；⑤应密闭，置阴凉处保存。

（4）溶液剂举例

1）对乙酰氨基酚口服液

【处方】对乙酰氨基酚30g；聚乙二醇400 70mL；L-半胱氨酸盐酸盐0.3g；糖浆200mL；甜蜜素1g；香精1mL；8%羟苯丙酯：羟苯乙酯（1:1）；乙醇溶液4mL；纯水加至1000mL。

【注解】在处方中，对乙酰氨基酚为主药，糖浆、甜蜜素、香精为矫味剂，羟苯丙酯和羟苯乙酯为防腐剂，聚乙二醇400为潜溶剂，L-半胱氨酸盐酸盐为稳定剂（抗氧剂），水为溶剂。对乙酰氨基酚在pH5～7的溶液中稳定，故制备其口服液时需加入适量的枸橼酸（pH调节剂，兼络合剂），调节溶液的 pH 为 5.5 左右，同时可使口服液口感更好，易于儿童服用。配制时应适当加热，但温度不得超过 55℃，温度过高，对乙酰氨基酚易分解。

2）地高辛口服液

【处方】地高辛 0.2g；β 环糊精 100g；羟苯乙酯 10g；蒸馏水适量。

【注解】处方中，地高辛为主药，羟苯乙酯为防腐剂，蒸馏水为溶剂，β 环糊精为包合材料。地高辛是不溶于水的强心苷类药物，不能用水作溶剂直接制成口服液。β 环糊精可通过包合作用提高地高辛的溶解度。

考点 3 ★★ 芳香水剂

（1）芳香水剂系指芳香挥发性药物（多为挥发油）的饱和或近饱和水溶液，亦可用水与乙醇的混合溶剂制成浓芳香水剂。

（2）芳香性植物药材经水蒸气蒸馏法制得的内服澄明液体制剂称为露剂。

（3）要求与规定：①应为澄明水溶液，必须具有与原有药物相同的气味，不得有异臭、沉淀和杂质。②一般浓度很低，可作矫味、矫臭和分散剂使用。③芳香水剂大多易分解、变质甚至霉变，不宜大量配制和久贮。

（4）芳香水剂举例

1）薄荷水

【处方】薄荷油 2mL；滑石粉 15g，蒸馏水加至 1000mL。

【注解】①薄荷油在水中溶解度为 0.05%。②滑石粉作为薄荷油的分散剂与薄荷油共研使其被吸附在滑石粉颗粒周围，加水振摇时，易使挥发油均匀分布于水中以增加溶解速度。同时，滑石粉还具有吸附作用，过量的挥发油过滤时因吸附在滑石粉表面而被滤除，起到助滤作用，所以滑石粉不宜过细。

2）金银花露

【处方】金银花 250g；蒸馏水适量，全量 1000mL。

【注解】处方中，金银花为主药，水为溶剂。金银花洗净润湿，加水适量，水蒸气蒸馏法收集馏液 1000mL 即得。

考点 4 ★ 醑剂

（1）醑剂系指挥发性药物的浓乙醇溶液。挥发性药物多数为挥发油。凡用以制备芳香水剂的药物一般都可以制成醑剂。

（2）要求与规定：①醑剂中药物浓度一般为 5%～20%，乙醇的浓度一般为 60%～90%。当醑剂与水性制剂混合或制备过程中与水接触时，会因乙醇浓度降低而发生浑浊。②由于醑剂中的挥发油易氧化、酯化或聚合，久贮会变色，甚至出现黏性树脂物沉淀，故应贮于密闭容器中，且不易久贮。

（3）醑剂举例

薄荷醑

【处方】薄荷油 100mL；90% 乙醇适量，全量 1000mL。

【注解】在处方中，薄荷油为主药，乙醇为溶剂。

考点 5 ★ 酊剂

（1）酊剂系指药物用规定浓度的乙醇浸出或溶解而成的液体制剂，也可用流浸膏稀释制得。酊剂中的药物浓度除另有规定外，含剧毒药品的酊剂，每 100mL 相当于原药物 10g，其他酊剂每 100mL 相当于原药物 20g。

（2）要求与规定：①不同浓度的乙醇对药材中各成分的溶解性不同，制备时应根据有效成分的溶解性选择适宜浓度的乙醇，以减少杂质含量，酊剂中乙醇的最低含量为30%（V/V）。②酊剂久贮会发生沉淀，可过滤除去，再测定乙醇含量、有效成分含量并调整至规定标准，仍可使用。

（3）酊剂举例

1）颠茄酊

【处方】颠茄草粗粉1000g；85%乙醇适量；水适量。

【注解】处方中，颠茄草粗粉为主药，主要有效成分为莨菪碱，85%乙醇为溶剂。

2）橙皮酊

【处方】橙皮粗粉100g；60%乙醇适量，全量1000mL。

【注解】处方中，橙皮粗粉为主药，乙醇为溶剂。

考点6 ★　酏剂

（1）酏剂系指药物溶解于稀醇中，形成澄明香甜的口服溶液剂。酏剂中含有芳香剂（香精、挥发油等）、甜味剂（单糖浆或甘油）和乙醇。酏剂中的乙醇含量以能使药物溶解即可，一般在5%～40%（V/V）。

（2）要求与规定：酏剂中含的药物一般具有强烈的药性和不良的味道；酏剂稳定，味道适口，本身具有一定防腐性，但成本较高，在国外使用较普遍。

（3）酏剂举例

地高辛酏剂

【处方】地高辛50mg；乙醇100mL；单糖浆200mL；磷酸氢二钠1.25g；磷酸二氢钠0.4g；对羟基苯甲酸乙酯醇溶液5mL；蒸馏水加至1000mL。

【注解】处方中，地高辛为主药，乙醇和水为溶剂，对羟基苯甲酸乙酯醇为防腐剂，单糖浆为矫味剂，磷酸二氢钠和磷酸氢二钠组成缓冲系统，作为 pH 调节剂。

考点 7 ★★ 糖浆剂

（1）糖浆剂系指含有药物的浓蔗糖水溶液，供口服使用。糖浆剂中的药物可以是化学药物也可以是药材的提取物。

（2）要求与规定：①含蔗糖量应不低于 45%（g/mL）。②将药物用新煮沸过的水溶解；如直接加入需煮沸。③根据需要可加入适宜的附加剂，如防腐剂等；必要时亦可加入适量的乙醇、甘油或其他多元醇作稳定剂。④糖浆剂应澄清，不得有发霉、酸败、产生气体或其他变质现象。药材提取物糖浆剂，允许有少量摇之易散的沉淀。⑤一般应检查相对密度、pH 等。⑥除另有规定外，糖浆剂应密封，置阴凉干燥处贮存。

（3）服用糖浆剂时应注意：①不宜饭前、睡前服用。②不宜口对瓶直接服用。③止咳糖浆剂服用后不宜立即饮水。④有禁忌者忌服，如糖尿病患者、化脓性感染患者。

（4）糖浆剂举例

1）复方磷酸可待因糖浆

【处方】磷酸可待因 2g；盐酸异丙嗪 1.25g；pH 调节剂 24g；维生素 C0.125g；焦亚硫酸钠 1g；防腐剂 2.5g；蔗糖 650g；乙醇 70mL；水加至 1000mL。

【注解】处方中，磷酸可待因和盐酸异丙嗪为主药，维生素 C 和焦亚硫酸钠为抗氧化剂，蔗糖为矫味剂，乙醇（潜溶剂）和水为溶剂。

2）硫酸亚铁糖浆

【处方】硫酸亚铁 40g；枸橼酸 2.1g；薄荷醑 2mL；蔗糖 825g；水加至 1000mL。

【注解】处方中，硫酸亚铁为主药，蔗糖和薄荷醑为矫味剂，枸橼酸为抗氧化剂，水为溶剂。

五、高分子溶液剂

考点1★★　定义

（1）高分子溶液剂系指高分子药物（胃蛋白酶、羧甲基纤维素钠等）以单分子形式分散于分散介质中形成的均相体，属于热力学稳定系统。

（2）高分子溶液剂以水为溶剂，则称为亲水性高分子溶液剂，或称胶浆剂；以非水溶剂制备的高分子溶液剂，称为非水性高分子溶液剂。

考点2★★★　高分子溶液剂的特点

荷电性	高分子化合物因解离或吸附溶液中的离子而带电
渗透压	有较高的渗透压，渗透压的高低与浓度有关
黏度	黏度与分子量有关，分子量高，黏度高
聚结特性	高分子化合物含有大量亲水基团，与水形成牢固的水化膜，可防止高分子之间相互凝聚、沉降；如果破坏了水化膜（加入脱水剂），则凝结析出沉淀
胶凝性	在温热的状态下呈黏稠流动的液体，当温度降低时则形成网状结构，成为不流动的半固体凝胶
陈化现象	在放置过程中自发地聚集而沉淀。影响因素有光线、空气、盐类、pH、絮凝剂、射线等

考点3★　高分子溶液剂举例

胃蛋白酶合剂

【处方】胃蛋白酶2g；单糖浆10mL；5%羟苯乙酯

乙醇液 1mL；橙皮酊 2mL；稀盐酸 2mL；纯化水加至 100mL。

【注解】处方中，胃蛋白酶为主药，单糖浆、橙皮酊为矫味剂，5% 羟苯乙酯为防腐剂，稀盐酸为 pH 调节剂，纯化水为溶剂。本品一般不宜过滤，因为胃蛋白酶带正电荷，而润湿的滤纸或棉花带负电荷，过滤时易吸附胃蛋白酶。

六、溶胶剂

考点1★　定义

溶胶剂系指固体药物以多分子聚集体形式（1～100nm）分散在水中形成的非均匀液体分散体系，属热力学不稳定系统。

考点2★★　溶胶剂的特点

光学性质	丁铎尔（Tyndall）效应
电学性质	①具有双电层构造，双电层之间的电位差称为 ζ 电位 ② ζ 电位愈高，微粒间斥力愈大，溶胶也就愈稳定 ③带有相反电荷的溶胶相互混合，会发生沉淀
动力学性质	布朗运动，增加了动力学稳定性
聚结性质	双电层中离子的水化作用，使胶粒形成水化膜，增加了聚结稳定性

考点3★★★　溶胶剂的基本性质

（1）双电层结构：溶胶剂双电层之间的电位差称为

ζ 电位。ζ 电位愈大斥力愈大，胶粒愈不宜聚结，溶胶剂愈稳定。

（2）水化膜：胶粒的电荷愈多，扩散层就愈厚，水化膜也就愈厚，溶胶愈稳定。

（3）添加剂的影响：①电解质的作用：电解质加入使吸附层中电荷中和，水化膜变薄，胶粒易合并聚集。②高分子化合物对溶胶的保护作用：保护作用（在溶胶中加入高分子溶液到一定浓度时，能显著地提高溶胶的稳定性，不易聚集，形成保护胶体）；敏化作用（在溶胶中加入高分子化合物的量太少时，则反而降低了溶胶的稳定性，引起聚集）。③溶胶的相互作用：胶粒带有相反电荷的溶胶互相混合，也会发生沉淀。

考点 4 ★★　溶胶剂举例

（1）氢氧化铝凝胶

【处方】明矾 4000g；碳酸钠 1800g；蒸馏水适量；薄荷油适量；苯甲酸钠适量；糖精钠适量。

【注解】处方中，明矾与碳酸钠在热水中反应生成的氢氧化铝为主药，苯甲酸钠为防腐剂，薄荷油、糖精钠为矫味剂。若在制剂中加入 0.5% 山梨醇（保湿剂），可防止贮藏期间发生增厚或硬化现象。

（2）纳米银溶胶

【处方】1×10^{-3}mol/L AgNO$_3$ 溶液 500mL；1% 柠檬酸钠溶液 13mL。

【注解】AgNO$_3$ 为主药，柠檬酸钠为还原剂，还原剂量的多少直接影响生成纳米银的量。以纳米银溶胶为抗菌剂制得纳米银抗菌内墙涂料。本例为非口服品种。

七、口服混悬剂

考点1★★ 概述

（1）混悬剂系指难溶性固体药物以微粒状态分散于分散介质中形成的非均相的液体制剂。

（2）干混悬剂，即难溶性固体药物与适宜辅料制成的粉状物或颗粒状物，使用时加水振摇即可分散成混悬液。

（3）混悬剂中药物微粒一般在 $0.5 \sim 10\mu m$，属于热力学、动力学均不稳定体系，所用分散介质大多为水，也可用植物油等分散介质。

考点2★★★ 混悬剂的特点

（1）混悬剂中的药物以固体微粒的形式存在，可以提高药物的稳定性。

（2）混悬剂属于粗分散体，可以掩盖药物的不良气味。

（3）混悬剂中难溶性药物的溶出速度低，具有长效作用。

考点3★★ 混悬剂的质量要求

沉降容积比	是指沉降物的容积与沉降前混悬剂的容积之比（$F=H/H_0$）；F 值在 $1 \sim 0$，F 愈大，混悬剂愈稳定
重新分散性	贮存后再振摇，沉降物应重新均匀分散
微粒大小	混悬剂粒子大小，直接关系混悬剂的稳定性
絮凝度	是比较混悬剂絮凝程度的重要参数（$\beta=F/F_\infty$），β 愈大，絮凝效果愈好
流变学	用黏度计测定混悬液的流变曲线，根据流变曲线的形状确定混悬液的流动类型

考点 4 ★★★　口服混悬剂的稳定剂

润湿剂	指能增加疏水性药物微粒被水湿润的附加剂（HLB7～11）		如聚山梨酯类、聚氧乙烯脂肪醇醚类、磷脂类、泊洛沙姆等
助悬剂	指能增加分散介质的黏度以降低微粒的沉降速度或增加微粒亲水性的附加剂	低分子助悬剂	常用的有甘油、糖浆及山梨醇等
		天然的高分子助悬剂	如阿拉伯胶、西黄芪胶等（需防腐剂）
		合成或半合成高分子助悬剂	如 PVP、PVA、MC、HPMC、CMC-Na 等
絮凝剂反絮凝剂	使混悬剂产生絮凝作用的附加剂称为絮凝剂，产生反絮凝作用的附加剂称为反絮凝剂		如柠檬酸钠等（同一电解质用量不同，可以起絮凝或反絮凝作用）

考点 5 ★★　口服混悬剂的临床应用与注意事项

（1）混悬剂主要适用于难溶性药物制成液体制剂，属于粗分散体系，所用分散介质大多数为水，也可用植物油。

（2）使用前需要摇匀后才可使用，以便使药物的质量均匀，保证每次服用的有效药物相当。

（3）混悬剂应放在低温避光的环境中保存，避免其发生不可逆的变化。

考点 6 ★★★　口服混悬剂举例

（1）布洛芬口服混悬剂

【处方】布洛芬 20g；羟丙甲基纤维素 20g；山梨醇

250g；甘油 30mL；枸橼酸适量，蒸馏水加至 1000mL。

【注解】处方中，布洛芬为主药，甘油为润湿剂，羟丙甲基纤维素为助悬剂，山梨醇为甜味剂，枸橼酸为 pH 调节剂，蒸馏水为溶剂（分散介质）。

（2）复方磺胺甲噁唑混悬剂

【处方】磺胺甲噁唑 40g；枸橼酸钠 10g；琼脂 10g；甲氧苄啶 8g；单糖浆 500mL；羟苯乙酯 0.3g；蒸馏水加至 1000mL。

【注解】处方中，磺胺甲噁唑和甲氧苄啶为主药，琼脂和单糖浆为助悬剂，单糖浆兼有矫味剂的作用，枸橼酸钠为絮凝剂，羟苯乙酯为防腐剂，蒸馏水为溶剂（分散介质）。

八、口服乳剂

考点1★★ 定义

（1）乳剂（emulsions）系指两种互不相溶的液体混合，其中一种液体以细小的液滴均匀地分散在另一种液体中形成非均相液体分散体系。口服乳剂是指供内服用的乳剂品种。

（2）分散的液滴状液体称为分散相；包在外面的液体称为分散介质（分散媒）。

（3）乳化系指液体分散相分散于不相混溶介质中形成乳剂的过程。

考点2★★ 乳剂的组成

（1）油相（O）、水相（W）和乳化剂是构成乳剂的基本成分，三者缺一不可。

（2）为增加乳剂的稳定性，还可加入辅助乳化剂、防腐剂与抗氧剂等附加剂。

考点3★★★　乳剂的分类

按分散系统组成分	水包油（O/W）型	通常为乳白色，可掩盖不良嗅味
	油包水（W/O）型	接近油的颜色
	复乳	O/W/O 与 W/O/W 两类
按乳滴大小分	普通乳	粒径 1～100μm，乳白色不透明，热力学不稳定体系
	亚微乳	粒径 0.1～0.6μm，如静脉注射乳剂（0.25～0.4μm），热力学不稳定体系
	纳米乳	粒径在 10～100nm，透明或半透明体，热力学稳定体系（微乳）

考点4★★★　乳剂的特点

（1）优点

①乳剂中液滴的分散度很大，药物吸收快，药效发挥快，生物利用度高。

②O/W 型乳剂可掩盖药物的不良气味，并可以加入矫味剂。

③可减少药物的刺激性及毒副作用。

④可增加难溶性药物的溶解度，如纳米乳。

⑤可提高药物的稳定性，如对水敏感的药物。

⑥油性药物制成乳剂后，其分剂量准确，使用方便。

（2）缺点：大部分乳剂属热力学不稳定系统，在贮藏过程中易受影响，出现分层、破乳或酸败等现象。

考点 5 ★★★ 乳化剂

（1）定义：乳化剂（emulsifier）是指乳剂制备时，除油相与水相外，尚需要加入的能促使分散相乳化并保持稳定的物质。它是乳剂重要组成部分，在乳剂的形成、稳定及药效的发挥等方面均具有重要的作用。

（2）乳化剂应具备的作用

①有效地降低界面张力，使乳剂保持一定的分散度和稳定性。

②能增加乳剂的黏度，无刺激性，无毒副作用。

③在乳剂的制备过程中不必消耗更多的能量。

（3）乳化剂的种类

乳化剂种类	特点
高分子化合物	亲水性强，黏度大，多形成 O/W 型乳剂，如阿拉伯胶、西黄蓍胶、明胶、杏树胶、卵黄、果胶等
表面活性剂类	阴离子型乳化剂（十二烷基硫酸钠、皂类） 非离子型乳化剂（Span、Tween、泊洛沙姆）
固体粉末	用于制备 O/W 型乳剂的有：氢氧化铝/镁、二氧化硅、硅皂土等 用于制备 W/O 型乳剂的有：氢氧化钙/锌、硬脂酸镁等

考点 6 ★★★ 乳剂的稳定性

乳剂变化	现象	主要原因
分层（乳析）	在放置过程中出现分散相粒子上浮或下沉	分散相和分散介质之间存在密度差

续表

乳剂变化	现象	主要原因
絮凝	分散相的乳滴发生可逆的聚集；仍保持乳滴及其乳化膜的完整	电解质和离子型乳化剂的存在
合并与破裂	指乳滴周围的乳化膜破坏，分散相液滴合并成大液滴	①微生物污染；②温度变化；③乳化剂性质改变
转相	乳剂类型如由 O/W 型转变为 W/O 型或由 W/O 型转变为 O/W 型	乳化剂的性质改变而引起的；大于转相临界点
酸败	油、乳化剂发生变质	因外界因素及微生物污染；可加抗氧剂、防腐剂

考点7★★★　口服乳剂的质量要求

（1）口服乳剂一般要求乳剂分散相液滴大小均匀，粒径符合规定，外观乳白（普通乳、亚微乳）或半透明、透明（纳米乳），无分层现象。

（2）无异嗅味，内服口感适宜。

（3）有良好的流动性。

（4）具有一定的防腐能力，在贮存与使用中不易霉变。

考点8★　口服乳剂的临床使用与注意事项

（1）口服乳剂生物利用度较高。乳剂中的油脂可促进胆汁的分泌，油脂性药物可通过淋巴系统转运；乳剂中的乳化剂，可以改变胃肠道黏膜的性能，亦可促进药物的吸收。

（2）O/W 型乳剂中的油相有很大的表面积，能提高油相中药物在胃肠道中的分配速度，有利于药物的溶解吸收。

（3）乳剂在服用前需摇匀，不可仅服上清液，应保证每次服用的有效药物相当。

（4）乳剂应放在低温避光的环境中保存，避免其发生不可逆的变化。

考点 9 ★★★　口服乳剂举例

（1）鱼肝油乳

【处方】鱼肝油 500mL；阿拉伯胶细粉 125g；西黄蓍胶细粉 7g；糖精钠 0.1g；挥发杏仁油 1mL；羟苯乙酯 0.5g；纯化水加至 1000mL。

【注解】处方中，鱼肝油为药物、油相，阿拉伯胶、西黄蓍胶为乳化剂，糖精钠、杏仁油为矫味剂，羟苯乙酯为防腐剂。本品为 O/W 型乳剂。

（2）榄香烯口服乳

【处方】榄香烯 10g；大豆磷脂 15g；胆固醇 5g；大豆油 100g；纯化水加至 1000mL。

【注解】处方中，榄香烯为主药，大豆油为油相，大豆磷脂、胆固醇为乳化剂，纯化水为水相。

第五章　注射剂与临床应用

第一节　注射剂的基本要求

考点★　概念

（1）灭菌制剂（sterilized preparation）指用某一物理、化学方法杀灭或除去制剂中所有活的微生物的一类药物制剂。

（2）无菌制剂（sterile preparation）指在无菌环境中采用无菌操作法或无菌技术制备不含任何活的微生物的一类药物制剂。

（3）注射剂（injection）指原料药物或与适宜的辅料制成的供注入体内的无菌制剂。

一、注射剂的概述

考点1★★　注射剂的分类

根据《中国药典》通则规定，注射剂可分为注射液、注射用无菌粉末与注射用浓溶液。

（1）注射液：系指原料药物或与适宜的辅料制成的供注入体内的无菌液体制剂（溶液型、乳状液型或混悬型）。其中，供静脉滴注用的大容量注射液（一般不小于100mL，生物制品一般不小于50mL）也称输液。中药注射剂一般不宜制成混悬型注射液。

（2）注射用无菌粉末：系指原料药物或与适宜辅料制成的供临用前用无菌溶液配制成注射液的无菌粉末或无菌块状物。

（3）注射用浓溶液：系指原料药物与适宜辅料制成的供临用前稀释后静脉滴注用的无菌浓溶液。生物制品一般不宜制成注射用浓溶液。

考点2★★★ 注射剂的特点

（1）药效迅速，剂量准确，作用可靠。

（2）可适用于不宜口服给药的患者和不宜口服的药物。

（3）可发挥局部定位作用，但注射给药不方便，注射时易引起疼痛。

（4）易发生交叉污染，安全性不及口服制剂。

（5）制造过程复杂，对生产的环境及设备要求高，生产费用较大，价格较高。

考点3★★★ 注射剂的质量要求

质量要求	说明
pH	一般控制在 4～9
渗透压	若用量大，渗透压要求与血浆的渗透压相等或接近
稳定性	具有必要的物理稳定性和化学稳定性，确保产品在贮存期内安全有效
安全性	无毒、无刺激性，其降压物质必须符合规定，以确保用药安全
澄明	不得有肉眼可见的异物或不溶性颗粒
无菌	成品中不应含有任何活的微生物
无热原	注射剂内不得含有热原，热原检查必须符合规定

二、注射剂的溶剂与附加剂

考点1★★　制药用水

（1）制药用水类别

种类	说明
饮用水	天然水经净化处理所得的水，可作为饮片的提取溶剂
纯化水	饮用水经蒸馏法、离子交换法、反渗透法或其他适宜方法制得的供药用的水；不含任何附加剂，不得用于注射剂的配制与稀释
注射用水	纯化水再经蒸馏所制得的水，可作注射剂、滴眼剂的配制溶剂
灭菌注射用水	注射用水经灭菌所制得的水；无菌、无热原；主要用于注射用灭菌粉末的溶剂或注射液的稀释剂

（2）注射用水的质量要求

①一般蒸馏水的检查项目，如 pH、氨、氯化物、硫酸盐与钙盐、硝酸盐与亚硝酸盐、二氧化碳、易氧化物、不挥发物及重金属等均应符合规定。

②必须通过细菌内毒素（热原）检查和无菌检查。

考点2★　注射用油

常用注射用油：大豆油、茶油、芝麻油等植物油。其他如花生油、玉米油、橄榄油、棉籽油等。

考点3★　其他注射用溶剂

（1）乙醇（alcohol）：本品与水、甘油、挥发油等可任意混溶，可供静脉或肌内注射。乙醇为注射剂浓度可达

50%，但超过 10% 时可能会有溶血作用或疼痛感。

（2）丙二醇（propylene glycol，PG）：本品与水、乙醇、甘油可混溶，能溶解多种挥发油。复合注射用溶剂中常用的含量为 10% ～ 60%，用作皮下或肌内注射时有局部刺激性；可供静脉注射或肌内注射。

（3）聚乙二醇（polyethylene glycol，PEG）：本品与水、乙醇相混溶，化学性质稳定，PEG300、PEG400 均可用作注射用溶剂。PEG300 的降解产物可能会导致肾病变，因此 PEG400 更常用。

（4）甘油（glycerin）：本品与水或醇可任意混溶，但在挥发油和脂肪油中不溶。由于黏度和刺激性较大，不单独作注射剂溶剂用。常用浓度为 1% ～ 50%，但大剂量注射会导致惊厥、麻痹、溶血。常与乙醇、丙二醇、水等组成复合溶剂。

考点 4 ★★★ 注射剂的附加剂

附加剂	举例
pH 调节剂	醋酸、醋酸钠；枸橼酸、枸橼酸钠；乳酸；酒石酸、酒石酸钠；磷酸氢二钠、磷酸二氢钠；碳酸氢钠、碳酸钠；盐酸；氢氧化钠等
表面活性剂（增溶剂、润湿剂、乳化剂）	聚山梨酯类（吐温类 20/40/80）、聚氧乙烯蓖麻油、聚维酮、聚乙二醇 -40- 蓖麻油、脱氧胆酸钠、普朗尼克 F-68（泊洛沙姆 188）、卵磷脂等
助悬剂	明胶、果胶、MC、CMC-Na 等

续表

附加剂		举例
延缓药物氧化的附加剂	抗氧剂	焦亚硫酸钠、亚硫酸氢钠（偏酸性或中性）；亚硫酸钠、硫代硫酸钠（偏碱性）
	螯合剂	EDTA·2Na
	惰性气体	二氧化碳、氮气
等渗调节剂		氯化钠、葡萄糖、甘油
抑菌剂		苯酚、甲酚、氯甲酚、苯甲醇、三氯叔丁醇、硝酸苯汞、尼泊金类
局部止痛剂		盐酸普鲁卡因、利多卡因、苯甲醇、三氯叔丁醇等
稳定剂		肌酐、甘氨酸、烟酰胺、辛酸钠
填充剂		乳糖、甘露醇、甘氨酸
保护剂		乳糖、蔗糖、麦芽糖、人血红蛋白

三、热原

考点1★★　热原的概念

热原（pyrogen）是微生物产生的一种内毒素（endotoxin），它是能引起恒温动物体温异常升高的致热物质。

大多数细菌都能产生热原，其中致热能力最强的是革兰阴性杆菌。霉菌甚至病毒也能产生热原。

热原是微生物产生的内毒素。热原＝内毒素＝脂多糖。

考点 2 ★★★　热原的性质

水溶性	能溶于水
不挥发性	不挥发，但在蒸馏时，往往可随水蒸气雾滴带入蒸馏水，故应设法防止
耐热性	在 60℃加热 1 小时不受影响，100℃也不会发生热解；120℃ 4 小时破坏约 98%；在 180℃ 2 小时，250℃ 30 ～ 45 分钟或 650℃ 1 分钟可使热原彻底破坏
可滤过性	体积小，1 ～ 5nm，故一般滤器均可通过
易被吸附性	极易被吸附，故可以用活性炭吸附法除去热原
不耐酸碱性	能被强酸、强碱、强氧化剂（如高锰酸钾或过氧化氢）及超声波所破坏

考点 3 ★★　热原的污染途径

（1）从注射用水（溶剂）中带入（主要途径）。

（2）从其他原辅料中带入。

（3）从容器、用具、管道和设备等带入。

（4）从制备过程中带入。

（5）从输液器（使用过程）带入。

考点 4 ★★★　热原的除去方法

（1）除去药液或溶剂中热原的方法

吸附法	常用的吸附剂有活性炭，用量为 0.1% ～ 0.5%
离子交换法	热原分子上有磷酸根与羧酸根，可以被弱酸性阳离子交换树脂吸附
凝胶滤过法	分子筛滤过法，常用二乙氨基乙基葡聚精凝胶（分子筛）制备无热原去离子水

续表

| 超滤法 | 一般用 3～15nm 超滤膜除去热原 |
| 反渗透法 | 通过三醋酸纤维素膜除去热原 |

（2）除去容器或用具上热原的方法

| 高温法 | 玻璃器皿洗涤干燥后，经 250℃加热 30 分钟以上 |
| 酸碱法 | 玻璃容器等用具采用重铬酸钾硫酸清洁液或稀氢氧化钠溶液处理 |

四、溶解度与溶出速度

考点1★★★　溶解度及其影响因素

（1）溶解度：药物的溶解度（solubility）系指在一定温度（气体在一定压力）下，在一定量溶剂中达到饱和时溶解的最大药量，是反映药物溶解性的重要指标。

（2）影响溶解度的因素

药物的极性	药物的极性与溶剂的极性相似者相溶，除药物极性大小外，晶格引力的大小也影响药物的溶解度
温度	若溶解过程吸热，溶解度随温度升高而升高；若溶解过程放热，溶解度随温度升高而降低
药物的晶型	药物可分为稳定型、亚稳定型和无定形；稳定型药物溶解度小，无定型药物溶解度大；水合化物＜无水物＜有机溶剂化物
粒子大小	可溶性药物的溶解度与药物粒子大小无关；难溶性药物，处于微粉状态（≤0.1μm），药物溶解度随粒径减小而增加
加入第三种物质	指除药物及溶剂以外的附加剂，如增溶剂、助溶剂及潜溶剂等

考点 2 ★★★　增加药物溶解度的方法

加入增溶剂	某些难溶性药物在表面活性剂的作用下，在溶剂中溶解度增大并形成澄清溶液；所加入的表面活性剂称为增溶剂；胶束增溶
加入助溶剂	难溶性药物与助溶剂在溶剂中形成可溶性络合物、复盐或缔合物等，以增加药物在溶剂（主要是水）中的溶解度
制成盐类	药物制成盐后其溶解度增加
使用混合溶剂	混合溶剂是指能与水以任意比例混合、与水分子能形成氢键结合并能增加它们的介电常数、能增加难溶性药物溶解度的溶剂（潜溶剂）
制成共晶	药物活性成分与合适的共晶试剂通过分子间作用力而形成的一种新晶型，可不破坏药物共价结构的同时改变药物的理化性质
其他	提高温度、改变 pH、应用微粉化技术、固体分散体、包合技术

注意：在选择增溶方法时应考虑对人体毒性、刺激性、疗效及溶液稳定性的影响。

考点 3 ★★★　常见的难溶性药物及其应用的助溶剂

药物	助溶剂
碘	碘化钾、聚乙烯吡咯烷酮
咖啡因	苯甲酸钠、水杨酸钠、对氨基苯甲酸钠、枸橼酸钠、烟酰胺
可可豆碱	水杨酸钠、苯甲酸钠、烟酰胺
茶碱	二乙胺、其他脂肪族胺、烟酰胺、苯甲酸钠
盐酸奎宁	乌拉坦、尿素

续表

药物	助溶剂
核黄素	苯甲酸钠、水杨酸钠、烟酰胺、尿素、乙酰胺、乌拉坦
卡巴克络	水杨酸钠、烟酰胺、乙酰胺
氢化可的松	苯甲酸钠、邻、对、间羟苯甲酸钠，二乙胺，烟酰胺
链霉素	蛋氨酸、甘草酸
红霉素	乙酰琥珀酸酯、维生素 C
新霉素	精氨酸

考点 4 ★★★　药物溶出速度

药物的溶出速度是指单位时间药物溶解进入溶液主体的量。固体药物的溶出速度主要受扩散控制，可用 Noyes–Whitney 方程表示：

$$dC/dt = KS(C_s - C)$$

式中：dC/dt 为溶出速度；S 为固体的表面积；C_s 为溶质在介质中的溶解度；C 为 t 时间溶液中溶质的浓度；K 为溶出速度常数。

（1）同一重量的固体药物，其粒径越小，表面积越大；对同样大小的固体药物，孔隙率越高，表面积越大。

（2）温度升高，大多数药物溶解度增大、扩散增强、黏度降低，溶出速度加快；少数药物则会随着温度的增加溶解度下降，溶出速度也会随之减慢。

（3）溶出介质的体积小，溶液中药物浓度高，溶出速度慢；反之则溶出速度快。

五、注射液的配伍

考点1★★★ 注射液的配伍及配伍禁忌

（1）在临床上采用多种注射剂配伍联合用药时，既要保证各种药物作用的有效性，又要防止发生配伍禁忌。

（2）输液作为一种特殊注射剂，常与其他注射液配伍，有时会发生输液与某些注射液的配伍变化，如出现浑浊、沉淀、结晶、变色、水解、效价下降等现象。

（3）一般单糖、盐、高分子化合物溶液输液都比较稳定，常与其他注射液配伍。但有些输液不适于与其他注射液配伍，如血液、甘露醇及静脉注射用脂肪乳剂等。

考点2★★★ 注射剂配伍变化的主要原因及实例

主要原因	说明或举例
溶剂组成改变	如安定注射液含40%丙二醇、10%乙醇，当与5%葡萄糖或0.9%氯化钠注射液配伍时容易析出沉淀
pH的改变	pH改变会使药物加速分解或产生沉淀
缓冲容量	某些药物会在含有缓冲剂的注射液中析出沉淀
离子作用	有些离子能加速药物的水解反应
直接反应	某些药物可直接与输液中的一种成分反应。如在中性或碱性下，四环素会与含钙盐的输液形成螯合物而产生沉淀
盐析作用	两性霉素B注射液为胶体分散系统，只能加到5%葡萄糖注射液中静滴，若加入含大量电解质的输液中，胶体粒子会凝聚而产生沉淀
配合量	配合量的多少影响到浓度，药物在一定浓度下才出现沉淀

续表

主要原因	说明或举例
混合顺序	如 1g 氨茶碱与 300mg 烟酸配伍，先将氨茶碱用输液稀释至 100mL，再加入烟酸可得澄明溶液，若两种药物先混合再稀释则会析出沉淀
反应时间	许多药物在溶液中的反应很慢，个别注射液混合几小时才出现沉淀，所以在短时间内使用是完全可以的
O_2 与 CO_2 的影响	如苯妥英钠注射液会吸收空气中的 CO_2 而使溶液的 pH 下降
光敏感性	有些药物对光敏感，如两性霉素 B、磺胺嘧啶钠、维生素 B_2 等
成分的纯度	有些制剂在配伍时发生的异常现象，并不是由于成分本身而是由于成分的纯度不够而引起的

六、注射用水及其包装材料的处理

考点 1★★　水处理

制备注射剂时，水处理是一个重要的环节，水处理质量的好坏将直接影响终产品的质量。

将原水（自来水等）进行处理，可得到纯化水和注射用水。纯化水一般用于注射剂容器的初期冲洗。注射用水主要用于注射液的配制和注射剂容器的最后清洗。

考点 2★　容器处理

注射剂容器一般是指由硬质中性玻璃制成的安瓿或容器（如西林瓶等），亦有塑料容器。

1. 安瓿　安瓿的式样分有颈安瓿与粉末安瓿。有颈安瓶可分 1、2、5、10 和 20mL 等不同容积规格。粉末安瓿系供分装注射用粉末或结晶性药物之用。

（1）安瓿的材质和产品质量的关系：安瓿应可耐受高温灭菌，并能在不同环境下长期贮藏。玻璃质量能影响注射剂的稳定性，如导致 pH 改变、沉淀、变色、脱片等。

（2）安瓿的质量要求

①应无色透明，以便检查药液的澄清度、杂质以及变质情况。

②应有优良的耐热性和低的膨胀系数，使之不易冷爆破裂。

③熔点低，易于熔封。

④不得有气泡、麻点及砂粒。

⑤应有足够的物理强度，能耐受热压灭菌时产生的较高压力差和生产流通过程中造成的破损。

⑥对需要遮光的药物，可采用琥珀色玻璃安瓿，适用于光敏药物。琥珀色安瓿含氧化铁，若药液中含有的成分能被铁离子催化，则不适用。

（3）安瓿的玻璃材质

①中性玻璃是低硼酸硅盐玻璃，有良好的化学稳定性，适合于近中性或弱酸性注射剂，如各种输液、葡萄糖注射液、注射用水等。

②含钡玻璃的耐碱性好，适用于碱性较强的注射液，如磺胺嘧啶钠注射液（pH10 ~ 10.5）。

③含锆玻璃系含少量锆的中性玻璃，耐酸、碱，可用于乳酸钠、碘化钠、磺胺嘧啶钠、酒石酸锑钠等。

（4）安瓿的检查与洗涤

①安瓿的检查：物理检查内容主要包括安瓿外观、尺寸、应力、清洁度、热稳定性等。化学检查内容主要有容器的耐酸、碱性中性检查等。

②安瓿的洗涤：目前国内药厂常用的洗涤方法有甩水洗涤法和加压喷射气水洗涤法。

（5）安瓿的干燥与灭菌

①一般置于 120 ～ 140℃烘箱内干燥。

②需无菌操作或低温灭菌的安瓿在 180℃干热灭菌1.5 小时。

③生产中多采用隧道式烘箱，温度为 200℃左右，有利于安瓿的烘干、灭菌连续化。

④远红外线加热技术应用于安瓿干燥中，温度可达250 ～ 300℃。具有效率高、质量好、干燥速度快和节约能源等特点。

2. 玻璃瓶 玻璃瓶是最传统的输液容器，其质量应符合国家标准。

玻璃瓶具有透明、耐压不变形、热稳定性好等优点，但口部密封性差、易碎。

一般情况下，清洗玻璃瓶用硫酸重铬酸钾清洁液洗涤效果较好，有很强的消灭微生物及热原的能力，还能对瓶壁游离碱起中和作用。碱洗法是用 2% 氢氧化钠溶液（50 ～ 60℃）冲洗，也可用 1% ～ 3% 碳酸钠溶液。碱液与玻璃接触时间不宜过长（数秒钟内），避免碱液对玻璃的腐蚀。

3. 塑料瓶 医用聚丙烯塑料瓶，亦称 PP 瓶，现已广泛使用。此种输液瓶具有耐腐蚀、质轻无毒、耐热性好、机械强度高、化学稳定性好等优点。而且还有装入药液后口部密封性好、无脱落物、生产过程中受污染的概率减少、使用方便、一次性使用等优点。

目前，新型输液生产设备已将制瓶、灌装、密封三位一体化，在无菌条件下完成大输液的自动化生产，精简了输液的生产环节，有利于对产品质量的控制。

4. 塑料袋 软塑料袋具有重量轻、运输方便、不易破损、耐压等优点，在生产中可减少药液污染，提高工效。

1970年起，欧美国家开始用PVC软塑料袋替代塑料瓶。但在使用中发现其对人体会产生毒害。在20世纪90年代以后，PVC输液软塑料袋被禁止生产。

目前上市的非PVC新型输液软塑料袋是当今输液体系中较理想的输液形式。

5. 橡胶塞 橡胶塞的质量要求：①富有弹性及柔软性；②针头刺入和拔出后可立即闭合并能耐受多次穿刺而无碎眉脱落；③具有耐溶性，不会增加药液中的杂质；④可耐受高温灭菌；⑤有高度的化学稳定性；⑥对药物或附加剂的作用应达最低限度；⑦无毒性、无溶血作用。

橡胶塞的处理：酸碱法处理。水洗pH呈中性。再用纯水煮沸30分钟，用注射用水洗净备用。

考点3 ★ 药液配置

1. 投料计算 配制前，应计算原料的用量，若在制备或贮存过程中药物含量易发生下降，应酌情增加投料量。含结晶水的药物应注意其换算。投料量可按下式计算：

原料（附加剂）用量 = 实际配液量 × 成品含量%
实际配液量 = 实际灌注量 + 实际灌注时损耗量

2. 配液用具的选择与处理 配置用具的材料有玻璃、耐酸碱搪瓷、不锈钢、聚乙烯等。

配置用具使用前要用硫酸清洗液或其他洗涤剂洗净，并用新鲜注射用水荡洗或灭菌后备用；操作完毕后立即清洗干净；操作过程一般在带有搅拌器的夹层锅中进行，便于加热和冷却。

3. 配液方法 配液方法分为浓配法和稀配法两种：①浓配法系指将全部药物用部分处方量溶剂配成浓溶液，过滤后稀释至所需浓度的方法。此法优点是可滤除溶解度小的一些杂质。②稀配法系指将全部药物用处方量的全部溶剂一次性加入，配成所需浓度后过滤的方法。此法适用于优质原料。

配液中应注意：①在洁净的环境中进行配制，所用器皿、原料和附加剂尽可能无菌，以减少污染。②应严格称量和校准剧毒药注射液，并防止交叉污染。③应注意对不稳定药物的调配顺序，先加稳定剂或通惰性气体等，有时要控制温度并进行避光操作。④对于不易滤清的药液可加 0.1%～0.3% 活性炭处理，小量注射液可用纸浆混炭处理。应注意活性炭对药物的吸附作用，活性炭要经酸碱处理并活化后才能使用。

考点 4 ★　灌装与封口及灭菌检漏

1. 注射液的滤过　注射剂过滤目的是除去各种不溶性微粒。生产中多采用二级过滤，先将药液用常规的滤器预滤，如砂滤棒、垂熔玻璃漏斗等，再用微孔滤膜过滤。

2. 注射液的灌封　灌封包括灌装注射液和封口两步。灌注后应立即封口，以免污染。灌封要做到剂量准确，药液不沾瓶口。注入容器的量要比标示量稍多，以补偿在给药时的药液损失，保证用药剂量。

封口方法有拉封和顶封两种。拉封是目前常用的封口方法。

工业化生产多采用全自动灌封机，灌注药液分五步：①移动齿档送安瓿；②下降灌注针头；③向安瓿中灌注药液；④灌注针头上升，安瓿离开进入封口工位，同时灌注器吸入药液；⑤灌好药液的安瓿在封口工位进行熔封。

灌装药液时应注意：①剂量准确，可按《中国药典》要求适当增加药液量，以保证注射用量不少于标示量。

②药液不沾瓶口，活塞中心常设有毛细孔来防止灌注器针头"挂水"，应调节灌装速度，速度过快时药液易溅至瓶壁。③通惰性气体时要避免药液溅至瓶颈，并要将安瓿内空气除尽。一般采用先充惰性气体，灌装药液后再充一次，其效果更好。

3. 灭菌　注射剂在灌封后都需要进行灭菌，注射剂从配制到灭菌通常不超过 12 小时，必须尽快完成以减少细菌繁殖。

目前大都采用湿热灭菌法，常用的灭菌条件为121℃ 15 分钟或 116℃ 40 分钟。灭菌后应通过实验确认是否符合灭菌要求。无菌操作生产的注射剂可不灭菌。

4. 安瓿检漏　灭菌后应立即进行安瓿的漏气检查。

①灭菌后减压到常压开锅门，放进冷水降温，然后关紧锅门抽气，抽气完毕开启色水阀，使色液（0.05% 曙红或亚甲蓝）进入锅内直至淹没安瓿时止，开启气阀使锅内压力回复常压，此时色液被吸入漏气空瓶中，再将色液抽回贮器，开启锅门、用水淋洗安瓿后，清晰可见带色的漏气安瓿，便可剔除。

②灭菌后，趁热立即放颜色水于灭菌锅内，安瓿遇冷导致内部压力收缩，颜色水即从漏气的毛细孔进入而被检出。

③深色注射液的检漏，可将安瓿倒置进行热压灭菌，由于安瓿内气体膨胀，药液会从漏气细孔挤出，药液减少或成空安瓿可被剔除。

七、注射剂包装及贮存

考点 1 ★　包装

包装对保证注射剂在运输和贮存过程中的质量具有

重要作用。经印字后的安瓿即可放入纸盒内，盒外应贴标签，标明注射剂名称、内装支数、每支装量及主药含量、批号、制造日期与失效日期、制造厂家名称及商标、卫生主管部门批准文号、应用范围、用量禁忌、贮藏方法等。

盒内应附详细说明书，以方便使用者及时参考。

考点2 ★　贮存

注射剂要严格按照新修订的《药品经营质量管理规范》（GSP）中对药品贮存的规定进行贮存。

第二节　普通注射剂

一、溶液型注射剂

考点1 ★★　溶液型注射剂

药物溶解于适宜溶剂中制成稳定的、可供注射给药的澄清液体制剂，包括水溶液、胶体溶液和油溶液。

分类		药物	举例
溶液型	水溶液	易溶于水且在水中稳定的药物	维生素 C 注射液
	油溶液	在水溶液中不稳定的药物，且溶于油	黄体酮注射液
	胶体溶液	高分子药物	肝素钠注射液

考点2 ★　溶液型注射剂的临床应用与注意事项

（1）临床给药方式：主要有皮内注射、皮下注射、肌内注射以及静脉注射等。

（2）需使用注射剂的情况

①患者存在吞咽困难或明显的吸收障碍，一般使用注射剂。

②口服生物利用度低的药物，如庆大霉素，除治疗胃肠道相关疾病外，一般使用注射剂。

③患者疾病严重、病情进展迅速的紧急情况下，注射剂能较快地发挥药效。

④没有合适的口服剂型的药物，如氨基酸类或胰岛素制剂。

（3）注意事项

①一般提倡临用前配制以保证疗效和减少不良反应，且应注意 pH 对注射剂稳定性的影响。当其他给药途径能够达到治疗效果时就尽量不要注射给药。

②应尽可能减少注射次数，应积极采取序贯疗法（即急性或紧急情况下先用注射剂，病情控制后马上改为口服给药）。

③应尽量减少注射剂联合使用的种类，以避免不良反应和配伍禁忌的出现。在不同注射途径的选择上，能够肌内注射的就不静脉注射。

④应严格掌握注射剂量和疗程。

考点3 ★★★　溶液型注射剂的举例

（1）维生素 C 注射液

【处方】维生素 C104g；依地酸二钠 0.05g；碳酸氢钠 49g；亚硫酸氢钠 2g；注射用水加至 1000mL。

【注解】处方中，维生素 C 是主药，依地酸二钠是金属螯合剂，碳酸氢钠是 pH 调节剂，亚硫酸氢钠是还原剂（抗氧剂），水是溶剂。

（2）苯妥英钠注射液

【处方】苯妥英钠 50g；丙二醇 400mL；乙醇 100mL；注射用水加至 1000mL。

【注解】处方中，苯妥英钠是主药，为避免药物溶液水解后析出游离的苯妥英结晶，处方中加入 40% 丙二醇和 10% 乙醇作为混合溶媒，以延缓苯妥英钠的水解作用。同时为避免药物溶液吸收二氧化碳引起水解，需采用新鲜煮沸并放冷的注射用水溶解。

（3）硫酸阿托品注射液

【处方】硫酸阿托品 5g；氯化钠 85g；0.1mol/L 盐酸溶液适量；注射用水加至 10000mL。

【注解】硫酸阿托品是抗胆碱药，处方中氯化钠除维持注射液等渗外，亦可防止硫酸阿托品水解；使用 0.1mol/L 盐酸溶液调节注射液 pH4.0 ～ 4.5，便于增加本品的稳定性。

二、乳状液型注射剂

考点 1★★★　定义

（1）**乳状液型注射剂**：以脂溶性药物为原料，加入乳化剂和注射用水经乳化制成的油 / 水（O/W）型或复合（W/O/W）型的可供静脉注射给药的乳状液。

（2）**静脉注射用冻干乳**：乳状液型注射剂存在贮存稳定性较差，磷脂易氧化降解等缺陷，而经真空冷冻干燥后，冻干乳含水量降低（1% ～ 3%），可在真空或保护气条件下长期保存，且不易被氧化。

考点2★★★　乳状液型注射剂的特点与质量要求

（1）乳状液型注射剂特点

①乳剂中液滴的分散度很大，药物吸收快、药效发挥快及生物利用度高。

②减少药物的刺激性及毒副作用。

③可增加难溶性药物的溶解度。

④静脉注射乳剂，可使药物具有靶向作用，提高疗效。

（2）乳状液型注射剂质量要求

①静脉用乳状液型注射液中90%的乳滴粒径应在1μm以下，不得有大于5μm的乳滴。

②成品耐受高压灭菌，在贮存期内乳剂稳定，成分不变。

③无副作用，无抗原性，无降压作用与溶血作用。

（3）原料与乳化剂的选择

①原料一般选用植物油，如大豆油、麻油、红花油等，所用油必须符合《中国药典》的要求。

②乳化剂常用的有卵磷脂、豆磷脂及普朗尼克F-68（Pluronic F-68）等。一般以卵磷脂为好，由于卵磷脂极不稳定，在 -20℃条件下保存有效期6个月，现购现用。

③稳定剂常用油酸钠。

考点3★★　乳状液型注射剂临床应用与注意事项

乳状液型注射剂在贮藏过程中稳定性易受影响，出现分层、破乳或酸败等现象。

乳状液型注射剂中加入其他药物配伍应慎重，有可能引起粒子的粒径增大，或产生破乳。

乳状液型注射液，不得有相分离现象，不得用于椎管注射。

考点4 ★★★　乳状液型注射剂举例

（1）罗拉匹坦静脉注射乳剂

【处方】罗拉匹坦 0.5g；精制大豆油 50g；卵磷脂 45g；泊洛沙姆 4.0g；油酸钠 0.25g；甘油 22.5g；注射用水加至 1000mL。

【注解】处方中，罗拉匹坦为主药；精制大豆油为油相溶剂，卵磷脂为常用乳化剂，泊洛沙姆作为稳定剂，可保证注射剂质量；油酸钠作为电位调节剂，使得乳滴表面带负电，从而相互排斥，不易聚集，维持良好的稳定性；此外甘油属于渗透压调节剂。

（2）氟比洛芬酯注射用乳剂

【处方】氟比洛芬酯 10g；精制大豆油 100g；蛋黄卵磷脂 10g；二油酰基磷脂酰丝氨酸 0.1g；甘氨酸 25g；pH 调节剂适量；注射用水加至 1000mL。

【注解】氟比洛芬酯为氟比洛芬的前体药物。精制大豆油为油相溶剂，蛋黄卵磷脂为常用乳化剂，二油酰基磷脂酰丝氨酸作为稳定剂，可维持注射剂质量；甘氨酸属于渗透压调节剂。pH 调节剂将初乳 pH 调至 6.0 ～ 7.0，可有效防止药物水解损失。

三、混悬型注射剂

考点1 ★★　定义

混悬型注射剂：将不溶性固体药物以微粒状态分散于液体介质中制成的一类供肌内注射用药剂称为混悬型注射剂。

考点2 ★★　混悬型注射剂的特点与质量要求

（1）混悬型注射剂特点

①药物的结晶状态与粒径大小会影响药物吸收的快慢，微粉化可减小颗粒粒径，增加药物溶出速度。

②长效混悬型注射剂给药后可在局部形成贮库，缓慢释放药物，以达到长效目的。

③无适当溶媒可溶解的不溶性固体药物、需制成长效制剂或高含量的药物，常制成水或油的混悬型注射剂。

（2）混悬型注射剂质量要求

①混悬型注射液中原料药物粒径应控制在15μm以下，含15～20μm（间有个别20～50μm）者，不应超过10%。

②混悬型注射液中若有可见沉淀，振摇后应分散均匀。

③肌内混悬型注射剂，所用溶剂有水、复合溶剂或油等，容量一般为2～5mL。

考点3 ★　混悬型注射剂的临床应用与注意事项

混悬型注射剂临用前需充分分散混匀，保证递送剂量的准确性。

混悬型注射液不得用于静脉注射或椎管内注射。

考点4 ★★★　混悬型注射剂举例

（1）黄体酮混悬型长效注射剂

【处方】黄体酮15g；PEG4000 3g；吐温80 0.3g；氯化钠2.7g；注射用水加至300mL。

【注解】处方中，黄体酮为主药，PEG4000为助悬剂，吐温80为润湿剂，氯化钠为渗透压调节剂。

（2）罗替戈汀长效混悬型注射剂

【处方】罗替戈汀 10g；吐温 20 7.5g；PEG4000 60g；磷酸二氢钠 0.4g；甘露醇 2g；柠檬酸 1g；注射用水加至1000mL。

【注解】罗替戈汀为主药，吐温 20 为润湿剂，用于保持悬浮液稳定性；PEG4000 为助悬剂，用于增加分散介质的黏度，以降低微粒的沉降速度；磷酸二氢钠为 pH 调节剂；甘露醇为渗透压调节剂；柠檬酸为螯合剂，用于提高注射剂稳定性。

四、注射用无菌粉末

考点 1 ★　定义

注射用无菌粉末（sterile powder for injection）又称粉针，是指药物制成的供临用前用适宜的无菌溶液配制成注射液的无菌粉末或无菌的块状物，可用适宜的注射用溶剂配制后注射，也可用静脉输液配制后静脉滴注。

考点 2 ★★　注射用无菌粉末的分类和特点

（1）注射用无菌粉末的分类：根据生产工艺的不同将注射用无菌粉末分为注射用无菌粉末直接分装制品和注射用冻干无菌粉末制品两类。

①注射用无菌粉末直接分装制品：将通过喷雾干燥法或者灭菌溶剂法精制所得无菌药物粉末在无菌条件下直接分装所得，主要用于抗生素药品，如青霉素等。

②注射用冻干无菌粉末制品：将灌装药液的安瓿经冷冻干燥后封口所得，主要用于生物制品，如辅酶类等。

（2）注射用无菌粉末的特点：注射用无菌粉末在临用

前需经灭菌注射用水或生理盐水等溶解后才可注射，主要适用于水中不稳定药物，尤其是对湿热敏感的抗生素和生物制品。

考点3★★　注射用无菌粉末的质量要求

（1）粉末无异物，配成溶液后可见异物检查合格。

（2）粉末细度或结晶度需适宜，便于分装。

（3）无菌、无热原或细菌内毒素。

（4）冻干制品是完整块状物或海绵状物。

（5）外形饱满，色泽均一，多孔性好，水溶解后能快速恢复冻干前状态。

（6）不溶性微粒、装量差异、含量均匀度等检查符合规定。

考点4★★★　冻干制剂常见问题及产生原因

（1）含水量偏高：装入液层过厚、真空度不够、干燥时供热不足、干燥时间不够、冷凝器温度偏高等均可出现。

（2）喷瓶：预冻温度过高或时间太短、产品冻结不实、升华供热过快、局部过热等，可使部分内容物熔化为液体，在高真空条件下从已干燥的固体界面下喷出。

（3）产品外观不饱满或萎缩：冻干过程首先形成的外壳结构较致密，水蒸气很难升华出去，致使部分药品潮解，引起外观不饱满和体积收缩。一般黏度较大的样品更易出现这类情况。

考点5★★　注射用无菌粉末的临床应用和注意事项

（1）临床应用：适用于水溶液中不稳定的药物，特别是对湿热十分敏感的抗生素类药物（如青霉素 G、先锋霉素类）及酶（如胰蛋白酶、辅酶 A 等）或血浆等生物制品，一般药剂学稳定化技术较难得到满意的注射剂产品时，可考虑制成固体形态的注射剂。

（2）注意事项：注射用无菌粉末生产必须在无菌环境中进行，尤其是一些关键工序如灌封等需采用较高的层流洁净措施来确保环境的洁净度。另外，需严格控制原料质量、处理方法和环境。为了防止其吸潮变质，需要检查橡胶塞的密封率，若是铝盖则在压紧后进行烫蜡。

考点 6 ★★★　注射用无菌粉末举例

（1）注射用辅酶 A 无菌冻干制剂

【处方】辅酶 A56.1 单位；水解明胶 5mg；甘露醇 10mg；葡萄糖酸钙 1mg；半胱氨酸 0.5mg。

【注解】处方中，辅酶 A 为主药，水解明胶、甘露醇、葡萄糖酸钙是填充剂（赋形剂），半胱氨酸是稳定剂（抗氧剂）。

（2）注射用细胞色素 C 无菌冻干制剂

【处方】细胞色素 C15mg；葡萄糖 15mg；亚硫酸钠 2.5mg；亚硫酸氢钠 2.5mg；氢氧化钠适量；注射用水 0.7mL。

【注解】处方中，细胞色素 C 为主药，葡萄糖为填充剂，亚硫酸钠、亚硫酸氢钠为抗氧剂，氢氧化钠为 pH 调节剂。

五、注射用浓溶液

考点 1★　定义

注射用浓溶液（concentrated solution for injection）是指

原料药物与适宜辅料制成的供临用前稀释后静脉滴注用的无菌浓溶液。

考点 2 ★★★　注射用浓溶液的特点与质量要求

（1）注射用浓溶液的特点：①适用于水溶液中不稳定和（或）水溶液中溶解度低的药物。②注射用浓溶液可解决水的引入导致的药物异构化或者有关物质增多的问题。③可以扩大药物在临床上的适用范围。

（2）注射用浓溶液的质量要求：注射用浓溶液稀释后应符合注射液的要求。

考点 3 ★★★　注射用浓溶液举例

注射用丹参酮 II$_A$ 磺酸钠浓溶液

【处方】丹参酮 II$_A$ 磺酸钠（以 $C_{18}H_{17}NaO_6S$ 计）40g；吐温 80 1000mL；丙二醇 1000mL，制成 1000 支。

【注解】处方中，丹参酮 II$_A$ 磺酸钠为主药，吐温 80 为增溶剂，丙二醇为溶剂。

六、输液

考点 1 ★★　定义

输液（infusions）是指由静脉滴注输入体内的大剂量（除另有规定外，一般不小于 100mL）注射液。

输液是注射液的一种给药形式，亦称大容量注射液，通常包装于玻璃或塑料的输液瓶或袋中，不含防腐剂或抑菌剂。

考点 2 ★★　输液的分类和特点

（1）输液的分类

输液种类	临床用途	举例
电解质输液	用于补充体内水分、电解质，纠正体内酸碱平衡失调	如氯化钠注射液、复方氯化钠注射液、乳酸钠注射液等
营养输液	用于不能口服吸收营养的患者	如糖类输液、氨基酸输液、脂肪乳剂输液、微量元素输液等
胶体输液	与血液等渗的胶体溶液	如右旋糖苷注射液、羟乙基淀粉注射液等
含药输液	含有治疗药物的输液	如氧氟沙星葡萄糖输液

（2）输液的特点：①输液能够补充营养、热量和水分，纠正体内电解质代谢紊乱。②维持血容量以防治休克。③调节体液酸碱平衡。④解毒用以稀释毒素、促使毒物排泄。⑤抗生素、强心药、升压药等多种注射液加入输液中静脉滴注，起效迅速，疗效好，且可避免高浓度药液静脉推注对血管的刺激。

考点 3 ★★★　输液的质量要求

输液的质量要求与注射剂基本上是一致的，但质量要求更严格。无菌、无热原或细菌内毒素、不溶性微粒等项目必须符合规定，pH 与血液相近；渗透压应为等渗或偏高渗；不得添加任何抑菌剂，并在贮存过程中质量稳定；使用安全，不引起血液一般检测或血液常规检测的任何变化，不引起过敏反应，不损害肝、肾功能。

按照《中国药典》大体积注射液项下质量要求，主要检查：可见异物、不溶性微粒检查、热原或细菌内毒素检查、无菌检查、含量测定、pH 测定及检漏等。检查方法应按《中国药典》或有关规定执行。

（1）可见异物检查：可见异物按《中国药典》方法检查，应符合规定。若发现有崩盖、歪盖、松盖、漏气、隔离薄膜脱落的成品，也应及时挑出剔除。

（2）不溶性微粒检查：由于肉眼只能检出 50μm 以上的粒子。《中国药典》还规定在可见异物检查符合规定后，还应对 ≥ 100mL 的静脉滴注用注射液进行不溶性微粒检查。按照《中国药典》通则中的不溶性微粒检查法检查，应符合规定。

（3）热原或细菌内毒素与无菌检查：对于输液、热原和无菌检查都非常重要。

（4）有效成分的含量、药液的 pH 及渗透压须严格检查。

考点 4 ★★★　输液存在的主要问题及解决方法

存在问题	产生原因与解决方法
细菌污染问题	主要是由生产过程中严重污染、灭菌不彻底、瓶塞不严松动、漏气等造成的
热原问题	临床上时有发生，一方面要加强生产过程的控制，同时还要重视使用过程中的污染
澄明度与微粒的问题	产生的原因包括工艺操作；橡胶塞与输液容器质量不好；原辅料质量对澄明度有显著影响等

考点 5 ★★　输液的临床应用与注意事项

（1）临床应用：静脉输液速度随临床需求而改变，例如静滴氧氟沙星注射液速度宜慢，24～30滴/分，否则易发生低血压；复方氨基酸滴注过快可致恶心呕吐；林可霉素类滴注时间要维持1小时以上等。

（2）注意事项：一般提倡临用前配制以保证疗效和减少不良反应。

规范临床合理科学配伍用药；规范和加强治疗室输液配制和病房输液过程的管理；加强输液器具管理。

考点 6 ★★　输液举例

葡萄糖注射液

【处方】

浓度	5%	10%	25%	50%
注射用葡萄糖	50g	100g	250g	500g
1%的盐酸	适量	适量	适量	适量
注射用水加至	1000mL	1000mL	1000mL	1000mL

【注解】处方中，葡萄糖为主药，盐酸为pH调节剂，配制时用盐酸调节pH至3.8～4.0，同时严格控制灭菌温度和受热时间，使成品稳定。

考点 7 ★★　营养输液及举例

由于某种原因，患者一切所需营养完全由非胃肠途径输入体内，这种疗法称为胃肠外的全营养液。它对于某些疾病的治疗，有着重要的意义，特别对于不能口服的危重患者，起到挽救生命的作用。

糖、脂肪、蛋白质是人体的三大营养成分，而营养输液就是根据这种需要考虑的，主要有糖的输液、静脉注射脂肪乳剂、复方氨基酸输液等。

（1）复方氨基酸输液：氨基酸是构成蛋白质的成分，也是生物合成激素和酶的原料，在生命体内具有特殊的生理作用。

【处方】$L-$赖氨酸盐酸盐 19.2g；$L-$缬氨酸 6.4g；$L-$精氨酸盐酸盐 10.9g；$L-$苯丙氨酸 8.6g；$L-$组氨酸盐酸盐 4.7g；$L-$苏氨酸 7.0g；$L-$半胱氨酸盐酸盐 1.0g；$L-$色氨酸 3.0g；$L-$异亮氨酸 6.6g；$L-$蛋氨酸 6.8g；$L-$亮氨酸 10.0g；甘氨酸 6.0g；亚硫酸氢钠 0.5g；注射用水加至 1000mL。

【注解】氨基酸均为主药，亚硫酸氢钠是还原剂（抗氧剂），可防止主药被氧化。

（2）静脉注射脂肪乳剂

【处方】精制大豆油 50g；精制大豆磷脂 15g；注射用甘油 25g；注射用水加至 1000mL。

【注解】精制大豆油是油相，也是主药；精制大豆磷脂是乳化剂；注射用甘油是等渗调节剂。

（3）维生素和微量元素：对于静脉营养，维生素、微量元素是不可缺少的，因为它们是某些辅酶的组成部分，在物质代谢中起着重要的作用。

全静脉营养输液中需维生素 13 种，其中水溶性的 9 种，脂溶性的 4 种；还需含有微量元素，人体需 14 种微量元素。

考点8 ★★　血浆代用液及举例

血浆代用液在有机体内有代替血浆的作用，但不能代替全血，对于血浆代用液的质量，除符合注射剂有关质量要求外，代血浆应不妨碍血型试验，不妨碍红细胞的携氧功能，在血液循环系统内，可保留较长时间，易被机体吸收，不得在脏器组织中蓄积。

右旋糖酐输液

【处方】右旋糖酐 60g；氯化钠 9g；注射用水加至 1000mL。

【注解】右旋糖酐是一种葡萄糖聚合物，是目前最佳的血浆代用品之一；氯化钠为渗透压调节剂。

第三节　微粒制剂

一、微粒制剂的概述

考点 1★　微粒制剂定义

微粒制剂，也称微粒给药系统（microparticle drug delivery system，MDDS），系指药物或与适宜载体（一般为生物可降解材料），经过一定的分散包埋技术制得具有一定粒径（微米级和纳米级）的微粒组成的固态、液态或气态药物制剂。

考点 2★★　微粒制剂特点

具有掩盖药物的不良气味与口味、液态药物固态化，减少复方药物的配伍变化，提高难溶性药物的溶解度，或提高药物的生物利用度，或改善药物的稳定性，或降低药物不良反应，或延缓药物释放、提高药物靶向性等作用。

考点 3★★　微粒制剂分类

根据药剂学分散系统分类原则，将直径在 $10^{-4}\sim10^{-9}$m（即 1nm～100μm）范围的分散相构成的分散体系称为微粒分散体系。其中分散相粒径在 1～500μm 范围内统称为粗（微米）分散体系的 MDDS，主要包括微囊、微球、亚微乳等；粒径小于 1000nm 属于纳米分散体系的 MDDS，主要包括脂质体、纳米乳、纳米粒、聚合物胶束等。

二、脂质体

考点 1★★　定义

脂质体（liposomes）是指将药物包封于类脂质双分子层内而形成的微小囊泡，又称类脂小球、液晶微囊。

目前国外上市的品种有：制霉菌素、胞壁酰三肽、紫杉醇、表阿霉素、两性霉素 B、阿糖胞苷、庆大霉素、阿霉素、柔红霉素、甲肝疫苗、免疫疫苗、长春新碱等脂质体。

国产上市品种有：盐酸多柔比星、两性霉素 B、紫杉醇等。

考点 2★★　脂质体的分类

分类依据	种类	说明
按结构	单室脂质体	球径约 ≤ 25nm，药物的溶液只被一层类脂质双分子层所包封
	多室脂质体	球径约 ≤ 500nm，药物溶液被几层类脂质双分子层所隔开，形成不均匀的聚集体
	大多孔脂质体	直径约 130nm±6nm，单层状，多用于抗癌药物、酶制剂、锑剂及不耐酸抗生素类药物的载体

续表

分类依据	种类	说明
按性能	常规脂质体	由磷脂和胆固醇组成，含有脂质双层包围水相的内囊泡结构
	特殊性能脂质体	热敏、pH敏感、多糖被覆、免疫、超声波敏感、光敏和磁性等
按荷电性	中性脂质体、负电性脂质体、正电性脂质体	

考点3 ★★★　新型靶向脂质体

分类	性质
前体脂质体	将脂质吸附在极细的水溶性载体上
长循环脂质体	PEG修饰可增加脂质体的柔顺性和亲水性，降低单核巨噬细胞的亲和力，延长循环时间
免疫脂质体	脂质体表面联接抗体
热敏脂质体	利用相变温度时，脂质体的类脂质膜通透性改变制成
pH敏感脂质体	利用肿瘤间质pH比正常组织细胞低来设计

考点4 ★★★　脂质体的组成、结构和膜材料

（1）脂质体由类脂质双分子层膜所构成。

（2）类脂质膜的主要成分为磷脂和胆固醇，又被称为"人工生物膜"。

（3）磷脂包括天然的卵磷脂、脑磷脂、豆磷脂以及合成磷脂。

（4）胆固醇具有调节膜流动性的作用，是脂质体的"流动性缓冲剂"。

考点 5 ★★★　脂质体的性质与特点

（1）脂质体的理化性质：相变温度、荷电性。

（2）脂质体的特点：①靶向性和淋巴定向性；②缓释和长效性；③细胞亲和性与组织相容性；④降低药物毒性；⑤提高药物稳定性。

考点 6 ★★★　脂质体的质量要求

（1）形态、粒径及其分布：可采用扫描电镜、激光散射法或激光扫描法测定。

（2）包封率＝[脂质体中的药量／（介质中的药量＋脂质体中的药量）]×100%，包封率＞80%。

（3）载药量＝[脂质体中药物量／（脂质体中药量＋载体总量）]×100%。

考点 7 ★★　脂质体的稳定性

（1）物理稳定性：主要用渗漏率表示。渗漏率＝（贮存后渗漏到介质中的药量／贮存前包封的药量）×100%。

（2）化学稳定性：①磷脂氧化指数＝A_{233nm}/A_{215nm}；一般规定磷脂氧化指数应小于 0.2。②磷脂量的测定：基于每个磷脂分子中仅含 1 个磷元素，采用化学法测定可推算出磷脂量。③防止氧化的措施：防止氧化的一般措施有充入氮气，添加抗氧剂，也可直接采用氢化饱和磷脂。

考点 8 ★★　脂质体的作用机制和作为药物载体的用途

（1）脂质体的作用机制：脂质体与细胞之间存在吸附、脂交换、内吞、融合、渗漏和扩散等相互作用。该作用与粒径大小、表面性质、给药途径密切相关。

脂质体的靶向性主要由不同部位的网状内皮系统决定，主要用于肿瘤的治疗。

脂质体静脉给药后，优先集中于网状内皮组织，主要被肝、脾摄取；肌内注射大部分集中于淋巴结中，口服后可到达血管。此外，脂质体还可承载治疗网状内皮系统疾病的其他药物，达到自然靶向的作用。

（2）脂质体作为药物载体的应用

①抗肿瘤药物的载体：增加肿瘤细胞对药物的摄取量、减少毒副作用。

②抗寄生虫药物载体：利用脂质体的天然靶向性。

③抗生素类药物载体：利用脂质体与生物细胞膜亲和力强的特性。

④抗结核药物的载体：脂质体可将药物带入细胞内，杀死结核杆菌。

⑤激素类药物载体：易于浓集在炎症部位。

⑥酶类药物的载体：脂质体是治疗酶原贮积病药物的优良载体。

⑦解毒剂的载体：用脂质体可将螯合剂转运到贮积金属的细胞中。

⑧免疫增强剂：脂质体是一种较为有效的免疫增强剂。

⑨基因治疗载体：脂质体作为一种可供选择的基因载体。

考点 9 ★　脂质体存在的问题

（1）靶向性问题：一般脂质体的靶向性主要集中在网状内皮系统，要达到特异靶向性，需要在脂质体上结合抗体、糖链或使脂质体在受到热、光及靶器官特定的 pH 作用后才释放药物。

（2）稳定性问题：稳定性涉及磷脂原料以及脂质体生产和贮藏的稳定性。

①脂质体对某些水溶性药物包封率较低，药物易从脂质体中渗漏出来。可采用制成前体药物的方法或用大豆甾醇等强化材料修饰脂质膜。

②用常规方法制得的脂质体易于聚集和融合，可采用膜修饰方法使膜带电子或制成聚合膜脂质体。

③脂质体存在贮存稳定性差，静脉注射给药后因血中蛋白、酶等因素作用造成其破裂及包封药物的快速渗漏等不足，使其临床应用受到极大限制。

考点 10 ★★　脂质体举例

（1）注射用紫杉醇脂质体

【处方】紫杉醇 6.0g；卵磷脂 72g；胆固醇 10.8g；赖氨酸 1.4g；5% 葡萄糖适量。

【注解】紫杉醇脂质体用卵磷脂与胆固醇作为骨架材料，脂质体作为药物载体，具有靶向性，可以增强药物治疗作用又可以减低药物毒性。

（2）两性霉素 B 脂质体冻干制品

【处方】两性霉素 B 50mg；氢化大豆卵磷脂（HSPC）213mg；胆固醇（Chol）52mg；二硬脂酰磷脂酰甘油（DSPG）84mg；α–维生素 E 640mg；蔗糖 1000mg；六水琥珀酸二钠 30mg。

【注解】处方中，两性霉素 B 为主药，氢化大豆卵磷脂（HSPC）与二硬脂酰磷脂酰甘油为脂质体制备材料；胆固醇用于改善脂质体膜流动性，提高制剂稳定性；蔗糖配制成溶液用于制备脂质体；维生素 E 为抗氧化剂；六水琥珀酸二钠用作缓冲剂。

（3）阿霉素脂质体

【处方】阿霉素 20g；HSPC95.8g；胆固醇 31.9g；MPEG2000–DSPE31.9g；硫酸铵 20g；蔗糖适量；注射用水定容至 1000mL

【注解】处方中，阿霉素作为主药，HSPC 和胆固醇是脂质体的骨架材料；MPEG2000–DSPE 使脂质体发挥长循环的作用，增加脂质体的稳定性，延长脂质体在体内循环时间，有利于阿霉素药效的发挥；用硫酸铵梯度法制备脂质体时，用硫酸铵水化后用蔗糖透析。

三、微球

考点1★★ 概述

（1）微球（microsphere）是指药物溶解或者分散在高分子材料基质中形成的微小球状实体，属于基质型骨架微粒。

（2）微球粒径范围一般为 $1 \sim 500\mu m$，小的可以是几纳米，大的可达 $800\mu m$，其中粒径小于 500nm 通常又称为纳米球（nanosphere），属于胶体范畴。

（3）在制剂上多数产品为冻干的流动性粉末，亦有混悬剂，主要供注射或口服。

（4）目前微球的研究用药多为抗肿瘤药，也有抗生素、抗结核药、抗寄生虫药、平喘药、疫苗等。市售品有醋酸戈舍瑞林、醋酸亮丙瑞林、醋酸奥曲肽、生长激素、双羟萘酸曲普瑞林、米诺环素、阿巴瑞克、利培酮、纳曲酮、醋酸兰瑞肽、地塞米松、艾塞那肽微球制剂。

（5）静脉注射给药是微球被动靶向的给药方式，主要是通过控制微球的粒径来实现药物的靶向性。粒径大于 $3\mu m$ 的微球将被肺有效截获；而 $3\mu m$ 以下的微球会很快被网状内皮系统的巨噬细胞清除，故主要集中于肝、脾等网状内皮系统丰富的组织，最终到达肝脏的枯否细胞的溶酶体中；粒径达 12μm 以上的微球可暂时或永久地阻滞于毛细血管床；而小于 0.1μm 的微球可以透过血管细胞的间隙离开体循环。

考点 2 ★★ 微球的分类及特点

（1）分类

①普通注射微球：1 ～ 15μm 微球静脉或腹腔注射后，可被网状内皮系统巨噬细胞所吞噬。

②栓塞性微球：栓塞性微球一般粒径较大，视栓塞部位不同，粒径大小可由 30 ～ 800μm 不等。

③磁性微球：用空间磁场在体外定位，使其具靶向性。

④生物靶向性微球：带负电荷的微球可大量被肝摄取，而带正电荷的微球则首先聚集于肺，疏水性微球可被网状内皮系统巨噬细胞所摄取。

（2）微球的特点

①缓释性：药物包封于微球后，通过控制药物的释放速度，达到延长药物疗效的作用。

②靶向性：静脉注射的微球，粒径小于 1.4μm 者全部通过肺循环，7 ～ 14μm 的微球主要停留在肺部，而 3μm 以下的微球大部分在肝、脾部停留。

③降低毒副作用：由于微球的粒径在制备中可以加以控制而达到靶向目的，随之可使药物到达靶区周围，很快达到所需的药物浓度，可以降低用药剂量，减少药物对人体正常组织的毒副作用。

考点3★★　微球的质量要求

（1）粒子大小与粒度分布：微球粒子大小分布是极其重要的质量指标之一。

检测方法有：显微镜法、电子显微镜法、激光散射法和库尔特计数法等。

微球的外观、粒径及其分布的要求是：形态为球形、圆整、表面光滑、粒径分布在较窄范围内。

粒径分布的表示法有质量分布、体积分布、数目分布、跨度等。跨度（Span）$= （D_{90\%}-D_{10\%}）/D_{50\%}$。式中 $D_{90\%}$、$D_{10\%}$、$D_{50\%}$ 分别指一定体积百分率的微球的粒径，Span 越大，粒径分布越广。

（2）载药量：载药量是指单位重量或单位体积微球所负载的药量，其中能释放的药量为有效载药量。

（3）有机溶剂残留检查。

（4）体外释放度：目前没有统一规范的方法。常用的方法有：连续流动系统、动态渗析系统、浆法等。

考点4★★　微球的载体材料和用途

（1）微球的载体材料：作为埋植型或注射型缓释微球制剂的可生物降解的骨架材料主要有两大类：

①天然聚合物：如淀粉、白蛋白、明胶、壳聚糖、葡聚糖等。

②合成聚合物：如聚乳酸（PLA）、聚丙交酯、聚乳酸-羟乙酸（PLGA）、聚丙交酯-乙交酯（PLCG）、聚己内酯、聚羟丁酸等。

（2）药物在微球中的分散状态：通常有三种情况：①溶解在微球内。②以结晶状态镶嵌在微球内。③吸附或镶嵌在微球表面。

药物在微球中的分散状态可直接影响到微球的形态、载药量以及体内外释放情况和疗效。

（3）微球的用途：①抗肿瘤药物载体。②多肽载体。③疫苗载体。④局部麻醉药实现长效缓释。

考点5★★　微球存在的问题

（1）微球载药量有限，对用药量大的药物不易制成微球注射剂。

（2）载体材料和药物本身性质，以及制备工艺（如成球方法的选择、溶剂、药物与材料的比例、附加剂、搅拌速度等）会影响微球质量。

（3）微球产业化问题，如无菌或灭菌条件，突释现象的控制，有机溶剂残留等。

考点6★★　微球举例

注射用利培酮微球

【处方】利培酮1g；PLGA适量。

【注解】利培酮为主药，PLGA为生物可降解载体材料。利培酮是抗精神病药物的代表药。注射用利培酮微球具有长效缓释作用，可以减少用药次数，便于临床用药。

四、微囊

考点1★★　定义

（1）微囊（microcapsules）系指将固态或液态药物（称为囊心物）包裹在天然的或合成的高分子材料（称为囊材）中而形成的微小囊状物，称为微型胶囊，简称微囊，粒径在1～250μm。而粒径在0.1～1μm的称亚微囊，而粒径在 10 ～ 100nm 的称纳米囊。

（2）制备微型胶囊的过程简称为微囊化，这种技术称为微型包囊技术。微囊可进一步制成片剂、胶囊、注射剂等制剂。用微囊制成的制剂称为微囊化制剂。

考点 2 ★★ 药物微囊化的特点

特点	微囊化的应用
提高药物的稳定性	如易氧化药物 β 胡萝卜素、易水解药物阿司匹林，制成微囊化制剂后能够在一定程度上避免光线、湿度和氧的影响，防止药物的分解，提高药物的化学稳定性；挥发油等制成微囊能够防止其挥发，提高了制剂的物理稳定性
掩盖药物的不良臭味	如大蒜素、鱼肝油、氯贝丁酯等药物制成微囊化制剂后，可以有效地掩盖药物的不良臭味
防止药物在胃肠道内失活	减少药物对胃肠道的刺激性，如尿激酶、红霉素易在胃肠道失活；氯化钾对胃的刺激性较大，微囊化可克服这些副作用
控制药物的释放	利用缓释、控释微囊化材料将药物制成微囊后，可以延缓药物的释放，延长药物作用时间，达到长效目的，如复方甲地孕酮微囊注射剂、关西律微囊骨架片等
使液态药物固态化	便于制剂的生产、贮存和使用、如油类、香料和脂溶性维生素
减少药物的配伍变化	如阿司匹林与氯苯那敏配伍后阿司匹林的降解加速，分别包囊后可以避免这种配伍变化
使药物浓集于靶区	抗肿瘤药物制成微囊型靶向制剂，可将药物浓集于肝或肺部等靶区，降低毒副作用，提高疗效

考点 3 ★★　微囊的质量要求

质量评价指标	说明
囊形与粒径	形态应为圆形、椭圆形的封闭囊状物，可用光学显微镜或电子显微镜观察并提供照片；粒径大小应均匀，分散性好，也可用显微镜测定，但常用自动粒径测定仪、库尔特计数仪等测定
药物的含量	一般采用溶剂提取法提取药物进行测定。溶剂的选择原则应使药物最大限度地溶解而囊材溶解最少，且溶剂本身不干扰含量测定
载药量	微囊载药量＝微囊内的药量／微囊的总重量×100%
包封率	微囊包封率＝[微囊内的药量／（微囊内封药量＋介质中药量）]×100%
药物的释放速率	参考《中国药典》中药物释放度测定方法中第二法（浆法）测定，亦可将试样置薄膜透析管内按第一法测定，还可采用流通池测定

考点 4 ★★　药物微囊化的材料

天然高分子囊材	明胶	药用明胶按制备时水解方法的不同，分为酸法明胶（A 型）和碱法明胶（B 型）；常用量为 2%～10%
	阿拉伯胶	一般常与明胶等量配合使用，用量亦为 2%～10%
	海藻酸盐	在微囊化过程中加入 $CaCl_2$ 使海藻酸钠固化成囊；也可与甲壳素或聚赖氨酸合用作复合囊材
	壳聚糖	是 N-乙酰-氨基葡萄糖以 β-1，4 苷键结合而成的氨基多糖，在水及有机溶剂中均难溶解

续表

半合成高分子囊材	纤维素类衍生物	毒性小、黏度大、成盐后溶解度增大；由于易水解，故不宜高温处理，如羧甲基纤维素钠（CMC–Na）、醋酸纤维素酞酸酯（CAP）、乙基纤维素（EC）及甲基纤维素（MC）等
合成高分子囊材	生物不可降解囊材	生物不可降解且不受 pH 影响的囊材有聚酰胺、硅橡胶等；生物不可降解但可在一定 pH 条件下溶解的囊材有聚丙烯酸树脂、聚乙烯醇等
	生物可降解囊材	生物可降解的高分子材料如聚碳酯、聚氨基酸、聚乳酸（PLA）、丙交酯乙交酯共聚物（PLGA）等，无毒、成膜性及成球性好、化学稳定性高，可用于注射给药

考点 5 ★　微囊中药物的释放

（1）微囊中药物的释药机理：①药物透过囊壁扩散，属于物理过程；②囊壁的消化降解，属于生化过程；③囊壁的破裂或溶解，属于物理化学过程。

（2）影响微囊中药物释放速率的因素：①药物的理化性质；②囊材的类型及组成；③微囊的粒径；④囊壁的厚度；⑤工艺条件；⑥释放介质。

考点 6 ★　微囊举例

复方甲地孕酮微囊注射液

【处方】甲地孕酮15mg；戊酸雌二醇 5mg；阿拉伯胶粉适量；明胶适量；羧甲基纤维素钠（钠含量6.98% ～ 8.5%，黏度300 ～ 600 厘泊）适量；硫柳汞（注射用）适量。

【注解】甲地孕酮与戊酸雌二醇配伍为囊心物，用明胶和阿拉伯胶作囊材，以复凝聚法包囊，羧甲基纤维素钠作助悬剂，硫柳汞作抑菌剂。

五、其他微粒制剂

考点1★★　纳米乳

（1）纳米乳定义：纳米乳（nanoemulsion）系由油、水、乳化剂和助乳化剂组成，具有各向同性、外观澄清的热力学稳定体系（微乳）。

（2）纳米乳特点：纳米乳粒径大多小于100nm，在一定条件下可自发形成，无须外力做功；在较大的温度范围内能保持热力学稳定，经热压灭菌或离心后仍不分层；纳米乳内部同时存在的亲水、亲油区域，能显著增加药物的溶解度；为促进曲率半径很小的乳滴的形成，处方中除了加入乳化剂外还需要加入助乳化剂。

（3）纳米乳举例

前列地尔纳米乳注射剂

【处方】前列地尔0.5mg；注射用大豆油3.0g；泊洛沙姆188 1.0g；注射用卵磷脂1.0g；注射用水加至100g。

【注解】处方中，前列地尔为主药，注射用大豆油为油相，注射用水为水相，泊洛沙姆188和注射用卵磷脂为乳化剂。因前列地尔水溶性差，不易制备普通注射剂。采用乳化手段，将前列地尔包封入纳米乳滴，使其可以选择性地在创伤部位蓄积，达到靶向作用，即减少了药物用量，又在一定程度上降低了血管刺激性，并增强了药物稳定性。

考点 2 ★★ 亚微乳

（1）亚微乳定义：亚微乳（submicroemulsion）乳滴粒径在 100～1000nm，其稳定性介于纳米乳与普通乳之间，热压灭菌时间太长或两次灭菌会分层。通常要用高压均质机制备，外观不透明或呈乳剂。

（2）亚微乳举例

16-妊娠双烯醇酮亚微乳注射剂

【处方】16-妊娠双烯醇酮 300mg；大豆油 10g；蛋黄卵磷脂 E-80 1.5g；维生素 E0.01g；泊洛沙姆 0.3g；甘油 2.5g；注射用水稀释至 100mL。

【注解】处方中，16-妊娠双烯醇酮是主药，大豆油为油相，蛋黄卵磷脂 E-80 是乳化剂，泊洛沙姆是助乳化剂，维生素 E 是抗氧化剂，甘油为等渗调节剂。

考点 3 ★★ 纳米粒

（1）纳米粒定义：纳米粒（nanoparticles）的粒径在 10～100nm，药物可以溶解、包裹与高分子材料中形成载体纳米粒。

（2）纳米粒分类：纳米粒可分为骨架实体型的纳米球和膜壳药库型的纳米囊。其中，白蛋白纳米粒给药系统是一种良好的药物载体。

（3）纳米粒制剂举例

紫杉醇白蛋白纳米粒

【处方】无菌紫杉醇（纳米级）0.5g；人血清白蛋白（纳米级）20g；大豆磷脂 20g；橄榄油 20g；甘露醇 30g；亚硫酸钠 3g；无水乙醇 15mL；注射用水 150mL。

【注解】白蛋白结合型紫杉醇纳米粒可提高紫杉醇的稳定性和安全性，延长药效，提高靶向能力。选择适宜配比的白蛋白为载体能够保护药物免受环境影响，隔离活性成分，降低挥发性和毒性，可获得适宜的释药速度，起到作用和缓而持久、不良反应较少的结果。其中，橄榄油作为油相，甘露醇作为冻干骨架剂，亚硫酸钠为稳定剂。

第四节 其他注射剂

一、生物技术药物注射剂

考点 1 ★ 生物技术药物的特点和挑战

（1）生物技术药物分子量大，大多数难以自由地透过体内屏障，难以作用于中枢神经系统、脑组织中和各类细胞内的药物靶点，其口服、透皮或黏膜吸收的生物利用度很低，几乎都必须采用注射给药方式。

（2）生物技术药物的结构和性质大多与体内的内源性生物分子相似，因此生物分子的结构和功能对温度、pH、离子强度及酶等条件极为敏感，很容易被降解或失活，在其研发过程中应该注意并避免。

（3）生物技术药物的结构非常复杂，分析方法也有独特的要求，亦为药剂学研究增加了难度。

考点 2 ★★ 生物技术药物注射剂的临床应用与注意事项

（1）临床应用：目前生物技术药物制剂主要是以注射剂为主，市售销售量比较好的有：伊那西普冻干粉针剂、英夫利昔单抗冻干粉针剂、贝伐珠单抗注射液、利妥昔单抗注射液、阿达木单抗注射液、阿法依伯汀注射液、曲妥珠单抗冻干粉针剂、甘精胰岛素注射液、培非司亭注射液等。

（2）注意事项

①溶液的 pH 和缓冲盐：选择最能保证蛋白稳定性的溶液 pH 范围及缓冲体系。

②加入小分子稳定剂和抗氧化剂：组成蛋白质的部分氨基酸易被氧化，可加入蔗糖等稳定剂，也可以加入 EDTA 等螯合剂抑制氧化发生。

③使用表面活性剂：为防止蛋白的变性，可在制剂中添加少量的表面活性剂分子，如吐温 80 等。

考点3★★　生物技术药物注射剂举例

胰岛素注射液

【处方】中性胰岛素 40IU/mL；氯化锌 46μg/mL；甘油 17mg/mL；间甲酚 2.7mg/mL；氢氧化钠适量；盐酸适量；注射用水 1000mL。

【注解】处方中，中性胰岛素为主药，氯化锌为络合剂，与胰岛素反应生成水不溶的锌络合物，甘油为等渗调节剂，氢氧化钠和盐酸为 pH 调节剂，间甲酚为抑菌剂。

二、中药注射剂

考点1★　定义

中药注射剂（traditional Chinese injections）是指将饮片经提取、纯化等过程制得的可注入人体内的溶液、乳状液及临用前配成溶液的无菌粉末或浓缩液的无菌制剂。

考点2★　中药注射剂的处方设计与质量要求

中药注射剂的处方组成分为单方和复方，处方宜少而精，可以是有效成分、有效部位、净药材等。

处方设计的目的是为了解决药用成分的溶解性、制剂稳定性及生理适应性等问题，应尽量依照种类少、含量低、质量优的原则。

中药注射剂质量要求：①性状：包括色泽、澄清度等。中药注射剂由于受其原料的影响，允许有一定的色泽，但同一批号成品的色泽必须保持一致，在不同批号的成品之间，应控制在一定的色差范围内。②鉴别：处方中全部药味均应作主要成分的鉴别，也可选用能鉴别处方药味的特征图谱。③检查：中药注射剂除按《中国药典》中规定项目检查外，还应控制工艺过程可能引入的其他杂质。④含量测定：注射剂中所含成分应基本清楚。

考点 3 ★★ 中药注射剂举例

复方柴胡注射液

【处方】北柴胡 2500g；细辛 250g；氯化钠 8g；吐温 80 40mL；注射用水加至 1000mL。

【注解】处方中，北柴胡、细辛为主药，吐温 80 是增溶剂，增加挥发油在水中的溶解度，氯化钠起到调节等渗的作用。

第六章 皮肤和黏膜给药途径制剂与临床应用

第一节 皮肤给药制剂

一、皮肤给药制剂的概述

考点1★ 定义

皮肤给药制剂系指药物经皮肤给药起局部作用或吸收进入体循环而起全身治疗作用的制剂。

考点2★★ 皮肤给药制剂的分类

皮肤给药途径制剂分局部作用的传统制剂和现代经皮给药系统（transdermal drug delivery systems，TTDS）。前者包括软膏剂、乳膏剂、糊剂、凝胶剂、贴膏剂、涂膜剂、搽剂、酊剂、气雾剂、喷雾剂等；后者一般指贴剂。

考点3★★★ 皮肤给药制剂的特点

（1）可直接作用于疾病部位，发挥局部治疗作用。

（2）避免肝脏的首过效应和胃肠道因素的干扰。

（3）避免药物对胃肠道的副作用。

（4）长时间维持恒定的血药浓度或药理效应，达到减毒增效的目的。

（5）减少用药次数，患者可自主用药，特适用于婴幼儿、老人或因呕吐不宜口服药物的以及长期用药的患者，改善用药的顺应性。

（6）发现副作用可随时中止用药，安全性增加。

（7）可通过给药面积调节给药剂量，提高治疗剂量的准确性。

考点4 ★★★　局部治疗皮肤给药制剂的选用原则

（1）皮肤疾病急性期：表现以红色斑丘疹、红肿和水疱为主。无渗液时，用洗剂或粉雾剂，不能使用糊剂及软膏剂；有大量渗液时，可用溶液湿敷，如3%硼酸洗剂。

（2）皮肤疾病亚急性期：表现为炎症趋向消退，但未完全消退。若皮肤糜烂，有少量渗液时，可选外用糊剂；若有皮损呈丘疹或小片增厚，无渗液时，可选用乳膏剂、洗剂与软膏剂；有痂皮时，先涂软膏剂软化后拭去，再外用药物。

（3）皮肤疾病慢性期：表现为皮肤增厚、角化、干燥和浸润。浸润增厚时，可选乳膏剂及软膏剂；苔藓样变时，可选软膏剂、酊剂等。

二、软膏剂、乳膏剂与糊剂

考点1 ★★　定义

（1）软膏剂系指原料药物与油脂性或水溶性基质混合制成均匀的半固体外用制剂。根据药物在基质中分散状态可分为溶液型和混悬型。

（2）乳膏剂系指原料药物溶解或分散于乳状液型基质中形成的均匀的半固体外用制剂。根据基质不同，可分为水包油型（O/W 型）和油包水型（W/O 型）。

（3）糊剂系指大量的原料药物固体粉末（一般 25% 以上）均匀地分散在适宜的基质中所组成的半固体外用制剂。根据基质不同，可分为含水凝胶性糊剂和脂肪糊剂。

考点 2 ★★　软膏剂、乳膏剂与糊剂的特点

具有热敏性和触变性。热敏性反映遇热熔化而流动；而触变性反映施加外力时黏度降低，静止时黏度升高，不利于流动。

考点 3 ★★　软膏剂、乳膏剂与糊剂的质量要求

（1）选用的基质应根据各剂型的特点、药物的性质，以及疗效、稳定性及安全性而定，基质应均匀、细腻，涂于皮肤或黏膜上无刺激性。

（2）具有适当黏稠度，不融化，不易受季节变化影响。

（3）性质稳定，有效期内应无酸败、异臭、变色、变硬等变质现象。乳膏剂不得出现油水分离及胀气现象。

（4）必要时可加入防腐剂、抗氧剂、增稠剂、保湿剂及透皮促进剂；保证其有良好的稳定性、吸水性与药物的释放性、穿透性。

（5）无刺激性、过敏性；无配伍禁忌；用于烧伤、创面与眼用乳膏剂应无菌。

（6）软膏剂、糊剂应避光密闭贮存；乳膏剂避光密封，置 25℃以下贮存，不得冷冻。

考点 4 ★★★　常用基质与附加剂种类

（1）软膏剂常用基质与附加剂种类
①油脂性基质：烃类、动植物油脂、类脂及硅酮类

等。常用的有凡士林、石蜡、液状石蜡、硅油、蜂蜡、鲸蜡、羊毛脂、硬脂酸等。

②水溶性基质：天然或合成的水溶性高分子物质所组成，溶解后形成水凝胶。常用的有聚乙二醇、卡波姆、甘油、明胶等。

③常用附加剂：抗氧剂、防腐剂、保湿剂及透皮促进剂等附加剂。

油脂性基质的特点：润滑、无刺激，稠度适宜，涂于皮肤能形成封闭性油膜，促进皮肤水合作用，对皮肤有保护软化作用，能与较多药物配伍。适用于表皮增厚、角化、皲裂等慢性皮损和某些感染性皮肤病的早期，不适用于有渗出液的皮肤损伤。

水溶性基质的特点：无油腻性，能与水性物质或渗出液混合，易洗除，药物释放快，多用于湿润糜烂创面，有利于分泌物的排除。

（2）乳膏剂的常用基质与附加剂：乳膏剂的基质由水相、油相及乳化剂三部分组成。乳剂型基质分为 W/O 型和 O/W 型两类。

①常用油相：如硬脂酸、蜂蜡、石蜡、高级脂肪醇、液状石蜡、凡士林等。

②常用乳化剂：可分 O/W 型和 W/O 型，其中，O/W 型乳化剂有：一价肥皂类（脂肪酸的钠、钾、铵盐）、脂肪醇硫酸（酯）钠（如 SDS）、聚山梨酯类等；W/O 型乳化剂有：钙皂、羊毛脂、单硬脂酸甘油酯、脂肪醇、司盘类等。

③常用附加剂：保湿剂、抑菌剂、增稠剂、抗氧剂及透皮吸收促进剂等。

乳膏剂基质的要求：应均匀、细腻、涂于皮肤或黏膜无刺激。

考点 5 ★★★　软膏剂、乳膏剂与糊剂的临床应用

（1）油脂性基质软膏剂主要用于：①保护、滋润皮肤，并对皮肤有保温作用。②保护创面、促进肉芽生长、恢复上皮和消炎收敛作用，适用于分泌物不多的浅表性溃疡。③防腐杀菌、软化痂皮。忌用于糜烂渗出性及分泌物较多的皮损。

（2）水溶性基质软膏剂多用于：润湿糜烂创面，也常用作腔道黏膜给药途径制剂。

（3）乳膏剂适用于：各种急、慢性炎症性皮肤病，如湿疹、皮炎、皮肤瘙痒症等。O/W 型较适用于炎热天气或油性皮肤使用；W/O 型较适用于寒冷季节或干性皮肤使用。

（4）糊剂多用于：痂皮脓疱性、鳞屑性皮肤病，以及亚急性或慢性炎症性皮肤损害。

考点 6 ★★　软膏剂、乳膏剂与糊剂的注意事项

（1）避免接触眼睛及黏膜。

（2）用药部位如有烧灼感、红肿等情况应停药，并将局部药物洗净。

（3）药物性状发生改变时禁止使用。

（4）软膏剂和乳膏剂应在外用后多加揉搓，对局限性苔藓化肥厚皮损可采用封包疗法。

（5）用药要考虑年龄、性别、皮损部位，以及是否为儿童、孕妇、哺乳期妇女禁用药品。

（6）在皮肤患处使用，用药量和用药次数应适宜，用药疗程应根据治疗效果确定，不宜长期用药。

（7）糊剂不宜用于毛发较长较多处，也不宜于渗液较多处使用。

（8）软膏剂和乳膏剂用于烧伤治疗，若属于非无菌制剂，需标明"本品为非无菌制剂"，应明确"用于程度较轻的烧伤（Ⅰ度或浅Ⅱ度）"，"应遵医嘱使用"。

考点7 ★★　软膏剂、乳膏剂与糊剂的举例

（1）冻疮软膏

【处方】樟脑30g；薄荷脑20g；硼酸50g；羊毛脂20g；液状石蜡10mL；凡士林适量。

【注解】本品为油脂性基质软膏，加适量羊毛脂可加速药物在皮肤内的扩散。

（2）水杨酸乳膏

【处方】水杨酸50g；硬脂酸甘油酯70g；硬脂酸100g；白凡士林120g；液状石蜡100g；甘油120g；十二烷基硫酸钠10g；羟苯乙酯1g；蒸馏水480mL。

【注解】本品为O/W型乳膏，水杨酸为主药，硬脂酸、白凡士林、液状石蜡为油相，甘油为保湿剂，十二烷基硫酸钠和硬脂酸甘油酯为混合乳化剂，羟苯乙酯为防腐剂，蒸馏水为水相。

（3）氧化锌糊

【处方】氧化锌250g；淀粉250g；羊毛脂250g；白凡士林250g。

【注解】本品固体粉末成分占50%，在体温下软化而不熔化。适用于有少量渗出液的亚急性皮炎、湿疹。

三、凝胶剂

考点1 ★　定义

凝胶剂系指原料药物与能形成凝胶的辅料制成的具有

凝胶特性的稠厚液体或半固体制剂。

凝胶剂限局部用于皮肤及体腔黏膜给药，如鼻腔、阴道和直肠。

考点 2 ★★　凝胶剂的分类

（1）根据分散系统，凝胶剂可分为：单相分散系统和双相分散系统；单相分散系统又分为水性凝胶剂和油性凝胶剂。

（2）根据形态，凝胶剂可分为：①乳剂，即乳状液型凝胶剂；②胶浆剂，为高分子基质如西黄蓍胶制成的凝胶剂；③混悬型凝胶剂，系小分子无机药物（如氢氧化铝凝胶）胶体微粒以网状结构分散于液体中形成，属于两相凝胶剂，有触变性，静止时为半固体，搅拌或振摇时为液体。

考点 3 ★★★　凝胶剂的基质

凝胶剂的基质属于单相分散系统，有水性和油性之分。

（1）水性凝胶基质：一般由水、甘油或丙二醇与纤维素衍生物、卡波姆和海藻酸盐、西黄蓍胶、明胶、淀粉等构成。

（2）油性凝胶基质：由液状石蜡与聚乙烯或脂肪油与胶体硅或铝皂、锌皂构成。

临床上应用较多的是水性凝胶剂。

考点 4 ★　凝胶剂的特点

凝胶剂具有良好的生物相容性，对药物释放具有缓释、控释作用，制备工艺简单且形状美观，易于涂布使用，局部给药后易吸收、不污染衣物，稳定性好。

考点 5 ★★ 凝胶剂的质量要求

（1）混悬型凝胶剂中胶粒应分散均匀，不应下沉、结块。

（2）凝胶剂应均匀、细腻，在常温时保持胶状，不干涸或液化。

（3）凝胶剂根据需要可加入保湿剂、抑菌剂、抗氧剂、乳化剂、增稠剂和透皮促进剂等；抑菌剂的抑菌效力应符合抑菌效力检查法的规定。

（4）凝胶剂一般应检查 pH。

（5）凝胶剂基质与药物间均不应发生理化作用。

（6）除另有规定外，凝胶剂应避光，密闭贮存，并应防冻。

考点 6 ★★ 凝胶剂的临床应用与注意事项

（1）临床应用：根据给药途径不同，凝胶剂的具体使用方法亦不同，临床合理使用需掌握正确的方法并按说明使用。

口服凝胶剂服用前要充分摇匀，否则有效成分可能分布不均，会影响给药剂量，从而影响药效发挥。

外用凝胶剂，适量涂患处，一日 2 ～ 3 次。

（2）注意事项：①皮肤破损处不宜用。②避免接触眼睛及黏膜。③用药部位如有烧灼感、红肿等情况应停药，并将局部药物洗净。④如正在使用其他药品，使用本品前请咨询医师或药师。⑤根据说明书规定的用药途径和部位正确使用。⑥皮肤外用时，需清洁皮肤表面患处，按说明涂药，并用手指轻轻按摩给药部位直至均匀涂展开。⑦凝胶剂性质发生改变时禁止使用。

考点 7 ★★　凝胶剂的举例

吲哚美辛软膏

【处方】吲哚美辛 10.0g；交联型聚丙烯酸钠（SDB–L400）10.0g；PEG4000 80.0g；甘油 100.0g；苯扎溴铵 10.0mL；蒸馏水加至 1000g。

【注解】处方中，吲哚美辛为主药；PEG4000 为透皮吸收促进剂；交联型聚丙烯酸钠（SDB–L400）为高吸水性树脂材料，吸水膨胀成胶状半固体，具有保湿、增稠、皮肤浸润等作用；甘油为保湿剂；苯扎溴铵为防腐剂。

四、贴剂

考点 1 ★　定义

贴剂，或称经皮给药系统（TDDS 或 TTS）系指药物与适宜的材料制成的供贴敷在皮肤上，可产生全身性或局部作用的一种薄片状柔性制剂。

贴剂可用于完整皮肤表面，也可用于有疾患或不完整的皮肤表面。其中用于完整皮肤表面，能将药物输送透过皮肤进入血液循环系统的贴剂称为透皮贴剂。

考点 2 ★★　贴剂的特点

（1）贴剂的优点

①避免了口服给药可能发生的肝首关效应及胃肠灭活效应，药物可长时间持续扩散进入血液循环，提高了治疗效果。

②维持恒定的血药浓度，避免峰谷现象，增强了治疗

效果，减少了胃肠给药的副作用。

③延长作用时间，减少用药次数，改善患者用药顺应性。

④患者可以自主用药，适用于婴儿、老人和不宜口服给药的患者。

⑤发现副作用可随时中断给药。

（2）贴剂的局限性

①由于起效慢，不适合要求起效快的药物。

②大面积给药，可能会对皮肤产生刺激性和过敏性。

③存在皮肤的代谢与贮库作用。

④药物吸收的个体差异和给药部位的差异较大。

考点3★★　贴剂的质量要求

（1）材料及辅料：所用的材料及辅料应符合国家标准有关规定。

（2）外观：应完整光洁，有均一的应用面积，冲切口应光滑，无锋利的边缘。

（3）残留溶剂测定：使用有机溶剂涂布应检查残留溶剂。

（4）黏附力测定：通常压敏胶与皮肤作用的黏附力可用三个指标衡量，即初黏力、持黏力及剥离强度。

（5）释放度测定：透皮贴剂应标明单位时间的药物释放量。

（6）含量均匀度测定。

（7）贮存条件：除另有规定外，贴剂应密封贮存。

考点4★★★　贴剂的基本结构与类型

（1）贴剂的基本结构：贴剂通常由含有活性物质的支

撑层和背衬层以及覆盖在药物释放表面上的保护层组成。根据需要，贴剂可使用药物贮库、控释膜和黏附材料。

组成	作用
背衬层	由不易渗透的铝塑复合膜、玻璃纸、尼龙等材料组成，可防止药物流失和潮解
药物贮库层	由药物、高分子材料、经皮促进剂等组成，提供释放的药物
控释膜	由乙烯－醋酸乙烯共聚物（EVA）和致孔剂组成的微孔膜
胶黏膜	由无刺激性和过敏性的黏合剂组成，如天然树胶、树脂和合成树脂等
保护层	可剥离衬垫膜，保护药膜

（2）贴剂的类型：经皮给药贴剂按其结构可分为贮库型和骨架型两大类；按基质大致分为贴剂和巴布剂两大类，贴剂常用压敏胶作为基质，而巴布剂则常用水溶性基质作为载药基质。

贴剂按结构可分为：黏胶分散型、周边黏胶骨架型、贮库型。

①黏胶分散型：是将药物分散在压敏胶中，铺于背衬材料上，加防黏层而成，与皮肤接触的表面都可以输出药物。

②周边黏胶骨架型：将含药的骨架周围涂上压敏胶，贴在背衬材料上，加防黏层即成。

③贮库型：是利用高分子包裹材料将药物和透皮吸收促进剂包裹成贮库。

考点 5 ★★★　贴剂的处方材料

（1）骨架材料：疏水性的聚硅氧烷与亲水性的聚乙

烯醇。

（2）控释膜材料：经皮给药制剂中的控释膜可分为均质膜和微孔膜。用作均质膜的高分子材料有乙烯–醋酸乙烯共聚物（EVA）和聚硅氧烷等。微孔膜有聚丙烯拉伸微孔膜等。

（3）压敏胶：即对压力敏感的胶黏剂，无须借助其他手段，只需施加轻度压力即可与被黏物牢固地结合，主要包括：聚异丁烯（PIB）类、丙烯酸类和硅橡胶压敏胶。

（4）背衬材料、防黏材料与药库材料

①背衬材料：常用多层复合铝箔，还有聚酯（PET，聚对苯二甲酸乙二醇酯，涤纶树脂）、高密度聚乙烯（HDPE）、聚苯乙烯（PS）等。

②防黏材料：常用的防黏材料有聚乙烯（PE）、聚苯乙烯（PS）、聚丙烯（PP）、聚碳酸酯（PC）、聚四氟乙烯（Teflon 或 PTFE）等高聚物的膜材。

③药库材料：可以用单一材料，也可用多种材料配制的软膏、水凝胶、溶液等，如卡波姆、HPMC、PVA 等均较为常用，各种压敏胶和骨架膜材也同时可以是药库材料。

考点 6 ★★　贴剂的临床应用与注意事项

临床应用贴剂时，应按产品说明书中推荐的较佳皮肤部位使用，并注意轮换用药部位，避免对皮肤的刺激性。

贴剂使用时应注意：①给药部位应当清洁、干燥、几乎无毛法皮肤，避免使用皮肤洗剂。②使用前不可撕破或割破单位剂量。③应贴在不被衣服经常摩擦或移动的位置。④应根据产品说明书所示的推荐使用时间，到时应立即除去。⑤有过敏，不能耐受或有较强的皮肤刺激时，应立即暂时中断使用。⑥贴剂不可切割使用。

考点 7 ★★　贴剂的举例

可乐定控释贴剂

【处方】

贮库层：可乐定 2.9%；聚异丁烯 MML-100 5.2%；聚异丁烯 LM-MS6.5%；液状石蜡 10.4%；庚烷 75%；液态二氧化硅适量。

胶黏层：可乐定 0.9%；聚异丁烯 MML-100 5.7%；聚异丁烯 LM-MS7%；液状石蜡 11.4%；庚烷 75%；液态二氧化硅适量。

【注解】本品为贮库型透皮贴剂。处方中，可乐定为主药，聚异丁烯为压敏胶和贮库材料，液状石蜡和液态二氧化硅为贮库材料，庚烷为溶剂。

五、贴膏剂

考点 1 ★★　定义

贴膏剂系指将原料药物与适宜的基质制成膏状物、涂布于背衬材料上供皮肤贴敷，可产生全身性或局部作用的一种薄片状柔性制剂。

贴膏剂包括凝胶贴膏（原巴布贴膏剂或凝胶膏剂）和橡皮膏剂。

考点 2 ★★　贴膏剂的分类与基质

凝胶膏剂系指原料药物与适宜的亲水性基质混匀后涂布于背衬材料上制成的贴膏。常用基质有聚丙烯酸钠、羧甲基纤维素钠、明胶、甘油和微粉硅胶等。

橡胶膏剂系指原料药物与橡胶等基质混匀后涂布于背衬材料制成的贴膏剂。常用基质有橡胶、热可塑性橡胶、松香、松香衍生物、凡士林、羊毛脂和氧化锌等。

考点3 ★★　贴膏剂的特点

与橡胶膏剂相比，凝胶膏剂具有良好的皮肤生物相容性、透气性、无致敏性及刺激性、载药量大、释药性能好、血药浓度平稳、使用方便以及生产过程不使用有机溶剂的特点。

考点4 ★★　贴膏剂的质量要求

（1）贴膏剂所用材料及辅料应符合国家标准有关规定，并应考虑到对贴膏剂局部刺激性和药物性质的影响。

（2）根据需要可加入透皮促进剂、表面活性剂、稳定剂、保湿剂、防腐剂、抗过敏剂或抗氧剂。

（3）膏料应涂布均匀，膏面应光洁，色泽一致，无脱膏、失黏现象；背衬面应平整、洁净、无漏膏现象。

（4）涂布中若使用有机溶剂，必要时应检查有机溶剂残留量。

（5）除另有规定或来源于动植物多组分且难以建立测定方法的贴膏剂外，贴膏剂的含量均匀度、释放度、黏附力等应符合要求。

（6）除另有规定外，贴膏剂应密封贮存。

考点5 ★★　贴膏剂的临床应用与注意事项

（1）临床应用：贴膏剂可用在皮肤上，起固定敷料，保护创伤的作用。全身治疗作用，主要是通络止痛、祛风散寒，多用于治疗跌打损伤、风湿痹痛等。局部治疗作用主要用于：①神经性皮炎、慢性湿疹、结节性痒疹、局限性银屑病、扁平苔藓等病症。②局限性、孤立性、角化性皮肤病，如鸡眼、疣、胼胝（皮肤等的异常变硬和增厚）等。使用时以洗涤剂或稀乙醇轻拭皮肤，待皮肤干燥后，局部敷贴。可根据患部面积大小，任意使用。

（2）注意事项：禁用于急性、亚急性炎症及糜烂渗出性皮肤病，以及水疱、结痂和溃疡性病变等。多毛部位不宜使用。

考点6★★ 贴膏剂的举例

伤湿止痛膏

【处方】伤湿止痛用流浸膏50g；水杨酸甲酯15g；颠茄流浸膏30g；芸香浸膏12.5g；薄荷脑10g；冰片10g；樟脑20g；基质600g。

【注解】本品为橡胶膏剂。制备方法：7味中药粉碎成粗粉，用90%乙醇制成相对密度约为1.05的流浸膏；按处方量称取各药，另加3.7～4.0倍重的由橡胶、松香、羊毛脂、凡士林、液状石蜡等制成的基质，制成涂料，进行涂膏，切段，盖衬，切成小块，即得。

六、皮肤给药的液体制剂

1. 搽剂

考点1★★ 搽剂的定义

搽剂系指原料药用乙醇、油或适宜的溶剂制成的溶液、乳状液或混悬液，供无破损皮肤揉擦用的液体制剂。

考点2★★ 搽剂的特点

具有收敛、保护、镇痛、杀菌等作用。起镇痛、抗刺激作用的搽剂，多用乙醇作为分散介质，使用时用力揉搓，可增加药物的渗透性；保护作用的搽剂多用油、液状石蜡为分散介质，搽用时有润滑作用，无刺激性。

考点3★★　要求与规定

（1）搽剂常用的溶剂有水、乙醇、液状石蜡、甘油或植物油等。

（2）搽剂在贮藏时，乳状液若出现油相与水相分离，经振摇后应能重新形成乳状液；混悬液若出现沉淀物，经振摇应易分散，并具有足够的稳定性，以确保给药剂量的准确。易变质的搽剂应在临用前配制。

（3）搽剂用时可加在绒布或其他柔软物料上，轻轻涂裹患处，所用的绒布或其他柔软物应洁净。

（4）除另有规定外，以水或稀乙醇为溶剂的一般应检查相对密度、pH；以乙醇为溶剂的应检查乙醇量；以油为溶剂的应无酸败等变质现象，并应检查折光率。

（5）搽剂应稳定，根据需要可加入抑菌剂或抗氧剂。抑菌剂的抑菌效力应符合抑菌效力检查法的规定。

（6）除另有规定外，搽剂应遮光，密闭贮存。

考点4★★　搽剂的举例

复方苯海拉明搽剂

【处方】盐酸苯海拉明 10g；苯佐卡因 20g；薄荷脑 50g；樟脑 50g；乙醇适量；水适量。

【注解】本搽剂为绿色溶液。在该复方制剂中，盐酸苯海拉明为抗组胺药，可缓解组胺所致的变态反应；苯佐卡因属于局部麻醉药，有止痛、止痒作用；薄荷脑、樟脑能促进血液循环，有消炎、止痒、止痛作用。

2. 涂剂

考点1★　涂剂的定义

涂剂系指含原料药物的水性或油性溶液、乳状液、混悬液，供临用前用消毒纱布或棉球等柔软物蘸取涂于皮肤或口腔与喉部黏膜的液体制剂，也可为临用前用无菌溶剂制为溶液无菌冻干制剂，供创伤面涂抹治疗用。

考点2★★　涂剂的特点

涂剂大多为含甘油溶液。甘油能使药物滞留于口腔、喉部的黏膜，有滋润作用，对喉头炎、扁桃体炎等起辅助治疗作用，如复方碘涂剂。

考点3★★　要求与规定

（1）涂剂大多为消毒或消炎药物的甘油溶液，也可用乙醇、植物油等作溶剂。以油为溶剂的应无酸败等变质现象，并应检查折光率。如所用原料药物为生物制品原液，则其原液、半成品和成品的生产及质量控制应符合相关品种项下的要求。

（2）涂剂在贮藏时，乳状液若出现油相与水相分离，经振摇后应重新形成乳状液；混悬液若出现沉淀物，经振摇后应易分散，并具足够稳定性，以确保给药剂量的准确；易变质的涂剂应在临用前配制。

（3）涂剂应稳定，根据需要可加入抑菌剂或抗氧剂。抑菌剂的抑菌效力应符合抑菌效力检查法的规定。

（4）除另有规定外，应避光、密闭贮存；对热敏感的品种，如生物制品，应置 2～8℃避光贮藏和运输。

（5）除另有规定外，涂剂在启用后最多可使用4周。

考点4★★　涂剂的举例

地塞米松涂剂

【处方】地塞米松 0.5g；二甲基亚砜 600mL；蒸馏水加至 1000mL。

【注解】本品具有止痒、消炎、抗过敏和抑制角化异常作用。处方中二甲基亚砜作为皮肤吸收促进剂，蒸馏水为溶剂。

3. 涂膜剂

考点1★★　涂膜剂的定义

涂膜剂系指原料药溶解或分散于含有膜材料溶剂中，涂搽患处后形成薄膜的外用液体制剂。

考点2★★　要求与规定

（1）涂膜剂用时涂布于患处，有机溶剂迅速挥发，形成薄膜保护患处，并缓慢释放药物起治疗作用。涂膜剂一般用于无渗出液的损害性皮肤病等。

（2）涂膜剂常用的成膜材料有聚乙烯醇、聚乙烯吡咯烷酮、乙基纤维素和聚烯醇缩甲乙醛等；增塑剂有甘油、丙二醇、乙酸甘油酯等；溶剂为乙醇等。必要时可加其他附加剂，但所加附加剂对皮肤或黏膜应无刺激性。

（3）涂膜剂应稳定，根据需要可加入抑菌剂或抗氧剂；抑菌剂的抑菌效力应符合抑菌效力检查法的规定。

（4）除另有规定外，涂膜剂在启用后最多可使用4 周。

考点3★★　涂膜剂的举例

痤疮涂膜剂

【处方】沉降硫黄 3.0g；硫酸锌 3.0g；氯霉素 2.0g；樟脑醑 25mL；甘油 10.0g；PVA（05-88）2.0g；乙醇适量；蒸馏水加至 100mL。

【注解】沉降硫黄、硫酸锌、氯霉素、樟脑醑为主药，甘油为增塑剂，PVA 为成膜材料，乙醇、蒸馏水为溶剂。使用时应避免接触眼睛和其他黏膜（如口、鼻等）；用药部位如有烧灼感、瘙痒、红肿等情况应停药，并将局部药物洗净。

4.洗剂

考点1★★　洗剂的定义

洗剂系指含原料药的溶液、乳状液、混悬液，供清洗或涂抹无破损皮肤或腔道用的液体制剂。

考点2★★　要求与规定

（1）洗剂在贮藏时，乳状液若出现油相与水相分离，但经振摇易重新形成乳状液；混悬液放置后的沉淀物，经振摇应易分散，并具足够稳定性，以确保给药剂量的准确。易变质的涂剂应于临用前配制。

（2）除另有规定外，以水或稀乙醇为溶剂的洗剂一般应检查相对密度、pH。

（3）除另有规定外，洗剂应密闭贮存。

考点3 ★★　洗剂的举例

复方硫黄洗剂

【处方】沉降硫黄 30g；硫酸锌 30g；樟脑醑 250mL；羧甲基纤维素钠 5g；甘油 100mL；纯化水加至 1000mL。

【注解】硫黄为强疏水性药物，甘油为润湿剂，使硫黄能在水中均匀分散；羧甲基纤维素钠为助悬剂，可增加混悬液的动力学稳定性；樟脑醑为 10% 樟脑乙醇溶液，加入时应急剧搅拌，以免樟脑因溶剂改变而析出大颗粒；可加聚山梨酯 80 作润湿剂，使成品质量更佳，但不宜用软肥皂，因为软肥皂能与硫酸锌生成不溶性的二价锌皂。

第二节　黏膜给药制剂

一、概述

考点1 ★　定义

黏膜给药制剂，亦称黏膜给药系统，系指将药物与适宜的载体材料制成供人体腔道黏膜部位给药，起局部作用或吸收进入体循环起全身治疗作用的制剂。

考点2 ★★　黏膜给药制剂的分类

按照给药部位，黏膜给药制剂可分为吸入制剂、眼用制剂、直肠黏膜给药制剂、阴道黏膜给药制剂、口腔黏膜给药制剂、鼻用制剂、耳用制剂。

（1）吸入制剂：吸入制剂系指原料药物溶解或分散于合适介质中，以气溶胶或蒸汽形式递送至肺部发挥局部或全身作用的液体或固体制剂，可分为吸入气雾剂、吸入喷雾剂、吸入粉雾剂、吸入液体制剂、可转变为蒸汽的制剂，其中吸入喷雾剂和吸入液体制剂应为无菌制剂。

吸入液体制剂包括吸入溶液、吸入混悬液、吸入用溶液（需稀释后使用的浓溶液）或吸入用粉末（需溶解后使用的粉末），吸入液体制剂使用前其 pH 应在 3～10。

（2）眼用制剂：眼用制剂系指直接用于眼部发挥治疗作用的无菌制剂，如滴眼液、眼用膜剂、眼膏剂和眼用凝胶剂等。

（3）直肠黏膜给药制剂：直肠黏膜给药制剂系指药物经肛门给药经直肠黏膜吸收发挥局部或全身治疗作用的制剂，如栓剂、灌肠剂。

（4）阴道黏膜给药制剂：阴道黏膜给药制剂系指将药物置于阴道内，通过阴道黏膜吸收发挥局部或全身治疗作用的制剂，如阴道片、阴道栓、阴道泡腾片、阴道凝胶剂等。

（5）口腔黏膜给药制剂：口腔黏膜给药制剂系指通过口腔黏膜吸收发挥局部或全身治疗作用的制剂，如溶液型或混悬型漱口剂、气雾剂、膜剂、舌下片、黏附片、贴片等。

（6）鼻用制剂：鼻用制剂系指直接用于鼻腔，发挥局部或全身治疗作用的制剂，如滴鼻剂、洗鼻剂、鼻用喷雾剂、鼻用软膏剂、鼻用凝胶剂、鼻用粉雾剂等。

（7）耳用制剂：耳用制剂系指原料药物与适宜辅料制成的直接用于耳部发挥局部治疗作用或用于洗耳用途的制剂，如滴耳剂、洗耳剂、耳塞、耳用喷雾剂、耳用软膏剂、耳用乳膏剂、耳用凝胶剂、耳用丸剂、耳用散剂等。

考点 3 ★★ 　黏膜给药制剂的特点

（1）可有效避免药物的首关效应，提高药物生物利用度。

（2）实现药物局部定位给药，发挥局部或全身治疗作用。

（3）减少药物给药剂量、降低药物不良反应和提高药物治疗效果。

（4）拓展了大分子多肽及蛋白质类药物的给药途径。

二、气雾剂

考点1★★　定义

气雾剂系指药物和附加剂与适宜的抛射剂装于具有特制阀门系统的耐压密封容器中而制成的制剂。

使用时，借抛射剂的压力将内容物定量或非定量呈雾状喷出。

气雾剂可喷至肺部、皮肤或其他腔道黏膜起局部作用或全身作用。

考点2★★★　气雾剂的分类

（1）按分散系统分类：①溶液型气雾剂，以固体或液体微粒状态到达作用部位。②混悬型气雾剂，以固体微粒状态到达作用部位。③乳剂型气雾剂（O/W型或W/O型），其中O/W型的以泡沫状喷出，又称泡沫气雾剂。W/O型乳剂喷出时形成液流。

（2）按给药途径分类：①吸入气雾剂；②非吸入气雾剂。阴道黏膜用的气雾剂，常用O/W型泡沫气雾剂。鼻黏膜用的气雾剂主要是一些肽类的蛋白质类药物，用于发生全身作用。

（3）按处方组成分类：①二相气雾剂（气相和液相）：

二相气雾剂一般为溶液系统。②三相气雾剂（气相、液相和固相或液相）：三相气雾剂一般为混悬系统和乳剂系统。

（4）按给药定量与否分类：①定量气雾剂（MDIs）；②非定量气雾剂。

考点2★★　气雾剂的特点

（1）气雾剂的优点：①简洁、便携、耐用、方便、多剂量。②比雾化器容易准备，治疗时间短，吸收迅速，无首关效应。③良好的剂量均一性。④气溶胶形成与患者的吸入行为无关。⑤所有MDIs的操作和吸入方法相似。⑥高压下的内容物可防止病原体侵入。

（2）气雾剂的缺点：①若患者无法正确使用，就会造成肺部剂量较低和（或）不均一。②通常不是呼吸触动，即使吸入技术良好，肺部沉积量通常较低。③阀门系统对药物剂量有所限制，无法递送大剂量药物。④大多数现有的MDIs没有剂量计数器。

考点3★★　气雾剂的质量要求

（1）气雾剂的一般质量要求：①无毒性、无刺激性。②抛射剂为适宜的低沸点液体。③气雾剂容器应能耐受所需的压力，每压一次，必须喷出均匀的细雾状雾滴或雾粒，并释放出准确的剂量。④泄露和压力检查应符合规定，确保安全使用。⑤烧伤、创伤、溃疡用气雾剂应无菌。⑥气雾剂应置凉暗处保存，并避免暴晒、受热、敲打、撞击。

（2）吸入气雾剂的特殊质量要求：①吸入气雾剂的微细粒子剂量应采用空气动力学特性测定法进行控制。②定量气雾剂应进行递送剂量均一性检查，评价气雾剂罐内和灌间的剂量均一性。罐内剂量均一性必须采集各吸入剂标示次数的前、中、后揿次的释药样本。③定量气雾剂标签中应标明总揿次，每揿主药含量，临床最小推荐剂量的揿数；如有抑菌剂，应标明名称。

考点4 ★★★　气雾剂的抛射剂与附加剂

（1）抛射剂：抛射剂（propellants）是喷射药物的动力，有时兼有药物的溶剂作用。

抛射剂一般可分为氯氟烷烃（俗称氟利昂，已不用）、氢氟烷烃、碳氢化合物及压缩气体四大类。

抛射剂多为液化气体，在常压下沸点低于室温，因此需装入耐压容器内，有阀门系统控制；在阀门开启时，借抛射剂的压力将容器内药液以雾状喷出达到用药部位。

抛射剂的喷射能力直接受其种类和用量影响，同时也要根据气雾剂用药的要求加以合理的选择。

（2）抛射剂的要求：①在常温下的蒸气压力大于大气压。②无毒、无致敏反应和刺激性。③惰性，不与药物发生反应。④不易燃、不易爆。⑤无色、无臭、无味。⑥价廉易得。但一个抛射剂不可能同时满足以上所有要求，应根据用药目的适当的选择。

（3）常用抛射剂

①氢氟烷烃：是目前最有应用前景的类氯氟烷烃的替代品，主要为HFA-134a（四氟乙烷）和HFA-227（七氟丙烷）。目前全球大部分市售的吸入气雾剂的抛射剂均为氢氟烷烃。

②碳氢化合物：主要品种有丙烷、正丁烷和异丁烷。此类抛射剂虽然稳定、毒性不大、密度低及沸点较低，但易燃、易爆，不宜单独应用，常与其他抛射剂合用。

③压缩气体：主要有二氧化碳、氮气、一氧化氮等。

其化学性质稳定，不与药物发生反应，不燃烧。但液化后的沸点均较氢氟烷烃和碳氢化合物低得多，常温时蒸气压过高，对容器耐压性能的要求高（需小钢球包装）。若在常温下充入此类非液化压缩气体，则压力容易迅速降低达不到持久喷射效果。

（4）潜溶剂：潜溶剂为提高难溶性药物的溶解度常使用的混合溶剂。在混合溶剂中各溶剂达到一定比例时，药物的溶解度出现极大值，这种现象称为潜溶，这种混合溶剂称为潜溶剂。常与水形成潜溶剂的有乙醇、丙二醇、甘油和聚乙二醇等。

（5）润湿剂：常用的润湿剂系指能够增加疏水药物微粒被水润湿能力的物质，以提高固体药物微粒在体系中的分散性。常用的润湿剂为表面活性剂。

考点5 ★★ 气雾剂的临床应用与注意事项

（1）临床应用：气雾剂可用于呼吸道吸入给药，或直接喷至腔道黏膜、皮肤给药，也可用于空间消毒。

（2）注意事项

①使用前应充分摇匀储药罐，使罐中药物和抛射剂充分混合。首次使用前或距上次使用超过1周时，先向空中试喷一次。

②患者吸药前需张口、头略后仰、缓慢地吸气，直到不再有空气可以从肺中呼出。垂直握住雾化吸入器，用嘴唇包绕住吸入器口开始深而缓慢吸气并按动气阀，尽量使药物随气流方向进入支气管深部，然后闭口并屏气10秒钟后用鼻慢慢呼气。如需多次吸入，休息1分钟后重复操作。

③吸入结束后用清水漱口，以清除口腔残留的药物。如使用激素类药物应刷牙，避免药物对口腔黏膜和牙齿的

损伤。

④气雾剂药物使用耐压容器、阀门系统，有一定的内压。抛射剂多为液化气体，在常压沸点低于室温，常温下蒸气压高于大气压。气雾剂药物遇热和受撞击有可能发生爆炸，贮存时应注意避光、避热、避冷冻、避摔碰，即使药品已用完的小罐也不可弄破、刺穿或燃烧。

考点6 ★★★　气雾剂的举例

（1）丙酸倍氯米松气雾剂

【处方】丙酸倍氯米松 0.068g；四氟乙烷 18.2g；乙醇 0.182g。

【注解】本品为溶液型气雾剂，丙酸倍氯米松为主药，四氟乙烷为抛射剂，乙醇为潜溶剂。

（2）异丙托溴铵气雾剂

【处方】异丙托溴铵 0.374g；无水乙醇 150g；HFA-134a 844.6g；枸橼酸 0.04g；蒸馏水 5.0g。

【注解】本品为溶液型气雾剂。异丙托溴铵为主药，无水乙醇作为潜溶剂增加主药和赋形剂在制剂中的溶解度，使药物溶解达到有效治疗量；枸橼酸调节体系 pH，抑制药物分解；加入少量水可以降低药物因脱水引起的分解。

三、喷雾剂

考点1 ★　定义

喷雾剂系指原料药物或与适宜辅料填充于特制的装置中，使用时借助手动泵的压力、高压气体、超声振动或其他方法将内容物呈雾状物释出，用于肺部吸入或直接喷至腔道黏膜及皮肤等的制剂。

考点2 ★★　喷雾剂的分类

喷雾剂按内容物组成分为溶液型、乳状液型或混悬型。

按给药定量与否，喷雾剂还可以分为定量喷雾剂和非定量喷雾剂。

考点3 ★　喷雾剂的特点

（1）药物呈细小雾滴能直达作用部位，局部浓度高，起效迅速。

（2）给药剂量准确，给药剂量比注射或口服小，因此毒副作用小。

（3）药物呈雾状直达病灶，形成局部浓度，可减少疼痛，且使用方便。

考点4 ★★　喷雾剂的质量要求

（1）喷雾剂应在相关品种要求的环境配制，如一定的洁净度、灭菌条件和低温环境等。

（2）根据需要可加入助溶剂、抗氧剂、抑菌剂、表面活性剂等附加剂。所加附加剂对皮肤或黏膜应无刺激性。抑菌剂的抑菌效力应符合抑菌效力检查法的规定。

（3）喷雾剂装置中各组成部件均应采用无毒、无刺激性、性质稳定、与药物不起作用的材料制备。

（4）溶液型喷雾剂的药液应澄清；乳状液型喷雾剂的液滴在液体介质中应分散均匀；混悬型喷雾剂应将药物细粉和附加剂充分混匀、研细，制成稳定的混悬液。

（5）吸入喷雾剂应为无菌制剂，应进行微细粒子剂量、递送剂量均一性、每瓶总喷数和每喷药物含量的检查。

考点 5 ★ 喷雾剂的临床应用与注意事项

（1）临床应用：喷雾剂多数是根据病情需要临时配制而成。喷雾剂的品种越来越多，既可作局部用药，亦可治疗全身性疾病。

（2）注意事项

①喷雾剂用于呼吸系统疾病或经呼吸道黏膜吸收治疗全身性疾病，药物是否能达到或留置在肺泡中，或能否经黏膜吸收，主要取决于雾粒的大小。对肺的局部作用，其雾化粒子以 3 ～ 10μm 大小为宜；若要迅速吸收发挥全身作用，其雾化粒径最好为 1 ～ 5μm 大小。

②用药前先擤鼻涕，并将药罐充分晃动 5 次以上。

③喷雾剂多为临时配制而成，保存时间不宜过久，否则容易变质；吸入剂因肺部吸收干扰因素较多，往往不能充分吸收。

考点 6 ★★ 喷雾剂的举例

莫米松喷雾剂

【处方】莫米松糠酸酯 3g；聚山梨酯 80 适量；注射用水适量，制成 1000 瓶。

【注解】本品为混悬型喷雾剂，用于鼻腔给药。每揿可喷射莫米松糠酸酯混悬液 0.1mL，含莫米松糠酸酯 50μg。莫米松糠酸酯是一种皮质激素类抗变态反应药，用于治疗季节性或成年鼻炎，对过敏性鼻炎有较好的预防作用。处方中加入聚山梨酯 80 有利于主药的润湿，但每次用药前仍应充分振摇。

四、粉雾剂

考点1★★ 粉雾剂的分类

粉雾剂按用途可分吸入粉雾剂、非吸入粉雾剂和外用粉雾剂。

考点2★★ 吸入粉雾剂

（1）定义：吸入粉雾剂（DPI）系指微粉化药物或与载体以胶囊、泡囊或多剂量贮库形式，采用特制的干粉吸入装置，由患者主动吸入雾化药物至肺部的制剂。

（2）吸入粉雾剂的优点

①患者主动吸入药粉，不存在给药协同配合困难，但操作要求较高。

②无抛射剂，可避免对环境的污染和呼吸道的刺激。

③药物可以胶囊或泡囊形式给药，剂量准确。

④一般不含防腐剂及乙醇等，对病变黏膜无刺激性，但应关注处方原料药对肺泡的损伤和过敏性。

⑤给药剂量大，尤其适用于多肽和蛋白质类药物的给药。

考点3★ 非吸入粉雾剂

非吸入粉雾剂系指药物或与载体以胶囊或泡囊形式，采用特制的干粉给药装置，将雾化药物喷至腔道黏膜的制剂。

考点4★ 外用粉雾剂

外用粉雾剂系指药物或适宜的附加剂灌装于特制的干粉给药器具中，使用时借助外力将药物喷至皮肤或黏膜的制剂。

考点5 ★★　粉雾剂的特点

（1）无胃肠道降解作用。

（2）无肝脏首关效应。

（3）药物吸收迅速，给药后起效快。

（4）大分子药物的生物利用度可以通过吸收促进剂或其他方法的应用来提高。

（5）小分子药物尤其适用于呼吸道直接吸入或喷入给药。

（6）药物吸收后直接进入体循环，达到全身治疗的目的。

（7）可用于胃肠道难以吸收的水溶性大的药物。

（8）顺应性好，特别适用于原需进行长期注射治疗的患者。

（9）起局部作用的药物，给药剂量明显降低，不良反应小。

考点6 ★　粉雾剂的质量要求

（1）配制粉雾剂时，为改善粉末的流动性可加入适宜的载体和润滑剂。吸入粉雾剂中所有附加剂均应为生理可接受物质，且对呼吸道黏膜和纤毛无刺激性、无毒性；非吸入粉雾剂及外用粉雾剂中所有附加剂均应对皮肤或黏膜无刺激性。

（2）粉雾剂给药装置使用的各组成部件均应采用无毒、无刺激性、性质稳定及与药物不起作用的材料制备。

（3）吸入粉雾剂中药物粒度大小应控制在10μm以下，其中大多数应在5μm以下。吸入粉雾剂中微细粒子应采用空气动力学评价方法进行控制；多剂量吸入粉雾剂应进行递送剂量均一性检查。

（4）粉雾剂应置凉暗处贮存，防止吸潮。

（5）胶囊型、泡囊型吸入粉雾剂应标明：①每粒胶囊或泡囊中药物含量；②胶囊应置于吸入装置中吸入，而非吞服；③有效期；④贮藏条件；多剂量贮库型吸入粉雾剂应标明：①每瓶总吸次；②每吸主药含量。

考点7★★　粉雾剂的举例

色甘酸钠粉雾剂

【处方】色甘酸钠20g；乳糖20g，制成1000粒。

【注解】本品为胶囊型粉雾剂，用时需装入相应的装置中，供患者吸入使用。色甘酸钠在胃肠道仅吸收1%左右，而肺部吸收较好，吸入后10～20分钟血药浓度即可达峰。处方中乳糖为载体。本品为抗变态反应药，可用于预防各种类型哮喘的发作。

五、眼用制剂

考点1★　定义

眼用制剂系指直接用于眼部发挥治疗作用的制剂。

考点2★★　眼用制剂的分类

眼用制剂可分为眼用液体制剂（滴眼剂、洗眼剂、眼内注射溶液，也可以固态形式包装，另备溶剂，在临用前配置成溶液或混悬液）、眼用半固体制剂（眼膏剂、眼用乳膏剂、眼用凝胶剂）、眼用固体制剂（眼膜剂、眼丸剂、眼内插入剂）。

```
                                   ┌ 眼膏剂
                    ┌ 半固体制剂 ┤ 眼用乳膏剂
                    │              └ 眼用凝胶剂
                    │              ┌ 眼膜剂
   眼用制剂 ┤ 固体制剂 ┤ 眼丸剂
                    │              └ 眼用内插剂
                    └ 液体制剂（滴眼剂）
```

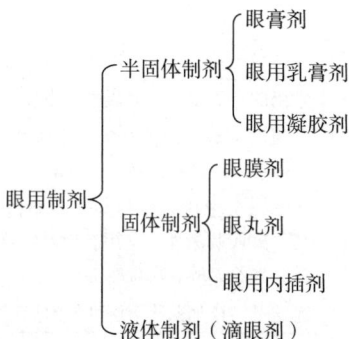

考点 3 ★★　眼用制剂的质量要求

pH 值	pH 值为 5.0 ~ 9.0，应兼顾药物的溶解度和稳定性的要求
渗透压	滴眼剂、洗眼剂需与泪液等渗
无菌	用于眼外伤的要求绝对无菌，不允许加入抑菌剂，采用一次性包装，一经开启，不能放置再用
澄明度	大于 50μm 的颗粒不得超过 2 个，且不得有超过 90μm 的粒子
黏度	合适的黏度在 4.0 ~ 5.0mPa·s
装量	眼用半固体制剂 < 5g；滴眼剂 < 10mL；洗眼剂 < 200mL
贮存	密封避光贮存，启用后最多可用 4 周

考点 4 ★★★　眼用制剂的附加剂

附加剂	举例
pH 调节剂	常用的有磷酸盐缓冲液、硼酸盐缓冲液及硼酸缓冲液

续表

附加剂	举例
渗透压调节剂	常用的有氯化钠、葡萄糖、硼酸及硼砂等
抑菌剂	三氯叔丁醇、尼泊金类、硝酸苯汞、硫柳汞、苯扎氯铵、苯扎溴铵、苯乙醇等
黏度调节剂	适当增大黏度，可使药物在眼内停留时间延长，减弱刺激性；常用有甲基纤维素、聚乙烯醇、聚乙二醇、聚维酮等
其他	稳定剂、增加药物溶解度的附加剂

考点 5 ★★ 眼用制剂的临床应用与注意事项

（1）临床应用

①尽量单独使用一种滴眼剂，若有需要需间隔 10 分钟以上再使用两种不同的滴眼剂。若同时使用眼膏剂和滴眼剂需先使用滴眼剂。

②主要用于治疗眼部疾病，如氯霉素滴眼液主要用于结膜炎、沙眼、角膜炎和眼睑缘炎等眼部感染；如人工泪眼主要用于干燥综合征患者起到滋润眼睛的作用。

（2）注意事项

①使用滴眼剂前后需要清洁双手，并将眼内分泌物和部分泪液用已消毒棉签拭去，从而避免减少药物浓度。

②眼用半固体制剂涂布之后需按摩眼球以便药物扩散。

③使用滴眼剂时需轻压泪囊区，以减少药物引发的全身效应。

④使用混选型滴眼剂前需充分混匀。

⑤制剂性状发生改变时禁止使用。

⑥眼用制剂应一人一用。

考点6★★★　眼用制剂的举例

（1）醋酸可的松滴眼液（混悬液）

【处方】醋酸可的松微晶（5～20μm）5.0g；羧甲基纤维素钠2.0g；吐温80 0.8g；硝酸苯汞0.02g；硼酸20.0g，蒸馏水加至1000mL。

【注解】本处方中，醋酸可的松微晶（5～20μm）为主药；羧甲基纤维素钠为助悬剂；吐温80为润湿剂；硝酸苯汞为防腐剂；硼酸为pH与等渗调节剂。

（2）氧氟沙星眼膏

【处方】氧氟沙星0.3g；卡波姆0.6g；氯化钠0.5g；硼酸1.0g；氢化硬化蓖麻油1.0g；羟苯乙酯0.025g；丙二醇1.0g；透明质酸钠0.05g；蒸馏水加至100g。

【注解】氧氟沙星为主药；卡波姆、氢化硬化蓖麻油是基质；氯化钠为等渗调节剂；硼酸为pH调节剂；丙二醇、透明质酸钠是保湿剂；羟苯乙酯是防腐剂。氧氟沙星在酸性条件下（pH5.0～6.5）溶解，与辅料成分混合加热溶解（60～80℃）是保证形成透明膏体的关键。

（3）荑磺酸钠眼用膜剂

【处方】荑磺酸钠0.1g；聚乙烯醇30g；甘油5mL；液状石蜡2g；灭菌水加至1000mL。

【注解】处方中，荑磺酸钠为主药；聚乙烯醇是成膜剂；甘油是增塑剂；液状石蜡是脱模剂。

六、栓剂

考点1★　定义

栓剂系指药物与适宜基质制成的具有一定形状的供人体腔道内给药的固体制剂。

栓剂在常温下为固体，塞入腔道后，在体温下能迅速软化熔融或溶解于分泌液，逐渐释放药物而产生局部或全身作用。

考点 2 ★　栓剂的分类

（1）按给药途径分类：可分为直肠用、阴道用、尿道用栓剂等，其中最常用的是肛门栓和阴道栓（普通栓和膨胀栓）。

①肛门栓有圆锥形、圆柱形、鱼雷形等形状。

②阴道栓有球形、卵形、鸭嘴形等形状。

③尿道栓有男女之分，一般为棒状。

（2）按制备工艺与释药特点分类

①双层栓：一种是内外层含不同药物，另一种是上下两层，分别使用水溶或脂溶性基质，将不同药物分隔在不同层内，控制各层的溶化，使药物具有不同的释放速度。

②中空栓：可达到快速释药的目的。中空部分填充各种不同的固体或液体药物，溶出速度比普通栓剂要快。

③控、缓释栓：微囊型、骨架型、渗透泵型、凝胶缓释型。

考点 3 ★★　栓剂的特点

（1）局部作用：局部作用的栓剂药物通常不需要吸收，将栓剂置于直肠或乙状结肠内，药物与直肠或结肠黏肠密切接触，并在病灶维持较高的药物浓度，可起到润滑、收敛、抗菌消炎、杀虫、止痒、局麻等作用，如甘油栓、蛇黄栓。

（2）全身作用：栓剂的全身作用的主要途径是直肠栓，通过与直肠黏膜接触发挥镇痛、镇静、兴奋、扩张支气管和血管、抗菌等作用，如吗啡栓、苯巴比妥钠栓。

考点4 ★★　栓剂的质量要求

（1）药物与基质应混合均匀，栓剂外形应完整光滑，无刺激性。

（2）塞入腔道后，应能融化、软化或溶解，并与分泌液混合，逐渐释放出药物，产生局部或全身作用。

（3）有适宜的硬度，以免在包装、贮存或使用时变形。

（4）供制备栓剂的固体药物，应预先用适宜的方法制成细粉或最细粉；根据使用腔道和使用目的不同，制成各种适宜的形状。

（5）栓剂所用内包装材料应无毒性，并不得与原料药物或基质发生理化作用。

（6）阴道膨胀栓内芯应符合有关规定，以保证其安全性。

（7）除另有规定外，栓剂应进行重量差异、融变时限的检查；阴道膨胀栓应进行膨胀值的检查；栓剂的微生物限度检查应符合规定；应在30℃以下密闭贮存。

考点5 ★★★　栓剂的常用基质与附加剂种类、作用

（1）基质的要求

①室温时应有适当的硬度，当塞入腔道时不变形，不碎裂，在体温下易软化、熔化或溶解。

②性质稳定，不与主药起反应，不影响主药的药效和含量测定，在贮藏过程中不易霉变，不影响生物利用度等。

③对黏膜无刺激性，无毒性，无过敏性，释放速率

良好。

　　④适用于热熔法及冷压法制备，易于脱模。

　　⑤油脂性基质酸价＜0.2，皂化价200～245，碘价＜7。

（2）基质的分类

油脂性基质	可可豆脂	常温下为黄白色固体，无刺激性，可塑性好，能与多种药物配伍而不发生禁忌；熔点为30～35℃，在体温下可迅速熔化
	半合成脂肪酸甘油酯	具有适宜的熔点，不易酸败，为目前取代天然油脂的较理想的栓剂基质；包括椰油酯、山苍子油酯及棕榈酸酯
	合成脂肪酸酯	乳白色或微黄色蜡状固体，遇热水可膨胀，熔点为36～38℃，对腔道黏膜无明显刺激性
水溶性基质	甘油明胶	水、明胶、甘油按10:20:70的比例在水浴上加热融合，蒸去大部分水，放冷后凝固而成；多用作阴道栓剂基质，在局部起作用
	聚乙二醇类	无生理作用，遇体温不熔化，但能缓缓溶于体液中而释放水溶性药物，亦能释放脂溶性药物；吸湿性较强，受潮容易变形，贮存于干燥处；PEG1000、4000、6000
	非离子型表面活性剂类	聚氧乙烯-40（单硬脂酸酯类，商品代号"S-40"）、泊洛沙姆（聚氧乙烯-聚氧丙烯共聚物，较常用的型号为188型，能促进药物的吸收）

（3）附加剂

附加剂	举例
表面活性剂	增加药物的亲水性
抗氧剂	防止药物被氧化，如叔丁基羟基茴香醚（BHA）、二丁基羟基甲苯（2,6-二叔丁基-4-甲基苯酚，BHT）、没食子酸酯类等
防腐剂	如对羟基苯甲酸酯类
硬化剂	如白蜡、鲸蜡醇硬脂酸、巴西棕榈蜡等
增稠剂	如氢化蓖麻油、单硬脂酸甘油酯、硬脂酸铝等
吸收促进剂	如非离子型表面活性剂、脂肪酸、脂肪醇、羧甲基纤维素钠、环糊精类等

考点6 ★ 栓剂制备方法

制法	说明
搓捏法	适宜于油脂性基质小量制备
冷压法	适宜于大量生产油脂性基质栓剂
热熔法	适宜于油脂性基质和水溶性基质栓剂的制备；应用较广泛，生产一般采用机械自动化操作完成

考点7 ★★ 栓剂的临床应用

阴道栓和直肠栓是外科常用药。

（1）阴道栓：用于治疗妇科炎症。重量一般为3～5g，熔点与体温接近。

使用时应注意：①洗净下身。②人躺下，双膝屈起并分开。③用手指将栓放进阴道，并用食指向里推2～3cm深，然后双膝并拢约20分钟即可。④在给药后1～2小时内尽量不排尿，以免影响药效。⑤最好临睡前给药。⑥月经期停用，有过敏史者慎用。

（2）直肠栓：用于治疗痔疮。熔点与体温接近。

使用时应注意：①用前尽量排空大小便，洗净肛门内外。②插入栓剂前，先去掉外面的铝箔或其他外部包装。③在插入栓剂时，侧卧位并弯曲膝。④放松肛门，用手指将栓剂缓缓推进，幼儿约2cm深，成人约3cm深，然后双膝并拢侧卧位约15分钟，即可。④在给药后1～2小时内尽量不大小便，以免影响药效。

（3）尿道栓：因尿道栓可能引起轻微的尿道损伤和出血，故应用抗凝治疗者应慎用。

考点8 ★　栓剂的注意事项

（1）栓剂受热易变形，气温高时，使用前最好置于冷水或冰箱中冷却后剪开取用。

（2）本品性状发生改变时禁止使用。

（3）用药部位如有烧灼感、红肿等情况应停药，并将局部药物洗净。

（4）用药期间注意个人卫生，防止重复感染。

考点9 ★　栓剂的举例

甲硝唑栓

【处方】甲硝唑细粉4.5g；碳酸氢钠1.4g；磷酸二氢钠1.6g；香果脂适量，共制成阴道栓10枚。

【注解】本品属于中空栓剂，药物分速效和缓释两部分。甲硝唑为主药；碳酸氢钠和磷酸二氢钠为泡腾剂；香果脂为基质。

七、口腔黏膜给药制剂

考点1 ★　定义

口腔黏膜给药制剂系指通过口腔黏膜吸收发挥局部或

全身治疗作用的制剂。

考点2 ★　口腔黏膜给药制剂的分类

（1）口腔用液体制剂：用于口腔、咽喉清洗、消炎的液体制剂，具有清洗、防腐、去臭、杀菌、消毒及收敛等作用，如复方硼砂漱口液。

（2）口腔用片（膜）剂：①含片：系指含在口腔或颊膜内缓慢溶解而不吞下，产生局部或全身作用的片剂，如度米芬含片、西地碘含片等。②舌下片：系指置于舌下能迅速溶化，药物经舌下黏膜吸收发挥全身作用的片剂，如硝酸甘油舌下片。③含漱片：系指临用前溶解于水中用于含漱的片剂，如复方硼砂片。④口腔贴片：系指贴于口腔，药物溶出经黏膜吸收后起局部或全身作用的片剂，如硫酸吗啡颊贴片。⑤口腔贴膜：系指贴于口腔，药物溶出经黏膜吸收后起局部或全身作用的膜状柔软固体，如氨来占诺口腔贴膜。

（3）口腔用喷雾剂：用于口腔舌下发挥局部或全身作用的一类气溶胶制剂，如硝酸甘油舌下喷雾剂。

（4）口腔用软膏剂：药物与适于口腔黏膜应用的软膏基质混匀制得的口腔用软膏剂，如曲安奈德口腔软膏。

考点3 ★★　口腔黏膜给药制剂的特点

（1）起效快，适用于急诊的治疗。

（2）口腔黏膜具有较强的对外界刺激的耐受性，不易损伤，修复功能强。

（3）给药方便，可随时进行局部调整，患者顺应性高。

（4）口腔黏膜处的酶活性较低，可避开肝脏首关效应及胃肠道的破坏。

（5）即可治疗局部病变，又可发挥全身治疗作用。

考点4★★　口腔黏膜给药制剂的质量要求

（1）使用方便，容易给药和无口腔异物感。

（2）药物及辅料对口腔黏膜应无毒性和刺激性，包括不刺激唾液的分泌。

（3）口腔贴片应体积小、柔性好且黏附性强，能保证与黏膜紧密接触，能避免唾液对药物的影响以及对舌和颊运动的干扰。

（4）含片按崩解时限检查法时不应在10分钟内全部崩解或溶化，按需要可加入矫味剂、芳香剂和着色剂；舌下片在5分钟内全部崩解或溶化。

（5）口腔贴片（膜），应进行释放度检查，并应符合释放度测定法的有关规定。

（6）含片和口腔贴片（膜）按需要可加入矫味剂、芳香剂和着色剂。

考点5★★　口腔黏膜给药制剂的临床应用

（1）口腔用片剂：①含片含于口中使其溶化，不要咀嚼或吞下，并且在药物溶化后的一段时间内，不要吃食物或喝饮料。②舌下片应置于舌下，使药物迅速起效，不可吞服。③口腔贴片（膜）如需要发挥局部作用，贴在口腔黏膜的患处；如需发挥全身作用，需在给药部位保留较长时间，将贴片（膜）贴在口腔前部牙龈和口腔颊黏膜处是较为理想的给药部位。

（2）口腔用喷雾剂：①将喷雾剂瓶盖直接拔出。②使用前不要摇动喷剂，垂直拿住喷瓶，喷头向上。③在向口腔喷药之前，按动喷头数下，将药液喷向空中（按动喷头时，要迅速完全按下，然后放开）至喷出均匀喷雾。④将喷头上的喷嘴尽量靠近口腔，向舌下喷射，每次间隔30秒（剂量遵医嘱）。⑤注意：向口腔喷射时，必须尽量屏住呼吸，不要将药液吸入。

（3）口腔用软膏剂：①将药膏少量挤出，置于清洁的棉棒上。②小心涂于口腔患处，使完全覆盖而形成一薄层，以达最佳疗效。忌用大力擦患处，否则药物会分解或颗粒化，而不能紧贴患处。③应在睡前使用，以便药物与患处整夜接触；如症状严重，有时一日需涂擦2～3次（以餐后为宜）。

考点6 ★ 口腔黏膜给药制剂的注意事项

（1）患者用药前应仔细阅读药品标签和说明书，特别应注意用法与用量、禁忌证、注意事项、有效期、贮藏等项目，并要检查制剂质量。如片剂完整无裂缝，色泽均匀无斑点，没有吸湿潮解；膜剂外观完整光洁，厚度一致，色泽均匀，无明显气泡；喷雾剂装置好用，喷雾均匀。

（2）应严格按说明书要求贮藏和保管好各类制剂，以保证药品质量。

（3）用药过程中如发现过敏或刺激症状，应停药。

考点7 ★★ 口腔黏膜给药制剂的举例

（1）复方硼砂漱口液

【处方】硼砂15g；碳酸氢钠15g；液化苯酚3mL；甘油35mL，蒸馏水加至1000mL。

【注解】本品亦称朵贝尔溶液，采用化学反应法制备。硼砂与甘油反应生成硼酸甘油（酸性）；硼酸甘油再与碳酸氢钠反应生成甘油硼酸钠。甘油硼酸钠与液化苯酚具有消毒作用；含量测定后可加适量 1% 伊红着色，以警示不可内服，仅供含漱用。

（2）硝酸甘油舌下片

【处方】硝酸甘油 0.3g；微晶纤维素 21g；乳糖 5.25g；聚维酮 0.3g；硬质酸镁 0.15g；含水乙醇适量，共制 1000 片。

【注解】在处方中，硝酸甘油为主药；微晶纤维素、乳糖作为稀释剂；聚维酮为黏合剂，兼作稳定剂；乙醇为溶剂。由于硝酸甘油具有较强的挥发性，极易受温度、湿度等因素的影响，加入聚维酮或 PEG 类可使硝酸甘油的蒸气压下降，挥发减慢，提高药物稳定性。

八、鼻用制剂

考点1★　定义

鼻用制剂系指直接用于鼻腔发挥局部或全身治疗作用的制剂。

考点2★　鼻用制剂的分类

鼻用制剂可分为：①鼻用液体制剂（滴鼻剂和洗鼻剂；也可以固态形式包装，配套专用溶剂，在临用前配成溶液或混悬液）。②鼻用气溶胶制剂（鼻用气雾剂、鼻用粉雾剂和鼻用喷雾剂）。③鼻用半固体制剂（鼻用软膏剂、鼻用乳膏剂、鼻用凝胶剂）。④鼻用固体制剂（鼻用散剂和鼻用棒剂）。

考点3 ★★　鼻用制剂的特点

（1）药物吸收迅速，起效快。

（2）药物由鼻腔毛细血管进入体循环，不经门静脉进入肝脏，可避免肝首关效应，可提高某些药物的生物利用度。

（3）给药方便，免除了药物对胃肠道的刺激，患者的顺应性好，适于急救、自救。

（4）一部分药物可经嗅觉神经绕过血－脑屏障直接进入脑组织，有利于中枢神经系统疾病的治疗。

（5）制剂可能会对鼻黏膜造成刺激。

（6）鼻腔给药的体积较小，限制了单次用药剂量。

考点4 ★　鼻用制剂的质量要求

（1）鼻用制剂通常含有调节黏度、控制 pH、增加药物溶解度、提高制剂稳定性或能够赋形的辅料。除另有规定外，多剂量水性介质鼻用制剂应当添加适宜浓度的抑菌剂。在制剂确定处方时，该处方的抑菌效力应符合抑菌效力法的规定，制剂本身如有足够的抑菌性能，可不加抑菌剂。

（2）鼻用制剂多剂量包装容器应配有完整的滴管或适宜的给药装置。容器应无毒并清洗干净，不应与药物或辅料发生理化作用，容器的瓶壁要有一定的厚度且均匀，除另有规定外，装量应不超过 10mL 或 5g。

（3）鼻用制剂应澄清，不得有沉淀和异物；鼻用混悬液可能含沉淀物，经振摇应易分散；鼻用乳状液若出现油相与水相分层，经振摇应易恢复成乳状液；鼻用半固体制剂应柔软细腻，易涂布。

（4）鼻用粉雾剂中药物及所用附加剂的粉末粒径大多

应在 30 ～ 150μm；鼻用气雾剂和鼻用喷雾剂喷出后的雾滴粒子绝大多数应不大于 10μm。

（5）鼻用制剂应无刺激性，对鼻黏膜及其纤毛不应产生不良反应。如为水性介质的鼻用制剂应调节 pH 与渗透压。

（6）除另有规定外，鼻用制剂应密闭贮存。

（7）除另有规定外，多剂量包装的鼻用制剂在开启后使用一般不超过 4 周。

（8）混悬型滴鼻剂应作沉降体积比检查；单剂量包装的鼻用固体或半固体制剂应做装量差异检查；定量鼻用气雾剂、鼻用喷雾剂及多剂量贮库型鼻用粉雾剂应做递送剂量均一性检查。

考点 5 ★★ 鼻用制剂临床应用与注意事项

（1）临床应用：主要用于急、慢性鼻炎和鼻窦炎，如麻黄素滴鼻液等。过敏性鼻炎，如倍氯米松滴鼻剂、左卡巴斯汀滴鼻剂、布地奈德鼻喷剂等。萎缩性鼻炎、干性鼻炎，如复方薄荷脑滴鼻剂、复方硼酸软膏等。用作镇痛与解热镇痛药，如舒马曲坦鼻腔喷雾剂治疗急性偏头痛；布托啡诺鼻腔给药制剂可以用于无征兆局部刺激的止痛。

（2）注意事项：用药前应仔细阅读说明书，并检查制剂的质量，应符合要求。

从外观看，包装完好，没有过期失效、霉坏变质。如使用某种滴鼻剂无效或发生过敏等不良反应，应停药。为避免滴鼻剂被污染，用同一容器给药的时间不应超过 1 周。为避免交叉感染，一支滴鼻剂（或一瓶滴鼻剂）仅供一位患者使用。

考点 6 ★★　鼻用制剂的举例

（1）盐酸麻黄碱滴鼻液

【处方】盐酸麻黄碱 10g；氯化钠 6g；羟苯乙酯 0.3g，蒸馏水加至 1000mL。

【注解】在处方中，氯化钠用于调节渗透压，羟苯乙酯为防腐剂。本品不宜长期使用，患有高血压、冠状动脉病和甲状腺功能亢进者，以及萎缩性鼻炎患者忌用。

（2）富马酸酮替芬喷鼻剂

【处方】富马酸酮替芬 0.11g；亚硫酸氢钠 0.50g；三氯叔丁醇 0.10g，蒸馏水加至 100mL。

【注解】在处方中，富马酸酮替芬为主药；亚硫酸氢钠为抗氧剂，三氯叔丁醇为防腐剂。本品采用手动泵喷雾瓶，剂量准确，药液分布面积广，起效快，可迅速缓解鼻塞、流涕等临床症状。

九、耳用制剂

考点 1 ★　定义

耳用制剂系指直接用于耳部发挥局部治疗作用的制剂。

考点 2 ★　耳用制剂的分类

耳用制剂可分为耳用液体制剂（滴耳剂、洗耳剂、耳用喷雾剂等，也可以固态形式包装，配套专用溶剂，在临用前配成溶液或混悬液）、耳用半固体制剂（耳用软膏剂、耳用乳膏剂、耳用凝胶剂、耳塞）、耳用固体制剂（耳用散剂、耳用丸剂）等。

考点 3 ★　耳用制剂的质量要求

（1）耳用制剂通常含有调节张力或黏度、控制 pH 值、增加药物溶解度、提高制剂稳定性或提供足够抗菌性能的辅料。辅料应不影响制剂的药效，并应无毒性或局部刺激性。溶剂（如水、甘油、脂肪油等）不应对耳膜产生不利的压迫。除另有规定外，多剂量包装的水性耳用制剂，应含有适宜浓度的抑菌剂；如制剂本身有足够抑菌性能，可不加抑菌剂。

（2）除另有规定外，耳用制剂多剂量包装容器应配有完整的滴管或适宜材料组合成套，一般应配有橡胶乳头或塑料乳头的螺旋盖滴管。容器应无毒并清洗干净，不应与药物或辅料发生理化作用，容器的瓶壁要有一定的厚度且均匀，装量应不超过 10mL 或 5g。单剂量包装的洗耳剂，应能保证从容器中可倾倒出足够体积的制剂。

（3）耳用溶液剂应澄清，不得有沉淀和异物。耳用混悬液若出现沉淀物，经振摇应易分散，其最大粒子不得超过 50μm。耳用乳状液若出现油相与水相分离，振摇应易恢复成乳状液。

（4）用于手术、耳部伤口或耳膜穿孔的滴耳剂与洗耳剂，须为灭菌制剂。

（5）耳用制剂的含量均匀度等应符合规定。

（6）除另有规定外，耳用制剂应密闭贮存。

（7）耳用制剂在启用后最多可使用 4 周。

考点 4 ★★　耳用制剂的常用溶剂与附加剂

（1）常用溶剂：一般常以水、乙醇、甘油为溶剂；亦有以丙二醇、聚乙二醇、己烯二醇为溶剂。根据不同的治疗疾病选用合适的溶剂或使用混合溶剂。

（2）附加剂：①抗氧剂：如亚硫酸氢钠；②络合剂：

如依地酸二钠；③抑菌剂：如硫柳汞、对羟基苯甲酸酯的混合物；④药物分散剂：患慢性中耳炎时，由于黏稠分泌物的存在，使药物很难达到中耳部，如在滴耳剂中加入溶菌酶、透明质酸酶等，可以液化分泌物，促进药物分散，加速肉芽组织再生。

考点 5 ★　耳用制剂的临床应用与注意事项

（1）临床应用：耳用制剂一般用于耳内的清洁、消毒、止痒、收敛、抗感染、抗炎、止痛及润滑作用。

（2）注意事项：用药前应仔细阅读说明书，并检查耳用制剂的质量。从外观看，包装完好，没有过期失效，变质。对剂型要求：溶液型滴耳剂，应澄清，不浑浊，不沉淀，无颗粒和异物；耳用混悬液，颗粒应细腻，分布均匀，振摇后数分钟内不应分层，放置后颗粒不结块。应严格按说明书要求贮藏和保管滴耳剂，以保证质量。滴耳剂产生的灼烧感或刺痛感不应长于几分钟，如疼痛时间长或有过敏等不良反应，应停药，请医生更换。含新霉素的滴耳剂应慎用。新霉素具有耳毒性，如耳部有皮肤破损或鼓膜穿孔，药液易被吸收，长期使用可引起神经性耳聋，应禁止长时间使用。

考点 6 ★★　耳用制剂的举例

氧氟沙星滴耳液

【处方】氧氟沙星 3g；甘油 200mL；醋酸适量；70%乙醇适量。

【注解】在处方中，氧氟沙星为主药；醋酸为 pH 调节剂；甘油、乙醇为溶剂。氧氟沙星为两性物质，碱性较强，加醋酸使其成盐溶解；若加碱使其成钠盐，亦可溶解，但稳定性差。

第七章 生物药剂学与药代动力学

第一节 药物体内过程的基本原理

一、机体对药物的作用

考点1★★ 药物的体内过程

吸收→分布→代谢→排泄；消除：代谢→排泄；转运：吸收→分布→排泄；处置：分布→代谢→排泄。

（1）吸收：对于药物制剂，除静脉注射等血管内给药以外，非血管内给药（如口服给药、肌内注射、吸入给药、透皮给药等）都存在吸收过程。

吸收是药物从给药部位进入体循环的过程，除起局部治疗作用的药物外，吸收是药物发挥治疗作用的先决条件。

（2）分布：药物进入体循环后向各组织、器官或体液转运的过程称分布。

（3）代谢：药物在吸收过程或进入体循环后，受体内酶系统的作用，结构发生转变的过程称代谢。

（4）排泄：药物及其代谢产物排出体外的过程称排泄。

考点 2 ★★ 药物体内动力学过程及药物动力学

（1）**动力学的概念**：通常某个过程的动力学是指该过程的速度规律，可用微分形式 dX/dt 表示，t 表示时间，是自变量；X 表示随时间改变的因变量，dX/dt 表示因 X 随时间变化的动态过程。

表示某过程动力学公式的通式为：$dX/dt=k \cdot X^n$，（n=0，1，2...），当 n=0，即为零级动力学；当 n=1，即为一级动力学；当 n=2，即为二级动力学；依次类推。

（2）药物的体内动力学过程：药物在体内经历吸收、分布、代谢、排泄等过程，总体上构成了体内药物的量（X）或浓度（C）随时间变化的动态过程。

一级动力学就是通常说的线性动力学，其主要特征是各种变化速率与浓度成正比。目前临床上应用的大多数小分子药物，其体内的吸收、分布、代谢、排泄过程都遵循一级动力学特征，即大多数药物在临床应用时具有线性动力学特征。

极少数药物或机体发生疾病等情况下，药物在体内某个或多个过程中可能因饱和现象而出现非线性动力学特征。

（3）药物动力学：药物动力学（pharmacokinetics）亦称药动学，系应用动力学（kinetics）原理与数学方法，研究药物在体内吸收、分布、代谢、排泄过程的"量－时"变化或"血药浓度－时"变化的动态规律的一门科学。

绝大多数药物的血药浓度与药理效应（药效和安全性）存在密切相关性。

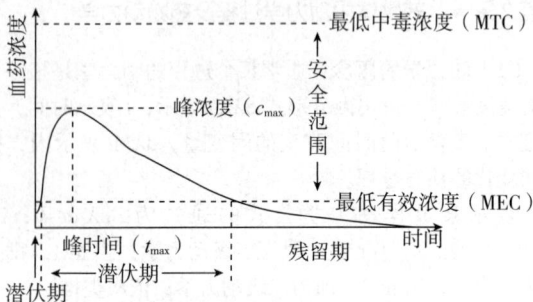

药动学在新药研发和临床用药中具有不可或缺的重要意义。其研究过程：模型建立→模型验证→模型应用。

药动学模型主要有：①房室模型。②统计矩模型（非房室分析）。③非线性药动学模型。④生理药物动力学模型。⑤群体药物动力学模型。⑥药动学 / 药效学模型等。

考点 3 ★★★　药动学参数及临床意义

（1）药动学参数

名称	单位	说明
速率常数（k）	时间的倒数，如 min^{-1}、h^{-1} 或 d^{-1}	药物在体内的吸收、分布、代谢和排泄过程大多属于一级速率过程，即过程的速度与浓度成正比（$-dC/dt=kC^n$，n=1）。速率常数 k 用来描述这些过程速度与浓度的关系，具有加和性
生物半衰期（$t_{1/2}$）	时间	简称半衰期，体内药量或血药浓度下降一半所需要的时间。$t_{1/2}=0.693/k$

续表

名称	单位	说明
表观分布容积（V）	L 或 L/kg	表观分布容积是指体内药物量与血药浓度间相互关系的比例常数；V不具有直接的生理意义，通常水溶性和极性大的药物，血药浓度较高，则表观分布容积较小；亲脂性药物血药浓度较小，则表观分布容积较大。$V=X/C$
清除率（Cl）	体积/时间	单位时间从体内消除的含药血浆体积。$Cl=kV$

（2）药动学参数的临床意义

名称	临床意义
速率常数（k）	若药物具有一级消除过程，则某一个体在一定期间内药物的速率常数k值保持不变，与给药途径、药物剂型和剂量无关，它反映药物本身性质，体现在体内被代谢和（或）排泄的快慢，是药物的特征参数；若k值有改变表明消除器官的功能有变化，肝、肾功能低下时k值减少，此时应注意剂量调整
生物半衰期（$t_{1/2}$）	$t_{1/2}$亦表示药物从体内消除的快慢，消除快$t_{1/2}$小，消除慢$t_{1/2}$大，也是药物的特征参数；若$t_{1/2}$有改变表明消除器官的功能有变化，肝、肾功能低下时$t_{1/2}$会延长，此时应注意剂量调整；在药物剂型选择与设计或确定临床用药方法时，$t_{1/2}$有重大意义

续表

名称	临床意义
表观分布容积（V）	V也是药物的特征参数，若有改变说明体内可能发生病变，如水肿患者V变大；若肥胖者，亲脂性药物V变大；若白蛋白血症患者，血浆蛋白结合率高的药物V减小
清除率（Cl）	V也是药物的特征参数，具有加和性，多数药物以肝代谢和肾排泄两种途径从体内消除。药物的Cl等于肝清除率Cl_h与肾清除率Cl_r之和。临床上肝功能通常用转氨酶的活性指标反映，而肾功能通过肌酐清除率来体现

二、药物的跨膜转运

考点1 ★★　生物膜的结构

（1）生物膜是细胞膜和各种细胞器的亚细胞膜的总称。生物膜具有不对称性、流动性、半透性。

（2）物质通过生物膜的现象称为膜转运；膜转运是药物吸收、分布和排泄中的重要过程。

（3）生物膜主要由类脂质、蛋白质和少量多糖等组成。类脂质构成双分子层，两个脂质分子尾尾相连，形成对称的膜结构，脂质分子的极性部分露于膜的外面，非极性部分向内形成疏水区。膜中的蛋白质有的附着于脂质双分子层表面，有的可嵌入甚至贯穿脂质双分子层，构成膜的基本骨架。

考点2 ★★★　药物的转运方式

（1）被动转运：由高浓度区向低浓度区转运，转运速度与膜两侧的浓度差成正比，转运过程不需要载体，也不消耗能量。膜对通过的物质无特殊选择性，无饱和现象和竞争抑制现象。药物大多数以这种方式吸收。

①滤过：细胞膜上存在膜孔，孔径约为 0.4nm。水溶性小分子依靠膜两侧的流体静压或渗透压通过孔道。如药物肾小球的滤过。

②简单扩散：脂溶性药物可溶于脂质膜中，容易穿过细胞膜。对于弱酸弱碱性药物来说，这个过程是 pH 依赖性的。

（2）载体转运：由载体介导，生物膜中的蛋白质具有载体的作用。

主动转运	通过生物膜转运时，借助载体或酶促系统，可以从膜的低浓度一侧向高浓度一侧转运	①逆浓度梯度转运；②需要消耗机体能量，主要由细胞代谢产生的 ATP 提供；③主动转运药物的吸收速度与载体数量有关，可出现饱和现象；④可与结构类似的物质发生竞争现象；⑤受代谢抑制剂的影响；⑥具有结构特异性及部位特异性
易化扩散	在细胞膜载体的帮助下，由膜的高浓度一侧向低浓度一侧转运的过程	①有饱和现象，扩散速度符合米氏动力学方程；②对转运物质有结构特异性要求，可被结构类似物竞争性抑制；③不消耗能量，顺浓度梯度转运，转运的速率大大超过被动扩散

（3）膜动转运

①通过细胞膜的主动变形将药物摄入细胞内或从细胞内释放到细胞外的过程。

②细胞通过膜动转运摄取液体的过程称胞饮，摄取大分子或颗粒状物的过程称吞噬；大分子物质从细胞内转运

到细胞外称胞吐。

③膜动转运是蛋白质和多肽的重要吸收方式，并有一定的部位特异性；微粒给药系统可以通过吞噬作用进入细胞。

第二节　药物的吸收

一、药物的胃肠道吸收

考点1★★　胃肠道的结构与功能

胃肠道由胃、小肠和大肠三部分组成。

（1）胃是人体重要的消化器官。胃最上面为贲门，连接食道，下部幽门直通小肠，中间部分为胃体部。胃控制内容物向肠管转运。除一些弱酸性药物有较好吸收外，大多数药物吸收较差。

（2）小肠由十二指肠、空肠和回肠组成，长度2～3m。小肠表面有环状皱褶、绒毛和微绒毛，其中绒毛最多的是十二指肠，向下逐渐减少，因此小肠（特别是十二指肠）是药物吸收的主要部位，亦是主动转运的特异性部位。

（3）大肠包括盲肠、结肠和直肠。大肠无绒毛结构，表面积小，对药物的吸收不起主要作用。结肠段药物降解酶较少，活性较低，有可能是蛋白质、多肽类药物吸收较理想的部位。直肠下端接近肛门部分，血管相当丰富，是直肠给药（如栓剂）的良好吸收部位。

考点 2 ★★★　影响药物吸收的生理因素

胃肠液成分与性质		胃液的 pH 约为 1.0，有利于弱酸性药物吸收；小肠的 pH 通常为 5～7，有利于弱碱性药物的吸收；主动转运吸收的药物是在特定部位由载体或酶促系统进行的，一般不受消化道 pH 变化的影响
胃肠运动	胃排空	胃排空加快，药物到达小肠部位时间缩短，吸收快，生物利用度提高；少数主动吸收药物在十二指肠由载体转运吸收，胃排空速度快，大量的药物同时到达吸收部位，吸收达到饱和，吸收减少
	胃肠道蠕动	小肠的固有运动可促进固体制剂的崩解，使之与肠液充分混合溶解，增加药物与吸收黏膜表面的接触，有利于药物的吸收；小肠运动的快慢和正常与否直接影响药物通过的速率，从而影响药物的吸收过程
循环系统		首过效应；血流量可影响胃的吸收速度；药物从消化道向淋巴系统中的转运也是药物吸收转运的重要途径之一
食物		食物通常能够减慢药物的胃排空速率，故主要在小肠吸收的药物多半会推迟吸收；食物可能延迟固体制剂的崩解与药物的溶出；食物存在还可增加胃肠道内容物的黏度，也会使吸收变慢
胃肠道代谢		胃蛋白酶和胰蛋白酶对蛋白和多肽药物的降解，使其口服无效；影响结肠靶向给药
疾病因素		疾病造成生理功能紊乱而影响药物的吸收

考点 3 ★★★　影响药物吸收的物理化学因素

（1）脂溶性和解离度：胃肠上皮细胞膜的结构为脂质双分子层，对于以被动扩散机制吸收的药物，膜犹如一个脂质屏障。

未解离型的有机弱酸和有机弱碱，由于脂溶性较大，比脂溶性小的解离型药物易吸收。消化道内已溶解药物的吸收速度常会受未解离型药物的比例及其脂溶性大小的影响。对于两性药物，则在等电点的 pH 时吸收最好。

里宾斯基五规则（Lipinski′s rule of five）：药物脂水分配系数的对数值应为正数，而且小于 5（$\lg P < 5$）才比较合适。

（2）药物的溶出速度：固体剂型如片剂、丸剂、胶囊剂等口服时，必须先经过崩解、释放、溶解后，才可能被上皮细胞膜吸收。

难溶性药物或溶出速度很慢的药物及其制剂，药物从固体制剂中的释放溶出很慢，其溶出过程往往成为吸收过程的限速阶段，溶出速度成为影响药物吸收的主要原因。

溶出速度的理论是基于 Noyes-Whitney 的扩散溶解理论。药物溶出速度服从 Noyes-Whiteney 方程：$dC/dt=DS$（C_s-C）$/h=KS$（C_s-C）

式中，dC/dt 为溶解速度；D 为溶解药物的扩散系数；S 为固体药物的表面积；C_s 为药物在饱和层的浓度，相当于药物溶解度；C 为 t 时间时药物在溶液中浓度；h 为扩散层的厚度；K 为溶出速度常数（$K=D/h$）。

粒子大小、润湿性、多晶型、溶剂化物及成盐对药物溶出速度都有所影响。

提高溶出度的方法：粉末纳米化、加表面活性剂、成盐或亲水性前体药物、固体分散体、环糊精包合物、磷脂复合物等。

（3）药物在胃肠道中的稳定性：某些药物由于胃肠道的 pH、消化道中的细菌以及消化道内皮细胞产生的酶的作用，往往会降解或失活而不能口服给药，只能采用注射或其他途径给药。如硝酸甘油在胃酸中水解失效，只能用舌下给药的方法。

利用肠溶材料包衣等方法能防止某些胃酸中不稳定药物的降解和失活。

制成药物的衍生物或前体药物能提高药物在胃肠道的稳定性。

考点4 ★★★　剂型与制剂因素对药物吸收的影响

（1）剂型对药物吸收的影响：除静脉给药外，药物的剂型因素对药物的吸收有很大影响。

剂型不同，药物用药部位及吸收途径可能不一样。有些剂型给药后经过肝脏吸收，其中一部分药物在肝中代谢后再进入体循环。有些剂型给药后，药物不经过肝脏直接进入体循环系统吸收，如舌下片、吸入制剂、栓剂、经皮给药制剂等。

不同口服剂型，药物从制剂中释放的速度不同，其吸收的速度和程度也往往相差很大。一般认为在口服剂型中，药物的吸收顺序大致为：水溶液＞混悬液＞胶囊剂＞片剂＞包衣片剂。

案例：除标有刻痕的少数特殊缓控制剂（如微囊片、曲马多缓释片）以外，一般口服缓控制剂不得掰开服用，如硝苯地平缓释片。

制剂处方	影响因素
液体制剂中药物和辅料的理化性质	增黏剂
	络合物与络合作用
	吸附剂与吸附作用
	表面活性剂

续表

制剂处方	影响因素
固体制剂中药物和辅料的理化性质	药物颗粒大小
	固体制剂辅料
	制剂包衣
制剂制备工艺	原辅料的混合方法
	制粒操作和颗粒质量
	压片压力

（2）制剂处方对药物吸收的影响

案例：蒙脱石散剂与抗菌药物不宜同时服用，若两者同时服用，蒙脱石散剂吸附在胃肠道表面，而使抗菌药物作用无法发挥；若需两者联用，应至少间隔1小时。

考点5 ★★★　生物药剂学分类系统与制剂设计

二、药物的非胃肠道吸收

考点1 ★★★　注射给药

（1）给药部位与吸收途径

①注射途径有静脉、肌内、皮下、鞘内与关节腔内注

射等。

②静脉注射药物直接进入血液循环，无吸收过程，生物利用度 100%。

③肌内注射有吸收过程，药物经结缔组织扩散，再由毛细血管和淋巴吸收进入血液循环。容量一般为 2 ~ 5mL。

④药物皮下注射吸收较肌内注射慢，用于长效制剂。

⑤皮内注射，用于诊断与过敏试验，注射量 < 0.2mL。

（2）影响注射给药吸收的因素：注射部位的生理因素、药物的理化性质、制剂处方组成等。

①注射部位血流状态影响药物的吸收速度，如血流量三角肌>大腿外侧肌>臀大肌，吸收速度也是三角肌>大腿外侧肌>臀大肌。局部热敷、运动等可使血流加快，能促进药物的吸收。

②药物的理化性质能影响药物的吸收。分子量小的药物主要通过毛细血管吸收；分子量大的主要通过淋巴吸收，淋巴流速缓慢，吸收速度也比血液系统慢。

③药物从注射剂中的释放速率是药物吸收的限速因素，各种注射剂中药物的释放速率排序为：水溶液>水混悬液>油溶液> O/W 型乳剂> W/O 型乳剂>油混悬液。

考点 2 ★★　吸入给药

（1）肺由气管、支气管、末端细支气管、呼吸细支气管、肺泡管和肺泡组成。巨大的肺泡表面积、丰富的毛细血管和极小的转运距离，决定了肺部给药的迅速吸收，而且吸收后的药物直接进入血液循环，不受肝脏首关效应影响。

（2）呼吸道上皮细胞为类脂膜，药物从呼吸道吸收主要为被动扩散过程。药物的脂溶性、油水分配系数和分子量大小影响药物吸收。脂溶性药物易吸收，水溶性药物吸收较慢；分子量小于 1000 的药物吸收快，大分子药物吸收相对较慢。

（3）气雾剂或吸入剂给药时，药物粒子大小影响药物到达的部位，大于 10μm 的粒子沉积于气管中，2 ～ 10μm 的粒子到达支气管与细支气管，2 ～ 3μm 的粒子可到达肺部，太小的粒子可随呼吸排出，不能停留在肺部。

考点 3 ★★　鼻腔给药

（1）鼻黏膜给药被认为是较理想的取代注射给药的全身给药途径。

（2）优点包括：①鼻黏膜内的丰富血管和鼻黏膜的高度渗透性有利于全身吸收；②可避开肝脏的首关作用、消化酶的代谢和药物在胃肠液中的降解；③吸收程度和速度有时可与静脉注射相当；④鼻腔内给药方便易行。

（3）成人鼻腔分泌物的正常 pH 值为 5.5 ～ 6.5，含有多种酶类，但与消化道比较，鼻腔中药物代谢酶种类较少，活性较低。鼻黏膜极薄，黏膜内毛细血管丰富，药物吸收后直接进入大循环，可避免肝脏的首关作用及药物在胃肠道中的降解。

（4）有些药物如孕酮经鼻黏膜给药生物利用度与静脉给药相当。

考点 4 ★★★　口腔黏膜给药

（1）药物通过口腔黏膜吸收大多属于被动扩散，亲脂性药物由于分配系数大，膜渗透系数较高，吸收速度较快。亲水性药物由于分配系数小，很难透过细胞脂质屏障，只能通过细胞间亲水性孔道，药物渗透速度较低，吸收较慢。

（2）药物经口腔黏膜渗透的能力与药物本身的脂溶度、解离度和分子量大小密切相关。

（3）最常应用的吸收促进剂有：金属离子络合剂、脂肪酸、胆酸盐、表面活性剂、羧链孢酸、羧酸等。

（4）案例：硝酸甘油片应置于舌下含服，而不是口中。

考点 5 ★★★　直肠给药

（1）直肠给药的主要方法有三种：栓剂塞入法、保留灌肠法、直肠点滴法。

（2）药物经直肠给药的主要吸收途径有：①通过门肝系统（塞入距肛门 6cm 处），即药物经直肠上静脉，经门静脉进入肝脏，代谢后，再由肝脏进入体循环。②不通过门肝系统（塞入距肛门 2cm 处），即药物通过直肠下静脉和肛门静脉，经髂内静脉绕过肝脏，从下腔大静脉直接进入体循环起全身作用。③通过直肠淋巴系统吸收。

（3）直肠吸收主要适用于直肠能较多吸收并无刺激性的药物；溶液型灌肠剂比栓剂吸收快而完全；脂溶性好、非解离型吸收快，反之则不易吸收；水溶性药物混悬于油脂性基质中，或脂溶性药物分散在水溶性基质中，有利于药物的释放和吸收；药物释放快，可产生较快而强烈的作用，反之则作用缓慢而持久；基质中加入适量的表面活性剂，可促进药物的释放和吸收快。

考点 6 ★★　阴道给药

阴道黏膜上皮受月经周期而发生变化，对药物经阴道黏膜有很大影响，特别是水溶性药物，吸收波动性大，重现性差。

阴道给药制剂多为局部作用，如阴道栓剂、膜剂、凝胶剂、泡腾片剂、气雾剂等，常用于抗炎、杀菌、灭滴虫、杀精子等作用；具有生物黏附作用的凝胶给药系统能够延长药物在吸收表面的滞留时间。

考点 7 ★★　眼部给药

（1）眼部给药主要用于发挥局部治疗作用，常用制剂有各类灭菌的水溶液、水混悬液、眼膏和眼用膜剂。

（2）眼部药物吸收的主要途径：角膜渗透、结膜渗透。

（3）影响眼部吸收的因素：①角膜的通透性；②制剂角膜前流失；③药物的理化性质；④制剂的 pH 和渗透压。

（4）案例：两种眼用制剂不宜同时使用，应间隔一定时间，如妥布霉素眼膏与小牛去蛋白提取物眼用凝胶。

考点 8 ★★★　皮肤给药

1. 皮肤结构与生理

（1）皮肤的结构：皮肤（厚度为 0.5 ～ 4mm）分四个层次：①角质层；②生长层；③真皮层；④皮下组织。皮肤附属器有汗腺、毛囊、皮脂腺等。

（2）药物经皮吸收的途径：药物透过皮肤吸收进入体循环主要经过两种途径：①角质层（表皮）→真皮→毛细血管→体循环，表皮途径是主要吸收途径。②通过皮肤附属器吸收，主要在吸收初期，达稳态时，可被忽略；对于水溶性大分子及离子型药物或者离子导入时较明显。

2. 影响药物经皮渗透的因素

生理因素	剂型因素
个体差异	药物油水分配系数
角质层厚度	药物分子体积
角质层水化程度	熔点
活性表皮中的代谢酶	药物的解离程度
角质层破坏	

案例：起全身作用的透皮制剂，需贴于毛细血管丰富等容易吸收的部位，每次可贴于不同位置，减少皮肤反应，如芬太尼透皮贴剂。

第三节 药物的分布、代谢和排泄

一、药物分布

考点1★★ 概述

药物的分布是指药物从给药部位吸收进入血液后，由循环系统运送至体内各脏器组织（包括靶组织）中的过程。

药物在体内分布后的血药浓度与药理作用有密切关系，不仅决定着药物作用的强度、速度、持续时间，还关系到药物在组织的蓄积和毒副作用等安全性问题，故往往根据血药浓度来判断药效。

考点 2 ★★★ 影响分布的因素

因素	说明
药物与组织的亲和力	药物在体内的分布是可逆的过程，当药物对某些组织有很强的亲和力，药物从该组织中返回血液循环的速度比进入该组织的速度慢；连续应用时，该组织中药物的浓度逐渐升高，这种现象称为蓄积
血液循环系统	除中枢神经系统外，药物穿过毛细血管壁的速度快慢，主要取决于血液循环的速度，其次为毛细血管的通透性
血浆蛋白结合	血液中的药物一部分呈非结合的游离型存在，一部分与血浆蛋白成为结合型药物，药物的疗效取决于其游离型浓度。药物与血浆蛋白结合是一种可逆过程，有饱和现象，游离型和结合型之间存在着动态平衡关系
微粒给药系统	微粒给药系统的大小及其表面性质影响其分布

案例：阿司匹林和格列本脲均属于蛋白结合率比较高的药物，两者合用，使格列本脲血浆蛋白结合率降低，游离格列本脲增多，引发低血糖。建议 2 型糖尿病合并冠状动脉性心脏病患者服用格列本脲时，抗血小板治疗药应选择与之无相互作用的氯吡格雷，或调整格列本脲剂量，避免低血糖现象。

考点 3 ★★ 淋巴系统转运

血液循环与淋巴循环共同构成体循环，由于血流速度比淋巴流速快 200 ～ 500 倍，故药物主要通过血液循环转运。

药物的淋巴系统转运，在以下情况也是十分重要的：

①脂肪、蛋白质等大分子物质转运必须依赖淋巴系统。②传染病、炎症、癌转移等使淋巴系统成为靶组织时，必须使药物向淋巴系统转运。③淋巴循环可使药物不通过肝脏从而避免首关作用。

考点4 ★★　脑内分布

血液与脑组织之间存在屏障，脑组织对外来物质有选择性地摄取的能力称为血脑屏障。

药物向中枢神经系统的转运，取决于该药物在 pH 7.4 时的分配系数和解离度。在血浆 pH 为 7.4 时，弱酸性药物主要以解离型存在，而弱碱性药物主要以非解离型存在。一般说来，弱碱性药物容易向脑脊液转运。

药物与血浆蛋白结合程度也能在一定程度上影响血液 – 脑脊液间的药物分配。

药物的亲脂性是药物能否透过血脑屏障的决定因素。

考点5 ★　胎儿内分布

在母体循环系统与胎儿循环系统之间，存在着胎盘屏障。胎盘屏障对母体与胎儿间的体内物质和药物交换，起着十分重要的作用。

胎盘屏障的性质与其他生物膜相似，胎盘作用过程类似于血脑屏障。胎盘转运机制包括被动转运和主动转运。大部分药物以被动转运通过胎盘。非解离型药物脂溶性越大，越易透过。分子量 600 以下的药物，容易透过胎盘；分子量 1000 以上的水溶性药物，已难以透过。脂溶性低、高度离子化的物质如季铵盐类转运极少。

二、药物代谢

考点1★★　药物代谢与药理作用

药物代谢是指药物在体内发生化学结构变化的过程，即是在酶参与之下的生物转化过程。

药物的代谢产物通常比原药物的极性增大，水溶性增强，更适于肾脏排泄和胆汁排泄。

多数药物代谢后其活性减弱或失去活性，但也有些药物经代谢转变成药理活性物质（前药）。

考点2★★　药物代谢的部位与首关效应

药物代谢主要在肝脏内进行。

口服制剂在吸收过程和吸收后进入肝转运至体循环过程中，部分药物被代谢，使进入体循环的原形药物量减少的现象，称为"首关效应"。有首关效应的药物生物利用度低。

考点3★★★　药物代谢酶和代谢的类型

（1）药物代谢酶系统

①微粒体酶系（主要存在于肝脏），称为肝微粒体混合功能氧化酶系统或细胞色素P450酶系；主要是催化药物等外源性物质的代谢，参与药物在肝内降解的第Ⅰ相反应，约60%普通处方药需要通过细胞色素P450酶系进行生物转化；细胞色素P450引起的氧化反应特异性不强，可被底物诱导或抑制。

②非微粒体酶系（存在于肝、血液及其他组织），只有少数药物是由非微粒体酶系代谢的。通常凡是结构类似于体内正常物质、脂溶性较小水溶性较大的药物都由这组

酶系代谢。

③常见的药物代谢酶及其存在部位

药物代谢酶	存在部位	参与的代谢反应
混合功能氧化酶系	肝内质网（微粒体酶）	大多数药物的氧化、还原反应
醇脱氢酶	肝细胞质	醇氧化反应
单胺氧化酶	肝、肾、肠和神经细胞中线粒体	各种内源性胺类如儿茶酚胺、5-羟色胺及外源性胺如酪胺等氧化脱胺生成醛
酯酶和酰胺酶	肝、血浆及其他组织	酯、硫酯和酰胺的水解
葡萄糖醛酸转移酶	肝内质网（微粒体酶）	葡萄糖醛酸结合反应
磺酰基转移酶、谷胱甘肽S-转移酶、甲基转移酶、乙基转移酶	肝细胞质、内质网、微粒体以及许多器官组织的细胞质	形成硫酸酯、硫醚氨酸、氧或氮原子的甲基化、氮原子的乙酰化

（2）药物代谢反应的类型

第Ⅰ相反应：药物分子被氧化、羟基化、开环、还原或水解，结果使药物结构中引入了羟基、氨基、亚氨基或羧基等极性基团。

第Ⅱ相反应：结合反应，上述的极性基团与体内的机体内源性物质如葡萄糖醛酸、硫酸、甘氨酸、醋酸等结合，进一步增加了药物的极性和水溶性，使其容易从肾脏排泄。

考点4 ★★★　影响药物代谢的因素

（1）给药途径和剂型：给药途径和方法影响药物代

谢，进而影响疗效。

（2）给药剂量：当体内药量超过酶的代谢反应能力时，会出现饱和现象，此时被代谢的药物分数降低，或出现血药浓度异常高，导致不良反应发生。

（3）代谢反应的立体选择性：手性药物在人体内的代谢过程存在立体选择性。

（4）基因多态性：群体中正常个体的基因在相同位置上存在差别。

（5）生理因素：如性别、年龄、种族、个体、疾病、饮食等。

（6）酶诱导作用和抑制作用：提高肝药酶活性，药效↓；抑制肝药酶活性，药效↑。

①常见的药物代谢酶诱导剂

诱导剂	受影响药物
乙醇	双香豆素类
巴比妥类	氯丙嗪、皮质类固醇、双香豆素、多西环素、口服避孕药、苯妥英、巴比妥类
利福平	双香豆素、甲苯磺丁脲、口服避孕药
氯醛比林	华法林
格鲁米特	双香豆素类
灰黄霉素	华法林
苯妥英	皮质类固醇、双香豆素类、口服避孕药、甲苯磺丁脲
保泰松	皮质类固醇、双香豆素类、氨基比林
甲苯海拉明	氯丙嗪

能提高肝药酶活性，增加自身或其他药物的代谢速率称酶诱导。具有酶诱导作用的物质称酶诱导剂。

②常见的药物代谢酶抑制剂

抑制剂	受影响药物
双香豆素类	苯妥英、甲苯磺丁脲
华法林	甲苯磺丁脲
磺胺苯吡唑	甲苯磺丁脲
羟布宗	双香豆素
别嘌醇	6-巯基嘌呤
西咪替丁	环孢素
氯霉素	巴比妥类、苯妥英、甲苯磺丁脲、双香豆素
地昔帕明	苯丙胺
去氧甲睾酮	羟布宗
5-氨基水杨酸	异烟肼
单胺氧化酶抑制剂	酪胺、巴比妥类

能抑制肝药酶活性，减慢其他药物的代谢速率称酶抑制。具有抑制作用的物质称酶抑制剂。

考点5 ★★★　药物代谢在临床中的应用

（1）大多数药物代谢酶均产生具有临床意义的遗传多态性，包括第Ⅰ相代谢酶（主要为 CYP450）和第Ⅱ相代谢酶（包括葡萄糖醛酸转移酶、*N*-乙酰基转移酶、磺基转移酶和谷胱甘肽 -*S*- 转移酶）。代谢酶编码基因的多态性通常会导致酶的活性的降低或丧失，偶尔可导致酶活性增加，可能改变对底物特异性识别。

例：氯吡格雷为前药，主要依赖 CYP2C19 代谢生成活性代谢产物，发挥抗血小板凝聚作用；CYP2C19 的基因多态性，其酶有超快、快、中间和慢四种代谢型，常规剂量氯吡格雷，对于慢代谢型，活性代谢产物↓，抗血小板凝聚作用↓，血栓风险↑；对于超快代谢型，活性代谢产物↑，抗血小板凝聚作用↑，出血风险↑。

（2）临床上联合用药或应用数种药物的联合疗法已越来越常见，因此基于药物代谢的相互作用对临床用药至关重要。

例1：黑点叶金丝桃是治疗抑郁症常用中药，其活性成分贯叶金丝桃素是CYP3A4的诱导剂，当与CYP3A4底物如环孢素、口服避孕药、抗惊厥药物及羟甲基戊二酰辅酶A还原酶抑制剂等合用时，会因血药浓度低于有效浓度而失去疗效。

注解：底物为参与生化反应的物质，可为化学元素、分子或化合物，经酶作用可形成产物。

例2：特非那丁与酮康唑合用时，酮康唑可显著抑制特非那丁的代谢，使特非那丁的血药浓度显著升高，导致致命的室性心律失常。

例3：利福平是CYP450诱导剂，其对CYP3A4诱导作用较大，而二氢吡啶类钙通道阻滞药如硝苯地平、尼群地平等是通过CYP3A4酶代谢，与利福平合用会使降压效果下降。

（3）对于经肝脏代谢的药物，若肝功能不全时，药物的清除率可能下降、升高或不变，半衰期可能延长、缩短或不变。同一药物在不同类型的肝病患者中，药动学参数的变化可能不同甚至相反。

①肝提取率（extraction ratio，ER）指药物通过肝脏从门脉血清除的分数。

$$ER=（CA-CV）/CA$$

式中CA和CV分别代表进和出肝脏的血中药物浓度。ER肝提取率介于0～1，肝提取率为0.5表示药物从门脉进入肝脏后有一半量被清除，其余量（1–ER）通过肝脏进入体循环。

②肝脏疾病患者用药剂量调整

剂量变化范围	条件
不变或仅少量调整	①轻度肝脏疾病 ②药物主要经肾脏排泄，患者无肾功能障碍 ③肝脏疾病不影响由代谢途径对药物的消除 ④药物肝提取率低（E > 0.3），用药时间短 ⑤药物肝提取率高（E > 0.7），静脉给药且用药时间短 ⑥无药物敏感性改变
降低 25% 剂量	①由肝消除的药物量低于剂量的 40%，无肾功能障碍 ②药物肝提取率高（E > 0.7），静脉给药，药物蛋白结合无大的变化 ③药物肝提取率低（E > 0.3），用药时间短 ④药物有较大的治疗指数
降低 25% 以上剂量	①药物代谢受肝脏疾病影响，用药时间长 ②药物治疗范围窄，药物蛋白结合有显著变化 ③药物肝提取率高（E > 0.7），由胃肠道给药 ④药物由肾排泄，肾功能有严重损害 ⑤由于肝脏疾病使药物敏感性降低

三、药物排泄

考点 1 ★★★　药物的肾排泄

排泄是指体内原形药物或其代谢物排出体外的过程。

肾是药物排泄的主要器官，其次是胆汁排泄，还可经乳汁、唾液、呼气、汗腺等排泄，但排泄量很少。

　　肾脏是人体排泄药物及其代谢物的最重要器官。药物的肾排泄是指肾小球滤过、肾小管分泌和肾小管重吸收的总和。

　　（1）肾小球滤过：肾小球毛细血管的基底膜通透性较强，除了血细胞、大分子物质以及与血浆蛋白结合的药物外，绝大多数非结合型的药物及其代谢产物均可经肾小球滤过，进入肾小管管腔内。

　　（2）肾小管分泌

　　①肾小管分泌是将药物转运至尿中排泄的过程，主要发生在近曲小管，是主动转运过程，只有极少数的药物可经肾小管主动分泌排泄。

　　②在肾小管上皮细胞内有两类主动分泌的转运系统，即有机酸转运系统和有机碱转运系统，分别转运弱酸性药物和弱碱性药物。当分泌机制相同的两类药物经同一载体转运时，还可发生竞争性抑制，如丙磺舒可抑制青霉素的主动分泌，依他尼酸可抑制尿酸的主动分泌等，在临床治疗中，可产生有益或有害的影响。

　　③肾小管主动分泌可以解释某些药物尽管血浆蛋白结合率高，不经过肝脏代谢也很快消除。血浆蛋白结合率不影响肾小管分泌速度，主要由于未结合型的药物转运后，结合型的药物很快解离。

　　④经肾小管分泌的部分药物

抑制剂	受影响药物
有机弱酸类	对氨基马尿酸、水杨酸、氨基水杨酸、酚磺酞、呋喃西林、磺胺类、溴丙胺太林、呋塞米、吲哚乙酸、乙酰唑胺、对氯苯基-8-氨基戊酸、青霉素、苯磺酸酯、氯噻嗪、保泰松、草酸、乳清酸、千金藤碱、靛胭脂、氨苯砜、氯磺丙脲、甲苯磺丁脲、磺胺吡嗪、双香豆素、香豆素等

续表

抑制剂	受影响药物
有机弱碱类	多巴胺、六甲季铵、胆碱、N-甲基烟酰胺、维生素B_1、胰岛素、呱乙啶、妥拉唑林、美卡拉明、普鲁卡因、米帕林等

（3）肾小管重吸收

①重吸收是指肾小管上皮细胞将小管液中的水分和某些溶质，部分地或全部地转运到血液的过程。重吸收有主动重吸收和被动重吸收两种。

②近曲小管是大部分物质的主要重吸收部位，滤过液中的约67%Na^+、Cl^-、K^+和约99%水被重吸收，还有85%的HCO_3^-以及全部的葡萄糖、氨基酸都在此被主动重吸收。

③进入肾小管管腔内的药物中，脂溶性高、非解离型的药物及其代谢产物又可经肾小管上皮细胞以脂溶扩散的方式被动重吸收进入血液。此时，若改变尿液pH，则可因影响药物的解离度，从而改变药物的重吸收程度。如苯巴比妥、水杨酸等弱酸性药物中毒时，碱化尿液可使药物的重吸收减少，而增加排泄以解毒。

（4）影响肾排泄的因素

①药物的血浆蛋白结合：结合率高，则肾排泄速率下降。

②尿液的pH和尿量：弱酸和弱碱性药物的解离度随尿液的pH而变化，从而影响药物在肾小管的重吸收；尿量的多少影响药物浓度，也会影响排泄速率。

③合并用药。

④药物代谢：药物代谢后，多数水溶性增加，肾小管重吸收下降，有利于肾脏排泄。但甲基化反应可使代谢物

极性下降，不利于药物排泄。

⑤肾脏疾病：一般使药物排泄量减少，在体内滞留时间长，使药物及毒性增强。

（5）肾清除率：肾清除率代表在一定时间内（通常以每分钟为单位）肾脏能使多少容积（通常以毫升为单位）血浆中药物清除的能力。

如果肾脏对某药清除能力强时，表示有较多血浆中的该药被清除。

肾清除率能反映药物排泄的机制。测定肾清除率不仅可了解肾脏的功能状态，还可以测定肾小球滤过率、肾血流量和推测肾小管的转运功能。

肌酐或菊粉的清除率是肾脏滤过功能最佳的表现。

考点2 ★★★ 药物的胆汁排泄

（1）胆汁排泄：除肾脏排泄外，原形药物及其代谢物也可能由胆汁排泄，如维生素 A/D/E/B_{12}、性激素、甲状腺激素、红霉素、利福平等。

胆汁转运的药物也是一种通过细胞膜的转运现象。其转运机制有被动扩散和主动转运等。

从胆汁被动扩散排泄的药物，它的扩散速度受药物分子大小、脂溶性等因素影响。

（2）肠－肝循环：肠－肝循环是指在胆汁中排出的药物或代谢物，在小肠中转运期间重新吸收而返回门静脉的现象。有肠－肝循环的药物在体内能停留较长的时间。

口服己烯雌酚、卡马西平、氯霉素、吲哚美辛、螺内酯等药物存在肝－肠循环。一些药物的血药浓度－时间曲线会出现双峰现象。

考点3 ★ 其他排泄途径

许多药物还可随唾液、乳汁、汗液、泪液等排泄到体外，有些挥发性的药物还可以通过呼吸系统排出体外。乳汁的 pH 略低于血浆，所以弱碱性药物（如吗啡、阿托品等）可以较多地自乳汁排泄，使哺乳婴儿因此受累；胃液中酸度较高，所以某些生物碱（如吗啡等）即便是注射给药，也可向胃液扩散，所以洗胃是该类药物中毒的治疗措施及诊断依据之一；由于药物可自唾液排泄，而唾液又易于采集，所以现在临床上还可以唾液代替血液标本进行血药浓度的监测。

第四节 药物动力学模型及应用

一、房室模型（线性动力学）

考点1 ★★★ 单室及双室模型结构及特征

药物进入机体后，体内的药物量或血药浓度始终在不断变化，药物动力学研究是用隔室来模拟药物在机体内的转运过程，用数学分析方法定量地描述这些转运过程的动态变化规律，这种理论称为隔室模型理论。

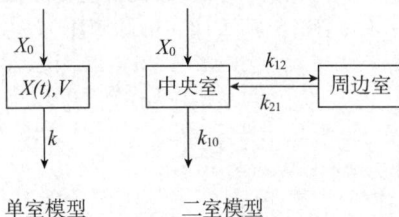

单室模型   二室模型

（1）单隔室模型：药物进入体循环后，迅速地分布于各个组织、器官和体液中，并立即达到分布上的动态平衡，将机体看成药物分布的"均一单元"，即单室模型，符合单室模型特征的药物称为单室模型药物。

（2）双室模型：药物进入机体后，在一部分组织、器官中分布较快，而在另一部分组织、器官中分布较慢。在这种情况下，将机体看作药物分布均匀程度不同的两个独立系统即两个隔室，称为双室模型。具有双室模型特征的药物称为双室模型药物。

在双室模型中，将血流速度较快及血液丰富的组织、器官，如心、肝、脾、肾及血液划分为一个隔室，称为中央室；将血流速度缓慢及血液供应较少的组织、器官，如肌肉、脂肪、骨骼等划分为外周室。

考点2★★★ 药动学方程

（1）缩写符号

符号：X（药量）、C（药浓）、AUC（药浓 – 时间曲线下的面积）、C_{ss}（稳态血药浓度）、$\overline{C_{ss}}$（C_{av}，平均稳态血药浓度）、X_0 或 X_0^*（首剂量，负荷剂量）、C_{max}（峰浓度）、t_{max}（达峰时间）、f_{ss}（达坪分数）、r（多剂量函数）、R（蓄积系数）。

公式判别符号：α、β（快 / 慢配置速度常数，二室模型）；k_a、F（血管外给药）；k_0（静脉滴注）；n、τ（多剂量给药）。

（2）药动学方程（单剂量给药）

模型	给药方式	血药经时过程的基本公式和药动学参数
单室模型	静脉注射	$dX/dt=-kX$，$X=X_0 \cdot e^{-kt}$；$C=C_0 \cdot e^{-kt}$，$\lg C=-kt/2.303+\lg C_0$；$t_{1/2}=0.693/k$；$V=X_0/C_0$；$AUC=C_0/k=X_0/kV$；$Cl=kV$
	静脉滴注	$dX/dt=k_0-kX$，$X=k_0(1-e^{-kt})/k$，$C=k_0(1-e^{-kt})/kV$；$C_{ss}=k_0/kV$；$f_{ss}=1-e^{-kt}$，$n=-3.32\lg(1-f_{ss})$；$X_0^*=C_{ss}V$
	血管外给药	$X=[(k_aFX_0)/(k_a-k)](e^{-kt}-e^{-k_at})$ $C=[(k_aFX_0)/V(k_a-k)](e^{-kt}-e^{-k_at})$ $\lg C=-kt/2.303+\lg[(k_aFX_0)/V(k_a-k)]$ $t_{max}=[2.303\lg(k_a/k)]/(k_a-k)$ $C_{max}=(FX_0/V)e^{-kt_{max}}$ $AUC=FX_0/kV$
双室模型	静脉注射	$C=[X_0(\alpha-k_{21})]e^{-\alpha t}/[Vc(\alpha-\beta)]+[X_0(k_{21}-\beta)] \cdot e^{-\beta t}/[V_c(\alpha-\beta)]$ $C=Ae^{-\alpha t}+Be^{-\beta t}$
	静脉滴注	$C=[k_0/(V_ck_{10})] \cdot [1-(k_{10}-\beta)e^{-\alpha t}/(\alpha-\beta)-(\alpha-k_{10})e^{-\beta t}/(\alpha-\beta)]$ $C_{ss}=k_0/(V_ck_{10})$
	血管外给药	$C=Ne^{-k_at}+Le^{-\alpha t}+Me^{-\beta t}$

（3）稳态血药浓度：静脉滴注半衰期个数与达坪浓度分数的关系；$f_{ss}=1-e^{-kt}$，$n=-3.32\lg(1-f_{ss})$。

半衰期个数（n）	达坪浓度（C_{ss}%）
1	50，1/2
2	75，1/4+1/2
3	87.5，1/8+1/4+1/2

续表

半衰期个数（n）	达坪浓度（$C_{ss}\%$）
3.32	90
6.64	99

考点3 ★★★ 多剂量给药

（1）多剂量给药血药浓度与时间的关系

①单室模型静脉注射重复第 n 次给药血药浓度与时间的关系：

$$C_n=(X_0/V) \cdot [(1-e^{-nk\tau})/(1-e^{-k\tau})]e^{-kt}$$

$$C_{ss}=(X_0/V) \cdot [(1/(1-e^{-k\tau})]e^{-kt}$$

多剂量函数 $r=1/(1-e^{-k\tau})$

②单室模型血管外重复第 n 次给药血药浓度与时间的关系：

$$C_n=k_aFX_0/[V(k_a-k)] \cdot [(1-e^{-nk\tau})/(1-e^{-k\tau})e^{-kt}-(1-e^{-nk_a\tau})/(1-e^{-k_a\tau})e^{-k_at}]$$

多剂量函数 $r=1/[(1-e^{-k\tau})(1-e^{-k_a\tau})]$

③多剂量给药体内药量的蓄积系数：$R=C_{min}^{ss}/(C_1)_{min}$

（2）平均稳态血药浓度：为反映稳态血浓的高低，我们将引进一个平均数值的概念，称为稳态血药浓度平均值，简称平均稳态血浓，用 $\overline{C}_{ss}$（或 C_{av}）符号代表，由下式定义：$C_{av}=\dfrac{\int_0^{\tau} C_{ss}dt}{\tau}$

单室模型静脉注射给药达稳态时：$C_{av}=X_0/Vk\tau$

单室模型口服给药达稳态时：$C_{av}=FX_0/Vk\tau$

二、非线性药动学

考点1★★★　非线性药物动力学产生的原因及临床影响

有些药物的体内吸收、分布、代谢与排泄过程需要酶或载体参与完成，如药物的生物转化、肾小管分泌和胆汁分泌，易产生饱和现象，具有非线性药物动力学（剂量–依赖性药物动力学）特征，只能用米氏方程来描述。

临床上大多数药物在治疗剂量范围内不会出现非线性药动学特征。

生物系统的有限性导致了药物体内某些过程出现饱和现象是引起非线性动力学的根本原因。

具有非线性药动学特征的药物在临床使用上应特别注意，当药物消除具有非线性药动学特征时，在较高剂量时的表观消除速度常数比低剂量时的要小，因此不能根据低剂量的动力学参数预测高剂量下的血药浓度。

考点2★★★　米氏方程、参数及特点

（1）米氏方程 $-dC/dt = V_m \cdot C/(K_m + C)$

式中，$-dC/dt$ 为物质在 t 时间的浓度下降速度；K_m 为米氏常数；V_m 为该过程理论上最大下降速度；C 为血药浓度。

（2）米氏过程的药物动力学特征

第一种极端情况：当药物浓度降低到一定程度或小剂量给药，即药物浓度 C 远小于 K_m，则：$-dC/dt = V_m C/K_m$。若用 k 表示 V_m/K_m，米氏方程可简化为：$-dC/dt = kC$。该式表明：在此情况下，血药浓度的下降速度与血药浓度的一次方成正比。米氏方程可简化为一级动力学过程。

第二种极端情况：当大剂量给药时，药物浓度 C 远大

于 K_m 时，米氏方程可简化为：$-dC/dt=V_m$，在此情况下，血药浓度的下降速度与药物浓度无关，即以一个恒定的速度 V_m 消除、米氏方程可简化为零级动力学过程。

考点 3 ★★★　非线性药物动力学的特点与识别

（1）线性药动学的特点

①药物的消除符合一级动力学特征。

②当剂量增加时，消除速度常数、半衰期延长和清除率不变。

③ AUC 和平均稳态血药浓度与剂量成正比。

④当剂量改变时，原药与代谢产物的组成比例不会发生变化。

（2）非线性药动学的特点

①药物的消除不呈现一级动力学特征，即消除动力学是非线性的。

②当剂量增加时，消除速度常数变小，消除半衰期延长，清除率减小。

③ AUC 和平均稳态血药浓度与剂量不成正比。

④原药与代谢产物的组成比例随剂量改变而变化。

⑤其他可能竞争酶或载体系统的药物，影响其动力学过程。

（3）非线性药物动力学的识别

①通过 $logC$–t 图形进行观察。若 $logC$–t 曲线呈明显的上凸形状时，可视为非线性动力学过程。

②不同剂量的 $logC$–t 曲线相互平行，表明在该剂量范围内为线性动力学过程，反之则为非线性动力学过程。

③以剂量对应的血药浓度进行归一化，得到单位剂量下的血药浓度，将其对时间作图，所得曲线如明显不重叠，则可能存在非线性过程。

④ AUC 分别除以相应的剂量，如所得比值明显不同，则可能存在非线性过程。

⑤将每个剂量的血药浓度 – 时间曲线按线性动力学模型处理，若所求得的动力学参数（$t_{1/2}$、k、Cl 等）明显随剂量大小而改变，则可能存在非线性过程。

三、统计矩分析在药动学中的应用

考点1★★　统计矩分析的基本原理和特点

经典的房室模型在模型的选定上依赖于实验所得的数据。要判定合适的房室模型有时是困难的。

用统计矩分析药物的体内过程，其计算主要依据是药物浓度 – 时间曲线下面积，不受数学模型的限制，适用于任何隔室，属于为非模型分析方法，源于概率统计理论。

考点2★★★　零阶矩、一阶矩、平均滞留时间及临床意义

药物体内过程是一个随机过程，血药浓度 – 时间曲线可成药物在体内的滞留时间的概率分布曲线，不论何种给药途径，从统计学可以定义以下矩量：

（1）零阶矩（AUC）：零阶矩是从零时间到无限大的血药浓度 – 时间曲线下的面积（AUC），称为药时曲线的零阶矩。

$$AUC = \int_0^\infty Cdt$$

（2）一阶矩：药 – 时曲线的一阶矩定义为时间与血药浓度的乘积 – 时间曲线下的面积（AUMC），即以 $t \cdot C$ 对 t 作图，所得的曲线下面积。

$$AUMC = \int_0^\infty Ct\,dt$$

（3）平均滞留时间：平均滞留时间（MRT）是指所有药物分子在体内滞留的平均时间，即单次给药后所有药物分子在体内滞留时间的平均值，经数学推导，其数值等于一阶矩（AUMC）与零阶矩（AUC）的比值。

$$MRT = \frac{AUMC}{AUC}$$

MRT 代表药物在体内的平均滞留时间的长短，是一个反应速度的函数；MRT 的数字不受房室模型中房室数量及模型参数的影响，具有客观性，这亦是统计矩分析较于房室模型的优越性。

考点 3 ★★ 统计矩分析估算药动学参数

（1）消除速率常数或半衰期：多数药物在体内处置符合线性药物动力学过程，符合指数函数衰减，其停留时间遵从"对数正态分布"；对数正态分布的累积曲线，则在63.2% 处；静注后 MRT 就表示消除给药量的 63.2% 所需要的时间。

$MRT_{iv} = t_{0.632}$；$MRT_{iv} = 1/k$；$t_{1/2} = 0.693 MRT_{iv}$

（2）吸收速率常数：药物制剂的 MRT 与给药途径有关，非静脉给药的 MRT 值总是大于静脉注射时的 MRT_{iv}。当给药方式为口服等血管外给药（ni）时，其平均滞留时间 $MRT_{ni} = 1/k_a + 1/k$。

口服固体制剂时，在药物进入体循环前的所有时间称为平均吸收时间（MAT）；进入体循后，机体对药物的处置时间可看成静脉注射时的 MRT_{iv}。

$MRT_{ni} = MAT_{ni} + MRT_{iv}$

$MAT_{ni}=AUMC/AUC-1/k=1/k_a$

（3）清除率：清除率定义为静脉注射给药后剂量标准化的血药浓度 – 时间曲线的零阶距的倒数，即静脉注射给药剂量与相等剂量下 AUC 的比值。

$Cl=(X_0)_{iv}/AUC_{iv}$

（4）稳态表观分布容积：药物静脉注射后，稳态表观分布容积（V_{ss}）为清除率与静脉注射时的平均滞留时间的乘积。

$V_{ss}=Cl\cdot MRT_{iv}$

第五节　给药方案设计与个体化给药

一、给药方案设计

考点1★★　给药方案设计的一般原则

（1）为达到安全有效的治疗目的，根据患者的具体情况和药物的药效学与药动学特点而拟定的药物治疗计划称给药方案。

（2）给药方案包括剂量、给药间隔时间、给药方法和疗程等。

（3）影响给药方案的因素有：药物的药理活性、药动学特性和患者的个体因素等。

（4）给药方案设计的目的：使药物在靶部位达到最佳治疗浓度，产生最佳的治疗作用和最小的副作用。

①安全范围广的药物不需要严格的给药方案。

②对于治疗指数小的药物，要求血药浓度的波动范围在最低中毒浓度与最小有效浓度之间，需要制定个体化给药方案。

③在治疗剂量即表现出非线性药动学特征的药物也需要制定个体化给药方案。

考点2 ★★★　给药方案的设计

（1）根据半衰期制定给药方案：当给药间隔 $\tau=t_{1/2}$ 时，药物按一定剂量多次给药后，体内药物浓度经 5～7 个半衰期达到稳态水平。根据体内稳态药量 $X=FX_0/k\tau$，则 $X=1.44FX_0$，药物在体内不会造成很大积累。在多次给药总药剂量相同情况下，当 $\tau > t_{1/2}$ 时，血药浓度波动相对较大；在多次给药每次给药剂量相同情况下，当 $\tau < t_{1/2}$ 时，药物在体内可能会有较大蓄积。

临床上常采用首次剂量加大，即采用负荷剂量使血药浓度迅速达到有效治疗浓度。

根据半衰期制定给药方案较简单，但该法不适合半衰期过短或过长的药物。

（2）根据平均稳态血药浓度制定给药方案：平均稳态血药浓度与给药剂量 X_0 和给药间隔 τ 的关系为：$C_{av}=FX_0/(kV\tau)$，则给药间隔和给药剂量的制订为 $\tau=FX_0/(kVC_{av})$；$X_0=C_{av}kV\tau/F$。

由 $C_{av}=FX_0/(kV\tau)$ 可知，只要保持给给药速度 $\dfrac{X_0}{\tau}$ 的比值不变，则平均稳态血药浓度不会改变，但给药后的最大稳态血药浓度和最小稳态血药浓度会随着 X_0 和 τ 的变化而改变。给要间隔越长，稳态血药浓度的峰谷波动性越大，对于治疗窗较窄的药物应用不利。因此，根据平均稳态血药浓度制定给药方案必须选择最佳给药间隔，一般药物给要间隔为 1～2 个半衰期。对于治疗窗非常窄的药物，必须以小剂量多次给药，或采用静脉滴注方式给药。

临床上对治疗窗很窄的药物，常采用使其稳态最大血

药浓度 $C_{\max}^{ss}$ 和稳态最小血药浓度 $C_{\min}^{ss}$ 控制在一定范围内的给药方案设计。

（3）根据稳态血药浓度范围制定给药方案：对于治疗窗很窄的药物，需要同时控制 $C_{\max}^{ss}$ 和 $C_{\min}^{ss}$，才能使药物在临床使用安全有效。

通常将最小有效浓度（MEC）设定为 $C_{\min}^{ss}$，通常将最小中毒浓度（MTC）设定为 $C_{\max}^{ss}$，根据单室模型药物多次静脉注射时 $C_{\min}^{ss}$ 与 $C_{\max}^{ss}$ 之间的关系：$C_{\min}^{ss}=C_{\max}^{ss}\cdot e^{-k\tau}$，则可推导出最佳给药间隔 τ，即 $\tau=(1/k)\cdot\ln(C_{\max}^{ss}/C_{\min}^{ss})$；再根据 $C_{\max}^{ss}=X_0/(V\cdot(1-e^{-k\tau}))$ 可得出给药剂量 X_0。

（4）根据最小稳态血药浓度制定给药方案：某些药物的安全性比较好，治疗窗范围较大，一般情况下的稳态血药浓度很少能触及药物的 MTC。其给药方案可以根据其最小稳态血药浓度（$C_{\min}^{ss}$）进行设计，此时设定 MEC 为 $C_{\min}^{ss}$。

一室模型静脉注射多次给药的 $C_{\min}^{ss}$ 可根据 $C_{\min}^{ss}=X_0/[V\cdot(1-e^{-k\tau})]$ 求算。

二、个体化给药

考点1★★★　血药浓度与给药方案个体化

药效取决于作用部位的药物浓度，但作用部位的药物浓度难以测定。多数药物作用部位的药物浓度与血药浓度存在着平行关系，通过测定的血药浓度作为指标，计算出具体患者体内的动力学参数，然后再根据这些参数制定有效而安全的个体化给药方案。

（1）给药方案个体化的步骤

①根据诊断的结果及患者的身体状况等具体因素，选择合适的药物及给药途径，再拟定初始给药方案。

②按初始方案给药后，随时观察临床效果的同时按一定时间采取血样标本，测定血药浓度，求出患者的药动学参数。

③根据患者的临床表现、药动学数据，结合临床经验和文献资料对初始给药方案做必要的修改，制定出调整后的给药方案，用于患者疾病的治疗。

（2）给药方案个体化方法：①比例法。②一点法。③重复一点法。

考点 2 ★★★　肾功能减退患者的给药方案设计

（1）肾功能减退对药物的消除影响很大，药物通过肾脏排泄的分数越大，肾功能对药物消除影响亦越大。对于窄治疗窗药物，肾功能减退患者如不进行剂量调整，有可能发生药物中毒等不良反应。

（2）临床上对肾功能减退患者给药方案的设计，主要是根据患者的肾功能状况，预测药物的清除率或消除速度常数，进行剂量调整。

肌酐清除率是判断肾小球滤过功能的指标。肾功能正常的成年男性肌酐清除率为 100～120mL/min。

一般药物的肾清除率（Cl_r）与体内肌酐清除率（Cl_{cr}）成正比，即 $Cl_r = \alpha \cdot Cl_{cr}$（$\alpha$ 为比例系数）。

药物的总清除率（Cl）是肾清除率（Cl_r）和非肾清除率（Cl_{nr}）之和。

（3）临床治疗时，若肾功能减退者的给药间隔 $\tau_{(d)}$ 与肾功能正常患者的给药间隔相同，即 $\tau = \tau_{(d)}$，则肾功能减退患者的给药剂量 $X_{0(d)}$ 应为：$X_{0(d)} = X_0 \cdot k_{(d)}/k$

若给药剂量不变，即 $X_0 = X_{0(d)}$，则肾功能减退患者的给药间隔 $\tau_{(d)}$ 剂为：$\tau_{(d)} = \tau \cdot k/k_{(d)}$

三、治疗药物监测

考点1★★　治疗药物监测的目的

治疗药物监测（TDM）主要任务是通过灵敏可靠的方法，检测患者血液或其他体液中的药物浓度，获取有关药动学参数，应用药动学理论，指导临床合理用药方案的制定和调整，以及药物中毒的诊断和治疗，以保证药物治疗的有效性及安全性。

考点2★★★　治疗药物监测的适用范围

需开展血药浓度监测的情况	举例
个体差异很大的药物	三环类抗抑郁药
具有非线性动力学特征的药物	苯妥英钠
治疗指数小、毒性反应强的药物	强心苷类药、茶碱
毒性反应不易识别，用量不当或用量不足的临床反应难以识别的药物	地高辛
特殊人群用药	患有心、肝、肾疾病者，婴幼儿及老年人
常规剂量下没有疗效或出现毒性反应	
合并用药而出现的异常反应	
长期用药	
诊断和处理药物过量或中毒	

考点3★★★　治疗药物监测的临床意义

（1）指导临床合理用药，提高治疗水平。

（2）确定合并用药的原则。

（3）药物过量中毒的诊断，开展TDM对防止药物过量中毒和药物急性过量中毒的诊断具有重要意义。

（4）作为医疗差错或事故的鉴定依据及评价患者用药依从性的手段。

治疗药物监测的常用分析方法：高效液相色谱（HPLC）、气相色谱法（GC）、液-质联用法（LC-MS）、放射免疫法（RIA）、荧光偏振免疫法（FPLA）、酶联免疫法（ELISA）等。

第六节　生物利用度与生物等效性

一、生物利用度

考点1★★★　生物利用度、绝对/相对生物利用度计算及临床意义

（1）生物利用度（bioavailability，BA）是指制剂中的药物吸收进入血液循环的速度与程度。

（2）生物利用度包含药物的吸收速度与吸收程度两个方面的问题，因此生物利用度有两项参数：①生物利用的程度即吸收程度，是指与标准参比制剂相比，试验制剂中被吸收多少的相对比值。②生物利用的速度即吸收速度，是指与标准参比制剂相比，试验制剂中药物被吸收快慢的相对比值。

（3）生物利用度是一个相对的概念，因为根据所选标准参比制剂的不同，得到的生物利用度结果将不同。

（4）生物利用度一般是用血药浓度-时间曲线下的面积（AUC）计算吸收的数量（程度）；吸收速度是用血药浓度的峰值（峰浓度 C_{max}）和达峰时间（T_{max}）来表示。

（5）生物利用度的计算

①绝对生物利用度：$F=(AUC_{po}/Dose_{po})/(AUC_{iv}/Dose_{iv})$。

②相对生物利用度：$F_r=(AUC_T/Dose_T)/(AUC_R/Dose_R)$。

考点2 ★★★　生物利用度的研究方法及影响因素

（1）生物利用度的研究方法有血药浓度法、尿药数据法和药理效应法等。其中，血药浓度法是生物利用度研究最常用的方法。

（2）影响生物利用度的因素：①药物本身的理化性质。②药物制剂因素。③生理因素。④药物在胃肠道内的代谢分解。⑤肝脏首关作用。

二、生物等效性

考点1 ★★★　生物等效性及研究方法

生物等效性（bioequivalence，BE）系指在相似的试验条件下单次或多次给予相同剂量的试验药物后，受试制剂中药物的吸收速度和吸收程度与参比制剂的差异在可接受范围内，反映其吸收程度和速度的主要药动学参数无统计学差异。

生物等效性也是评价药物或制剂质量的重要指标。它侧重于与预先确定的等效标准和限度进行比较，保证含同一药物活性成分的不同制剂体内行为的一致性，用以判断新研发产品是否可替换已上市药品。

生物等效性研究方法按照研究方法评价效力，其优先顺序为药物动力学研究、药效动力学研究、临床研究和体外研究。其中，药动学研究是最常用的生物等效性研究方法。

药动学方法研究 BE 时，通过测定设定时间点下的血药浓度，取得药动学参数作为终点指标，借此反映药物释放并被吸收进入循环系统的速度和程度。

通常采用药动学终点指标 C_{max}、T_{max} 和 AUC 进行评价。如果血药浓度难以测定，也可通过测定尿液中的药物浓度进行生物等效性研究。

考点 2 ★★★　生物等效性研究的基本要求

（1）研究总体设计

①对于一般药物，推荐选用两制剂、单次给药、交叉试验设计。纳入健康志愿者参与研究，每位受试者依照随机顺序接受受试制剂和参比制剂，交叉试验可以有效减少个体间变异给试验评价带来的偏倚。

②对于半衰期较长的药物，可选择两制剂、单次给药、平行试验设计，即每个制剂分别在具有相似人口学特征的两组受试者中进行试验。平行组设计因个体间变异给试验带来的影响较交叉设计大，应有更严格的受试者入选条件，如年龄、性别、体重、疾病史等，且需使用合理的随机化方案确保组间的基线水平均衡，以得到更好的组间可比性。

③重复试验设计。它是前两种的备选方案，是指将同一制剂重复给予同一受试者，可设计为部分重复（单剂量重复，即三周期）或完全重复（两制剂均重复，即四周期）。重复试验设计适用于部分高变异药物（个体内变异 ≥ 30%），优势在于可以选较少数量的受试者进行试验。

（2）受试者选择：受试者的选择一般应符合以下要求：①年龄在 18 周岁以上（含 18 周岁）。②应涵盖一般人群的特征，包括年龄、性别等。③如果研究药物拟用于两种性别的人群，研究入选的受试者应有适当的性别比例。④如果研究药物主要拟用于老年人群，应尽可能多地入选 60 岁以上的受试者。⑤入选受试者的例数应使生物等效性评价具有足够的统计学效力。

筛选受试者时的排除标准应主要基于安全性方面的考虑。当入选健康受试者参与试验可能面临安全性方面的风险时，则建议入选试验药物拟适用的患者人群，并且在试验期间应保证患者病情稳定。

（3）参比制剂的选择：仿制药生物等效性试验应尽可能选择原研产品作为参比制剂，以保证仿制药质量与原研产品一致。

（4）单次给药研究：通常推荐采用单次给药药物动力学研究方法评价生物等效性，因为单次给药在评价药物释放的速度和程度方面比多次给药稳态药代研究的方法更敏感，更易发现制剂释药行为的差异。

（5）稳态研究：若处于安全性考虑，需入选正在进行药物治疗，且治疗不可间断的患者时，可在多次给药达稳态后进行生物等效性研究。

（6）餐后生物等效性研究：食物与药物同服，可能影响药物的生物利用度，因此通常需进行餐后生物等效性研究来评价进食对受试制剂和参比制剂生物利用度影响的差异。

具体情况有：①对于口服常释制剂，通常需进行空腹和餐后生物等效性研究。但如果参比制剂说明书中明确说明该药物仅可空腹服用（饭前 1 小时或饭后 2 小时服用）时，则可不进行餐后生物等效性研究。②对于仅能与食物同服的口服常释制剂，除了空腹服用可能有严重安全性方面风险的情况外，通常均进行空腹和餐后两种条件下的生物等效性研究。如有资料充分说明空腹服药可能有严重安全性风险，作为仅需进行餐后生物等效性研究。③对于口服调释制剂（包括延迟释放制剂和缓释制剂），需进行空腹和餐后生物等效性研究。

（7）生物样品分析：用于生物等效性研究的生物样品分析方法在选择性、灵敏度、精密度、准确度、重现性等方面应符合要求。

（8）用于评价生物等效性的药动学参数

1）吸收速度：通常采用实测药物峰浓度 C_{max} 评价吸收速度。药物浓度达峰时间 T_{max}，也是评价吸收速度的重要参考信息。

2）吸收程度/总暴露量：对于单次给药研究，通常采用如下两个参数评价吸收程度：①从 0 时到最后一个浓度可准确测定的样品采集时间 t 的药物浓度–时间曲线下面积（$AUC_{0 \to t}$）。②从 0 时到无限时间（∞）的药物浓度–时间曲线下面积（$AUC_{0 \to \infty}$），其中：$AUC_{0 \to \infty} = AUC_{0 \to t} + C_t/k$

式中，C_t 为最后一个可准确测定的药物浓度；k 为用适当方法计算所得的末端消除速率常数。

对于多次给药研究，常采用达稳态后药间隔期（τ）内的药–时曲线下面积 $AUC_{0 \to \tau}$ 评价吸收程度。

3）部分暴露量：特定情况下可能需要增加部分暴露量指标来观测早期暴露值。部分暴露量测定的时间设置应符合临床疗效评价要求。应采集足够数目的可定量生物样品，以便充分估计部分暴露量。

考点 3 ★★ 常见剂型的生物等效性研究

（1）口服溶液剂：对于口服溶液、糖浆等溶液剂型，如果不含可能显著影响药物吸收或生物利用度的辅料，则可豁免人体生物等效性试验。

（2）常释制剂（常释片剂和胶囊）：采用申报的最高规格进行单次给药的空腹及餐后生物等效性研究。

（3）口服混悬剂：通常需进行生物等效性研究。其生物等效性研究的技术要求与口服固体制剂相同。

（4）调释制剂（延迟释放制剂和缓释制剂）：采用申报的最高规格进行单次给药的空腹及餐后生物等效性研究。一般不推荐进行多次给药研究。

（5）咀嚼片：咀嚼片生物等效性研究的给药方法应参照说明书。如说明书中要求吞咽之前先咀嚼，则应进行生物等效性研究时，受试者需咀嚼后吞咽给药。如说明书中说明该药可以咀嚼也可以整片吞服，则生物等效性研究时，要求以 240mL 水整片送服。

考点 4 ★★★　生物等效性研究一般试验设计和数据处理原则

（1）试验的实施：正式试验开始之前，可在少数志愿者中进行预试验，用以验证分析方法、评估变异程度、优化采样时间，以及获得其他相关信息。预试验的数据不能纳入最终统计分析。

①空腹试验：试验前至少空腹 10 小时。一般情况下，在空腹状态下用 240mL 水送服受试制剂和参比制剂。口腔崩解片等特殊剂型应参考说明书规定服药。

②餐后试验：试验前夜至少空腹 10 小时。受试者试验当日给药前 30 分钟开始进食标准餐，并在 30 分钟内用餐完毕，在进行进餐后 30 分钟时准时服用试验药，用 240mL 水送服。

③服药前 1 小时至服药后 1 小时内禁止饮水，其他时间可自由饮水。服药后 4 小时内进食。每个试验周期受试

者应在相同的预定时间点用标准餐。

④通常最高规格的制剂可以一个单位（单片或单粒）服用，如生物样品分析方法灵敏度不足，则可在安全性允许的条件下，在说明书单次服药剂量范围内同时服用多片/多粒最高规格制剂。

⑤试验给药之间应有足够长的清洗期（一般为待测物 7 倍半衰期以上）。

⑥应说明受试制剂和参比制剂的批号、参比制剂的有效期等信息。受试制剂与参比制剂药物含量的差值小于 5%。试验机构应对试验制剂及参比制剂按相关要求留样。试验药物应留样保存至药品获准上市后 2 年。

（2）餐后生物等效性研究标准餐的组成：建议采用对胃肠道生理功能和药物生物利用度影响大的餐饮进行餐后生物等效性研究，如高脂（提供食物中约 50% 的热量）高热（800 ～ 1000 千卡）饮食。其中蛋白质约提供 150 千卡热量，碳水化合物约提供 250 千卡热量，脂肪约提供 500 ～ 600 千卡热量。报告中应提供试验标准餐的热量组成说明。

（3）样品采集：通常采集血液样品。多数情况下检测血浆或血清中的药物或其代谢产物浓度。有时分析全血样品。应恰当地设定样品采集时间，使其包含吸收、分布、消除相。

一般建议每位受试者每个试验周期采集 12 ～ 18 个样品，其中包括给药前样品。采样时间不短于 3 个末端消除半衰期。

根据药物和制剂特性确定样品采集的具体时间，要求应能准确估计药物峰浓度（C_{max}）和消除速率常数（k）。末端消除相应至少采集 3 ～ 4 个样品以确保准确估算末端消除相斜率。除可用 $AUC_{0 \to 72h}$ 来代替 $AUC_{0 \to t}$

或 $AUC_{0\to\infty}$ 的长半衰期药物外，$AUC_{0\to t}$ 至少应覆盖 $AUC_{0\to\infty}$ 的 80%。实际给药和采样时间与计划时间可能有偏差，则采用实际时间进行药动学参数计算。

（4）给药前血药浓度不为零的情况：如果给药前血药浓度小于 C_{max} 的 5%，则该受试者的数据可以不经校正而直接参与药动学参数计算和统计分析。如果给药前血药浓度大于 C_{max} 的 5%，则该受试者的数据不应纳入等效性评价。

（5）因出现呕吐而需剔除数据的情况：如果受试者服用常释制剂后，在 T_{max} 中位数值两倍的时间以内发生呕吐，则该受试者的数据不应纳入等效性评价。对于服用调释制剂的受试者，如果在服药后短于说明书规定的服药间隔时间内发生呕吐，则该受试者的数据不应纳入等效性评价。

（6）试验报告中提交的药动学相关信息

①受试者编号、给药周期、给药顺序、制剂种类。

②血药浓度和采血时间点。

③单次给药：$AUC_{0\to t}$、$AUC_{0\to\infty}$、C_{max}，以及 T_{max}、k 和 $t_{1/2}$；C_{max}^{ss} 和 C_{min}^{ss}。

④稳态研究：$AUC_{0\to\tau}$、C_{max}^{ss}、C_{min}^{ss}、C_{av}、T_{max}^{ss}，以及波动系数和波动幅度。

⑤药动学参数的个体间、个体内和（或）总的变异（如果有）。

（7）有关数据统计计算的要求：提供 $AUC_{0\to t}$、$AUC_{0\to\infty}$、C_{max}（稳态研究提供 $AUC_{0\to\tau}$、C_{max}^{ss}）几何均值、算术均值、几何均值比值及其 90% 置信区间（CI）等。不应基于统计分析结果，或者单纯的药动学理由剔除数据。

考点 5 ★★★　生物等效性判断标准

在进行生物等效性评价时，一般情况下，首先应对受试制剂和参比制剂的药动学参数（AUC 和 C_{max}）使用自然对数进行数据转换，再分别计算其对数转换后各个参数的上述均值。生物等效的接受标准为：受试制剂和参比制剂的 PK 参数（AUC 和 C_{max}）的几何均值比值（GMR）的 90% 置信区间数值均应不低于 80.00%，且不超过 125.00%，即均在 80% ～ 125% 范围内。

对于窄治疗窗药物，应根据药物的特性适当缩小 90% 置信区间范围。

对于高变异药物，可根据参比制剂的个体内变异，将等效性评价标准作适当比例的调整，但调整应有充分的依据。

生物等效性标准应同时适用于各主要药物动力学参数，包括 C_{max}、$AUC_{0 \to t}$ 和 $AUC_{0 \to \infty}$。通常情况下，如果研究药物包含多个组分，则每个组分均应符合生物等效性标准。此外，当 T_{max} 与药物的临床疗效密切相关时，通常采用配对非参数方法对 T_{max} 进行差异性检验。

第八章 药物对机体的作用

第一节 药物作用的两重性

考点1★★ 药物的作用与效应

1. 药效学研究药物对机体的作用和作用机制。

2. 药物作用是指药物与机体生物大分子相互作用所引起的初始作用。如去甲肾上腺素与血管平滑肌细胞的 α 受体结合。

3. 药理效应又叫药物效应，是药物初始作用引起的机体原有生理、生化等功能或形态的变化，是药物作用的结果。如去甲肾上腺素引起的血管收缩、血压上升。

药物作用具有两重性，即药物既可产生治疗作用，也可产生不良反应。

考点2★★ 药理效应的两种基本类型

1. **兴奋** 使机体器官功能增强，如咖啡因兴奋中枢神经；肾上腺素引起心肌收缩力加强、心率加快、血压升高；去甲肾上腺素可直接收缩血管，使血压升高。

2. **抑制** 使机体器官功能减弱，如阿司匹林退热；苯二氮䓬类药物镇静、催眠；去甲肾上腺素可以反射性地引起心率减慢。

考点 3 ★★　药物作用的特异性

药物作用的特异性是指药物作用于特定的靶点。多数药物通过化学反应而产生药理效应，化学反应的专一性使药物作用具有特异性。

药物作用的特异性取决于药物的化学结构，决定于构效关系。例如，阿托品特异性地阻断 M 胆碱受体，而对其他受体影响不大。

考点 4 ★★　药物作用的选择性

药理作用的选择性是指在一定的剂量下，药物对不同的组织器官作用的差异性。

药物作用的选择性有高低之分，选择性差的药物作用广泛，可影响机体多种功能。

药物对受体作用的特异性与药理效应的选择性不一定平行，临床上用药一般应尽可能选用选择性高的药物，但效应广泛的药物在复杂病因或诊断未明时也有好处。

药物的选择性一般是相对的，有时与药物的剂量有关。

药物作用的选择性是药物分类和临床应用的基础。

考点 5 ★★★　药物的治疗作用

治疗作用是指患者用药后所引起的符合用药目的的达到防治疾病的作用。

1. 对因治疗　用药后能消除原发致病因子，治愈疾病的药物治疗。如使用抗生素杀灭病原微生物，从而控制感染性疾病。

2. 对症治疗　用药后能改善患者疾病的症状。如应用解热镇痛药降低高热患者的体温，缓解疼痛；硝酸甘油缓解心绞痛；抗高血压药降低患者过高的血压。

3. 补充疗法 补充体内营养或代谢物质不足，又称替代疗法。如补充铁制剂治疗缺铁性贫血；补充胰岛素治疗糖尿病。

考点 6 ★★★ 药物不良反应

1. 药品不良反应（ADR） 凡是不符合用药目的并给患者带来不适或痛苦的反应，是药物本身所固有的特性与机体相互作用的结果。

2. 不良药物事件（ADE） 在药物治疗过程中所发生的任何不良医学事件，可揭示不合理用药及医疗系统存在的缺陷，是药物警戒关注的对象，包括：①药品不良反应；②药品质量问题；③药品标准缺陷；④药物滥用；⑤用药失误。

3. 药源性疾病 少数较严重且难恢复的不良反应（例如庆大霉素引起的神经性耳聋、肼屈嗪引起的红斑性狼疮等）。

考点 7 ★★★ 根据药品不良反应的性质分类

类别	定义	实例
副作用或副反应	在药物按正常用法用量使用时，出现的与治疗目的无关的不适反应。一般反应轻微，多数可以恢复	阿托品解除胃肠痉挛时会引起口干、心悸等

续表

类别	定义	实例
毒性反应	在药物剂量过大或体内蓄积过多时发生的危害性反应。如过量用药引起急性毒性反应（循环、呼吸、神经），体内蓄积引起慢性毒性（肝、肾、骨髓等，也包括致癌、致畸胎、致突变）	对乙酰氨基酚引起肝脏损害；氮芥的细胞毒性作用引起的机体损伤；链霉素、庆大霉素等的耳毒性
后遗效应	指在停药后血药浓度已降低至最低有效浓度以下时仍残存的药理效应	巴比妥类、苯二氮䓬类如安定等引起次晨"宿醉"现象；长期应用肾上腺皮质激素，使肾上腺皮质功能低下
停药反应	长期服用某些药物，突然停药后出现原有疾病加剧的现象，又称回跃反应或反跳	普萘洛尔、可乐定突然停药，会出现血压升高
继发性反应	是继发于药物的治疗作用之后的不良反应，是治疗剂量下治疗作用本身带来的间接结果	长期应用广谱抗生素，非敏感菌（如真菌）大量繁殖，引起的二重感染。如四环素可引起二重感染
变态反应（过敏反应）	指机体受药物刺激所发生异常的免疫反应，引起机体生理功能障碍或组织损伤，又称为过敏反应。反应性质与药物原有效应和剂量无关，用药理性拮抗药解救无效。致敏物质可能是药物本身，也可能是其代谢物或者杂质	抗生素如青霉素、磺胺类、碘、阿司匹林等可引起过敏，过敏性休克、接触性皮炎等

类别	定义	实例
特异质反应（特异性反应）	因先天性遗传异常，少数特异体质患者对某些药物反应异常敏感。反应严重程度与剂量成比例，药理性拮抗救治可能有效。大多是由于机体缺乏某种酶，药物在体内代谢受阻所致	如假性胆碱酯酶缺乏者，应用琥珀胆碱后，由于延长了肌肉松弛作用而常出现呼吸暂停反应；先天性葡萄糖-6-磷酸脱氢酶缺乏的疟疾患者服用伯氨喹后，容易发生急性溶血性贫血和高铁血红蛋白血症
依赖性	是在长期应用某种药物后所造成的一种强迫要求连续或定期使用该药的行为或其他反应。其目的是感受药物的精神效应，或避免由于停药造成的身体不适 ①生理依赖性又称躯体依赖性，是指中枢神经系统对长期使用的药物所产生的一种身体适应状态，一旦停药，将发生一系列生理功能紊乱，称为戒断综合征 ②精神依赖性是指多次用药后使人产生欣快感，导致用药者在精神上对所用药物有一种渴求连续不断使用的强烈欲望，继而引发强迫用药行为，以获得满足和避免不适感，也称为成瘾性	

第二节 药物作用的量－效和时－效规律与评价

考点1★★★ 量效关系与量－效曲线

1. 量效关系 是指在一定剂量范围内，药物的剂量（或浓度）增加或减少时，其效应随之增强或减弱，两者间有相关性。

2. 量－效曲线或浓度－效应曲线 是以药理效应强度为纵坐标，以药物的剂量或浓度为横坐标作图，得到直方双曲线。如将药物浓度或剂量改用对数值作图，则呈现典型的S形曲线，即量－效曲线。

考点2★★★ 量反应与质反应

1. 量反应 药理效应的强弱呈连续性量的变化，可用数或量或最大反应的百分率表示。如血压、心率、尿量、血糖浓度等，研究对象为单一的生物个体。

2. 质反应 药理效应表现出反应性质的变化，一般以阳性或阴性、全或无的方式表示。如存活与死亡、惊厥与不惊厥、睡眠与否等，研究对象为一个群体。

考点3★★★ 药理学的基本概念

1. 斜率 斜率大的药物，药量微小的变化，即可引起效应的明显改变，反之亦然。斜率较陡的提示药效较剧烈，较平坦的则提示药效较温和。

2. 最小有效量（有效浓度） 引起药理效应的最小药量（最低药物浓度），即阈剂量（阈浓度）。

3. 效能（最大效应）　指在一定范围内，增加药物剂量或浓度，所能达到的最大效应，反映药物的内在活性。在质反应中阳性率达 100%。

4. 效价强度　指作用性质相同的药物能引起等效反应（一般采用 50% 效应量）的相对剂量或浓度。其值越小则强度越大。

5. 半数有效量（ED_{50}）　指引起 50% 阳性反应（质反应）或 50% 最大效应（量反应）的浓度或剂量，分别用半数有效量（ED_{50}）及半数有效浓度（EC_{50}）表示。

6. 半数致死量（LD_{50}）　引起半数动物死亡的剂量。

7. 治疗指数　以药物 LD_{50} 与 ED_{50} 的比值，即 LD_{50}/ED_{50} 表示药物的安全性，此数值越大越安全。药物的安全性一般与其 LD_{50} 的大小成正比，与 ED_{50} 成反比。

8. 安全范围　指 ED_{95} 和 LD_5 之间的距离，是较好的药物安全指标。其值越大越安全。

考点 4 ★★★　药物的时 – 效关系

时 – 效关系是指用药之后随时间的推移，由于体内药量（或血药浓度）的变化，药物效应随时间呈现动态变化的过程。

时 – 量曲线：以时间为横坐标、血药浓度为纵坐标作图所得（图 8-1）。

时 – 效曲线：以时间为横坐标、药理效应为纵坐标作图所得（图 8-2）。

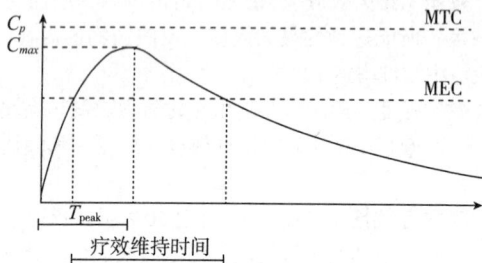

C_p：血药浓度；C_{max}：峰浓度；MTC：最小中毒浓度；
MEC：最小有效浓度；T_{peak}：达峰时间

图 8-1　单次用药的时 – 量曲线

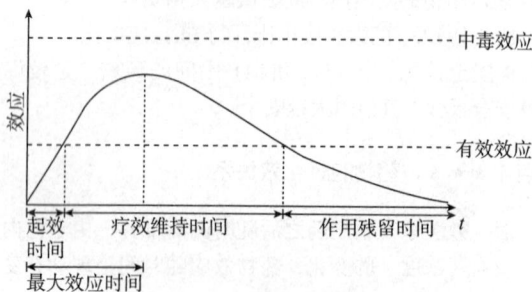

图 8-2　单次用药的时 – 效曲线

两种曲线可以互相参考，但不能互相替代。

1. 起效时间　指给药至时 – 效曲线与有效效应线首次
相交点的时间，代表药物发生疗效以前的潜伏期。

2. 最大效应时间　即给药后作用达到最大值的时间。

3. 疗效维持时间　指从起效时间开始到时 – 效曲线下
降到与有效效应线再次相交点之间的时间。这一参数对连
续多次用药时选择用药的间隔时间有参考意义。

4. 作用残留时间　指曲线从降到有效效应线以下到作用完全消失之间的时间。如在此段时间内第二次给药，则须考虑前次用药的残留作用。

在制订连续用药方案时必须同时考虑：连续用药时的药物动力学资料和量－效、时－效关系，以防止蓄积中毒。口服抗凝药和洋地黄类药需特别注意。

第三节　药物的作用机制与受体

考点1★★★　药物的作用机制

1. 作用于受体　①胰岛素激活胰岛素受体；②肾上腺素激活 α、β 受体；③阿托品阻断M胆碱受体。

2. 影响酶的活性　依那普利抑制血管紧张素转化酶（ACE），地高辛抑制 Na^+、K^+–ATP 酶，阿司匹林抑制环氧化酶（COX），碘解磷定使胆碱酯酶复活，尿激酶激活血浆纤溶酶原，氯霉素抑制肝药酶，苯巴比妥诱导肝药酶。有些药物本身就是酶，如胰蛋白酶、胃蛋白酶等。

3. 影响细胞膜离子通道　局麻药利多卡因抑制 Na^+ 通道，阿米洛利阻滞肾小管 Na^+ 通道，硝苯地平阻滞 Ca^{2+} 通道，米诺地尔激活 K^+ 通道等。

4. 干扰核酸代谢　磺胺类抗菌药、氟尿嘧啶、齐多夫定、喹诺酮类等。

5. 补充体内物质　补充铁剂治疗缺铁性贫血、补充胰岛素治疗糖尿病，补充维生素、多种微量元素。

6. 改变细胞周围环境的理化性质　口服三硅酸镁、氢氧化铝等抗酸药中和胃酸，静脉注射甘露醇产生高渗透压而利尿，渗透性泻药硫酸镁和血容量扩张剂右旋糖苷通过局部形成渗透压产生相应的效应，二巯基丁二酸钠解毒。

7.影响生理活性物质及其转运体 噻嗪类利尿药抑制肾小管 Na^+-Cl^- 转运体；丙磺舒竞争性抑制肾小管对弱酸性代谢物的转运体，抑制原尿中尿酸再吸收，可用于痛风的治疗。

8.影响机体免疫功能 免疫抑制药环孢素、免疫增强药左旋咪唑、肾上腺皮质激素类药物。

9.非特异性作用 消毒防腐药只能用于体外杀菌或防腐；酚类、醇类、醛类和重金属盐类等蛋白沉淀剂；有些药物利用自身酸碱性，产生中和反应或调节血液酸碱平衡，如碳酸氢钠、氯化铵等。

考点2 ★ 受体的概念

1.受体 是一类介导细胞信号转导功能的大分子蛋白质，能识别周围环境中的某些微量化学物质，首先与之结合，并通过中介的信息放大系统，触发后续的药理效应或生理反应。

2.配体 能与受体特异性结合的物质，分为内源性配体（如神经递质、激素、自身活性物质等）和外源性配体（药物等）。配体充当第一信使的角色。

考点3 ★★★ 受体的主要性质

1.饱和性 受体数量是有限的，在药物的作用上反映为最大效应。当药物达到一定浓度后，其效应不会随其浓度增加而继续增加。

2.特异性 受体对它的配体有高度识别能力，对配体的化学结构与立体结构具有很高的专一性。特定的受体只能与其特定的配体结合，产生特定的生理效应。同一化合物的不同光学异构体与受体的亲和力相差很大。

3. 可逆性　绝大多数配体与受体结合是通过分子间的吸引力如离子键、范德华力、氢键，是可逆的。少数是通过共价键结合，难以逆转。

4. 灵敏性　只要很低浓度的配体就能与受体结合而产生显著的效应。例如极低浓度的乙酰胆碱溶液就能对蛙心产生明显的抑制作用。

5. 多样性　同一受体可广泛分布于不同组织或同一组织不同区域，受体密度不同。受体多样性是受体亚型分类的基础。

考点4 ★　药物与受体相互作用学说

1. 占领学说　药物的效应不仅与被占领受体的数量成正比，也与药物–受体之间的亲和力和药物的内在活性相关。

2. 速率学说　药物的作用取决于药物与受体结合及分离速率。

3. 二态模型学说　受体构型存在活化态和失活状态，两者可以相互转化，处于动态平衡（激动药与活化状态受体亲和力大，拮抗剂与失活状态受体亲和力大）。

考点5 ★★　药物与受体相互作用的动力学

平衡常数（K_D）	表示 D 与 R 的亲和力，即引起最大效应一半时的药物剂量或浓度。K_D 越大，则亲和力越小，二者成反比
亲和力指数（pD_2）	反映激动药与 R 的亲和力，$pD_2 = -\lg K_D$，其数值与亲和力成正比

续表

内在活性（α）	药物与受体结合产生效应不仅要有亲和力，还要有内在活性，用 α 表示，$0 \leq \alpha \leq 100\%$。两药亲和力相等时，其效应取决于内在活性强弱，当内在活性相等时，则取决于亲和力大小（图 8-3）
拮抗参数（pA_2）	pA_2 值的大小反映竞争性拮抗药对其激动药的拮抗强度。药物的 pA_2 值越大，其拮抗作用越强

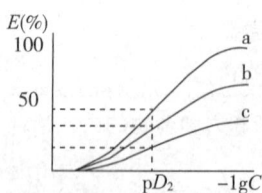
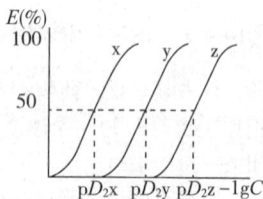

A图   B图

A 图：a、b、c 内在活性（E_{max}）不等，但三药和受体的亲和力（pD_2）相等；

B 图：x、y、z 内在活性（E_{max}）相等，但三药和受体的亲和力（pD_2）不等

图 8-3　药物与受体的亲和力及内在活性对量效曲线的影响

考点 6 ★★　受体的类型

G-蛋白偶联受体	M 胆碱受体、肾上腺素受体、多巴胺受体、5-HT 受体、前列腺素受体
配体门控离子通道受体	N 型乙酰胆碱受体、兴奋性氨基酸（谷氨酸、精氨酸）受体、γ-氨基丁酸（GABA）受体
酪氨酸激酶受体	如胰岛素受体和一些生长因子受体

续表

细胞内受体	肾上腺皮质激素、甲状腺激素、维A酸、维生素A、维生素D等在细胞核上有相应的受体
其他酶类受体	鸟苷酸环化酶

考点7 ★★★　受体作用的信号转导

第一信使	多肽类激素、神经递质、细胞因子及药物等细胞外信使物质
第二信使	①环磷酸腺苷（cAMP）：最早发现；②环磷酸鸟苷（cGMP）；③二酰基甘油（DG）和三磷酸肌醇（IP_3）；④钙离子（Ca^{2+}）；⑤廿碳烯酸类；⑥一氧化氮（NO）：NO具有第一信使和第二信使特征
第三信使	包括生长因子、转化因子等。它们的转导蛋白以及某些癌基因产物，参与基因调控、细胞增殖和分化及肿瘤的形成等过程

考点8 ★★★　激动药

激动药	与受体既有亲和力又有内在活性的药物
完全激动药	内在活性为1，即 $\alpha = 100\%$，如吗啡
部分激动药	内在活性在 $0 \sim 1$，$\alpha < 100\%$，如喷他佐辛小剂量产生激动，大剂量产生拮抗
反向激动药	对失活态的受体亲和力大于活化态；药物与受体结合后引起与激动药相反的效应，如苯二氮䓬类

考点9 ★★★　拮抗药

拮抗药	只有亲和力，无内在活性（$\alpha = 0$），可对抗激动药的激动作用。如纳洛酮为阿片受体拮抗药，普萘洛尔是 β 肾上腺素受体拮抗药。有些药物以拮抗作用为主，但还有一定的激动受体的效应，则为部分拮抗药。如氧烯洛尔是 β 肾上腺素受体部分阻断药
竞争性拮抗药	使激动药的量 – 效曲线平行右移，但最大效应不变（可通过增加激动药来争夺受体，与受体结合可逆），如阿托品
非竞争性拮抗药	使激动药的量 – 效曲线的最大效应下降（增加激动药的浓度也不能争夺受体，与受体形成比较牢固地结合，不可逆）（图8-4）

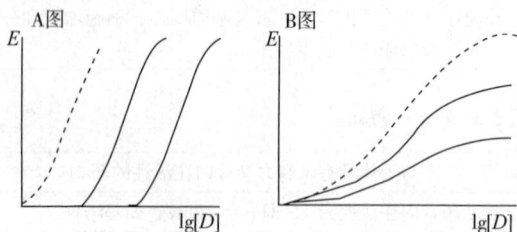

图 8-4　竞争性拮抗药（A图）和非竞争性拮抗药（B图）的量 – 效关系曲线

注：图中虚线表示单用时激动药的量 – 效关系曲线，实线表示在拮抗药存在时激动药的量 – 效关系曲线；E 表示效应强度；D 表示药物浓度。

考点10 ★★　受体的调节

1. 受体脱敏　是指在长期使用一种激动药后，组织或细胞的受体对激动药的敏感性和反应性下降的现象。如临床长期应用异丙肾上腺素治疗哮喘，可以引起异丙肾上腺素疗效逐渐变弱。

2. 同源脱敏　是指只对一种类型受体激动药的反应下降，而对其他类型受体激动药的反应性不变。

3. 异源脱敏　是指受体对一种类型激动药脱敏，而对其他类型受体的激动药也不敏感。如 β 肾上腺素受体，可被甲状腺激素、糖皮质激素、性激素调节等。

4. 受体增敏　是指因长期应用拮抗药，造成受体数量或敏感性提高。如应用普萘洛尔时突然停药可以由于 β 受体的敏感性增高而引起"反跳"现象；磺酰脲类也可使胰岛素受体增敏。

第四节　药效学方面的药物相互作用

考点1★★　药物相互作用定义

药物相互作用是指使用两种或两种以上药物时，使药物的药理效应（协同或拮抗作用）或毒性效应（减轻或增强或新的不良反应）发生变化。

考点2★★★　药物相互作用对 = 目标药 + 相互作用药

（1）目标药：药效发生变化的药物。

（2）相互作用药：引起药效变化的药物。

苯妥英钠在苯妥英钠－西咪替丁中是目标药，在多西环素－苯妥英钠中是相互作用药，在氯霉素－苯巴比妥中互为目标药和相互作用药。

（3）药物相互作用的三种方式：①体外药物相互作用（药物的配伍禁忌指在患者用药之前，即药物尚未进入机体以前，药物相互间发生化学或物理性相互作用，使药性发生变化）。②药动学方面药物相互作用［吸收、分布、生物转化（代谢）和排泄］。③药效学方面药物相互作用：指一种药物增强或减弱另一种药物的药理学效应，对药物血药浓度无明显影响，包括作用的协同或拮抗。

考点3 ★★★ 药效学方面的药物相互作用

1. 协同作用 指两药同时或先后使用，可使原有的药效增强。

相加作用 $1+1=2$	阿司匹林＋对乙酰氨基酚，解热、镇痛作用相加；β受体阻断药阿替洛尔＋利尿药氢氯噻嗪；氨基糖苷类抗生素（庆大霉素、链霉素、卡那霉素或新霉素）间相互合用毒性增加，应避免联合使用
增强作用 $1+1>2$ $1+0>1$	磺胺甲噁唑＋甲氧苄啶（SMZ＋TMP），其抗菌作用增加；普鲁卡因＋肾上腺素，局麻作用延长，毒性降低
增敏作用	指某药可使组织或受体对另一药的敏感性增强，如钙增敏药、二甲双胍，吡格列酮等

2. 拮抗作用 指两种或两种以上药物联合用药时的效果小于单用效果之和，或一种药物部分或全部抵抗另一种药物的作用，引起药效降低，包括生理性拮抗、生化性拮抗、化学性拮抗和药理性拮抗。

生理性拮抗	指两个激动药分别作用于生理作用相反的两个特异性受体。如组胺作用于 H_1 组胺受体，肾上腺素作用于β肾上腺素受体，合用发挥生理性拮抗作用
生化性拮抗	指两药联合用药时一个药物通过诱导生化反应而使另外一个药物的药效降低。如苯巴比妥诱导肝微粒体酶活性，使避孕药代谢加速，效应降低，使避孕失败

续表

化学性拮抗	指两药联合用药时一个药物通过诱导化学反应形成合用药物的无活性复合物而使另外一个药物的药效降低。如肝素过量可引起出血，用静注鱼精蛋白注射液解救
药理性拮抗	指当一种药物与特异性受体结合后，阻止激动剂与其结合，从而降低药效，即同一受体的激动药 – 拮抗药。H_1 组胺受体拮抗药苯海拉明可拮抗 H_1 组胺受体激动药的作用，β 受体拮抗药可拮抗异丙肾上腺素的 β 受体激动作用

第五节　遗传药理学与临床合理用药

考点★　遗传药理学

研究机体遗传变异引起的药物反应性个体差异的一门学科。

研究目的：①解释和控制药物和毒物反应的变异性，确定药物异常反应与遗传的关系。②研究这种异常反应的分子基础及其临床意义。③研究基因对药物作用的影响及遗传病的药物治疗。④利用遗传病患者对某些药物的异常反应来诊断某些遗传病的基因携带者。

一、遗传变异对药物作用的影响

考点1★★★　药物反应差异与遗传因素的关系

遗传因素对药动学的影响表现为通过引起药物代谢酶、药物转运体以及药物结合蛋白等，而导致药物在体内的吸收、分布、代谢和排泄发生改变。

遗传因素对药效学的影响主要是改变药物作用靶点。

考点 2★★　基因多态性与药物反应差异

基因多态性又称遗传多态性，是指在一随机婚配的群体中，染色体同一基因位点上有两种或两种以上的基因型。常分为三种形式：①限制性片段长度多态性。②DNA 重复序列的多态性。③单核苷酸多态性（最广、最丰富、最稳定）。

考点 3★★★　药动学差异

（1）乙酰化作用

药物	快代谢（EM）	慢代谢（PM）
异烟肼	黄种人	白种人
	水解为乙酰肼，易产生肝毒性	体内可与维生素 B_6 反应，导致维生素 B_6 缺乏性神经损害，同服维生素 B_6 可减轻
肼苯哒嗪（肼屈嗪）和普鲁卡因胺	肝脏毒性	红斑狼疮
苯乙肼		镇静和恶心

（2）水解作用：血浆假性胆碱酯酶缺乏的人对琥珀胆碱水解灭活能力减弱，常规剂量应用时可以引起呼吸肌麻痹时间延长。

（3）氧化作用

①异喹胍氧化多态性：弱代谢者不能对异喹胍进行 4′-羟化代谢，服用其治疗高血压时，会增加中毒危险

（如直立性低血压）。

②S- 美芬妥英代谢多态性：美芬妥英 PM 者，只有 S- 美芬妥英的羟化反应明显减弱，而 R- 构型的去甲基反应不受影响。服用 S- 华法林、地西泮、妥英钠、双氯芬酸等药物应特别警惕不良反应的发生。

（4）葡萄糖 –6– 磷酸脱氢酶缺乏：某些人缺少 G-6-PD 时，吃蚕豆或服用伯氨喹啉类药物后可出现急性溶血反应。新生儿黄疸、某些感染性溶血（如病毒性肝炎等）也是这个原因。

（5）乙醛脱氢酶与乙醇脱氢酶异常：乙醛脱氢酶（醛氧化为酸）缺乏者和乙醇脱氢酶（醇氧化为醛）作用快的人饮酒后血中乙醛水平明显升高，可引起广泛的血管扩张、面部潮红、心动过速等。

考点4 ★★★ 药效学差异

（1）华法林活性降低（正常剂量活性低）。

（2）胰岛素耐受性：包括胰岛素受体缺陷病（A 型）和胰岛素自身抗体引起的胰岛素耐受（B 型）。

（3）血管紧张素 I 转化酶抑制药疗效降低：使用 ACE 抑制药依那普利后，插入型纯合子基因型（II）患者蛋白尿和血压可得到明显改善，而缺失纯合子（DD）基因型（由于个体血浆 ACE 的活性增高）患者活性差。

二、遗传药理学与个体化用药

考点1 ★★ 个体对药物的特应性

指不同个体对某一药物可能产生不同的反应，甚至可能出现严重不良反应的现象。

考点 2 ★★★　合理选择药物

应用遗传药理学信息可明显提高化疗的安全性，如巯鸟嘌呤慢代谢者容易血药浓度急剧升高而发生毒性反应，筛选出来可选择其他药物治疗或调整剂量。

从瘤体等部位中分离出的有关耐药基因的多态性数据可以用来选择高敏感性药物，提高化疗效果，如长春碱、紫杉醇。

遗传药理学有效标志物在临床治疗中的使用增加了治疗的有效率，如群司珠单抗治疗 *HER-2* 基因高表达的患者效果好。

考点 3 ★★★　合理调整药物治疗剂量

依据以遗传多态性为基础的代谢差异调整治疗剂量。如奥美拉唑是 H^+，K^+–ATP 酶抑制剂，对于亚洲患者中的弱代谢型及肝功受损的患者，应调低剂量进行治疗。

考点 4 ★★★　肿瘤分子靶向治疗中基因检测的临床意义

肿瘤分子靶向治疗是指通过检测肿瘤中是否存在导致肿瘤生长的基因突变或基因谱变化，以此确定针对特异性驱动基因突变的治疗方法。

基因检测主要测两类基因突变：①有药治的基因突变，如 *EGFR*（吉非替尼治疗非小细胞肺癌）。②判断疗效的基因突变，如 *KRAS* 检测（西妥昔单抗靶向结直肠癌）。

第六节　时辰药理学与临床合理用药

一、时辰药理学的研究内容

考点1★★　时间生物学与时辰药理学

时间生物学是研究生物节律的学科。

时辰药理学是研究药物与生物的内源性周期节律变化的学科。

考点2★★　时辰药效学和时辰毒理学

时辰药效学是研究机体对药物有效性呈现周期性节律变化规律的学科。

时辰毒理学是研究机体对药物毒性呈现周期性节律变化规律的学科。

如降血脂药辛伐他汀通过抑制羟甲基戊二酰辅酶A还原酶，抑制机体胆固醇的合成有昼夜节律，夜间合成增加，推荐临睡前给药。

考点3★★　时辰药动学

时辰药动学是研究药物在体内过程中的节律变化。

铁剂服用选择在19：00比较合理；茶碱5：00给药C_{max}高；卡马西平22：00给药C_{max}高。

考点4★★★　药物作用昼夜节律机制

1.组织敏感性机制　呼吸道对组胺反应的敏感性在0：00～2：00最高，哮喘患者易在凌晨发作；组胺在

19：00 ～ 23：00 敏感性最高，赛庚啶 19：00 时给药维持时间短。

2. 受体机制　吗啡 15：00 时给药的镇痛作用最弱，21：00 时给药最强。

3. 药动学机制　肾脏排泄能力，包括对电解质、尿酸等有昼夜节律性变化。

二、时辰药理学与药物应用

考点 1 ★★★　时间治疗

应用时辰药理学的知识来提高疗效，减少不良反应的治疗方法。

考点 2 ★★★　心血管药物的时辰应用

（1）硝苯地平对心肌缺血昼夜节律的影响：每天 80mg 的硝苯地平对 6 ～ 12 时的心肌缺血保护作用强，对 21 ～ 24 时保护作用下降。

（2）阿司匹林对心肌梗死昼夜节律的影响：隔日口服阿司匹林 325mg 可以明显抑制上午 6 ～ 9 时心肌梗死的发作高峰，其他时段作用降低。

（3）抗高血压药对血压昼夜节律的影响：兼有 α、β阻断作用的拉贝洛尔（早晨 6 点给药）和钙离子阻滞药维拉帕米对控制血压、心率的昼夜节律波动有较好的效果。硝苯地平（一日 2 次）可控制血压的节律性波动，但不影响心率的昼夜节律。

考点 3 ★★　平喘药物的时辰应用［日（晨）低夜高］

β_2 受体激动药可采取剂量晨低夜高的给药方法。特布他林 08：00 时口服 5mg，20：00 时服 10mg，可有效控制哮喘发作；夜间临睡前口服沙丁胺醇可获较好疗效。

茶碱类药物白天吸收快，而夜间吸收较慢，可采取日低夜高的给药剂量。08：00 时服茶碱缓释片 250mg，20：00 时服 500mg，疗效较好。

考点 4 ★★★　糖皮质激素类药物的时辰应用

（1）应用糖皮质激素治疗疾病时 08：00 时一次予以全天剂量比 1 天多次给药效果好，不良反应也少。

（2）皮质激素治疗肾上腺性征异常症，早晨不给药而中午给以小剂量，下午给予 1 次大剂量，夜间给予最大剂量，可避免产生的不良反应。

考点 5 ★★★　胰岛素的时辰应用

胰岛素对正常或糖尿病患者的降糖作用有昼夜节律（峰值时间为 10：00 时），另外因糖尿病患者的致糖尿病因子昼夜节律在早晨有一峰值，所以一般上午 8 点给药效果好。

胰岛素疗效以尿钾排泄节律恢复正常作为指标。糖尿病患者尿钾峰值约延迟 2 小时，有视网膜病变的并发症患者还要再延迟 2 小时。

难治性糖尿病患者可使用胰岛素自控给药装置或胰岛素泵。

考点 6 ★★★　抗肿瘤药物的时辰应用

对艾氏腹水癌小鼠用阿霉素治疗，每天在中午 12：00 时给药好于夜间给药。用阿糖胞苷治疗接种肿瘤细胞的小鼠，用起伏式的给药法好于阶梯式（在一天中有高、低两种剂量）或均分式给药法。

第七节 药物应用的毒性问题

考点★★★ 毒性作用

药物经不同给药途径进入机体后，对所分布到的靶器官、组织或全身可发生损害作用，包括药物对机体功能的损伤和对机体结构的损伤两方面。

一、药物毒性作用机制及影响因素

（一）药物毒性作用机制

考点1★★★ 药物直接与靶点分子作用产生毒性

（1）通过抑制或者激活受体（阿托品抑制M胆碱受体，吗啡激活阿片受体）。

（2）对酶系统具有直接作用。

（3）与机体内功能蛋白相互作用（如长春碱或紫杉醇与微管蛋白结合）。

（4）影响DNA的模板功能（如阿霉素可嵌入DNA分子双螺旋折叠间）。

考点2★★★ 药物引起细胞功能紊乱导致的毒性

（1）地塞米松导致淋巴细胞凋亡及致畸。

（2）氯贝丁酯导致大鼠肝癌的发生。

（3）烷化剂诱导胸腺细胞凋亡。

（4）利血平耗竭去甲肾上腺素（NA）、5-羟色胺和多巴胺等递质引起相应的毒性反应。

（5）可卡因误服者可能引发严重鼻黏膜溃疡或心肌梗死。

（6）洋地黄毒苷造成严重心律失常。

考点3 ★★★　药物对组织细胞结构的损害作用

如普卡霉素（光辉霉素）、非那西丁和呋塞米等对肝脏的毒性，就是由于其对肝细胞产生化学损伤，进而使肝组织出现变性和坏死。

考点4 ★★★　药物干扰代谢功能产生毒性

如四环素通过干扰肝细胞的代谢过程，导致肝内脂肪堆积形成脂肪肝。

考点5 ★★★　药物影响免疫功能导致的毒性

一方面诱导兴奋，如变态反应、自身反应；另一方消退抑制，导致机体对感染和其他疾病抵抗能力下降。

考点6 ★★★　药物抑制氧的吸收、运输和利用导致的毒性

（1）如磺胺类、伯氨喹等药物引起高铁血红蛋白血症。

（2）刺激性的气体（氮芥子气等）造成肺水肿。

（3）肼类衍生物能加剧红细胞的破坏而溶血，使血红蛋白失去运输氧的能力。

（二）影响药物毒性作用的因素

考点1★★★　药物方面的因素

（1）药物的结构和理化性质：①增加卤素会更易使毒性增加，如碘甲烷。②做成酯化物，引起毒性的改变，如依托红霉素引起肝毒性。

（2）药物的剂量、剂型与给药途径：①去乙酰毛花苷丙、洋地黄毒苷、三氧化二砷等治疗剂量与中毒剂量非常接近，严重中毒时可导致死亡。②不同给药途径剂量可能不同。如硝酸甘油静脉注射 5 ～ 10μg，舌下含服 0.2 ～ 0.4mg，口服 2.5 ～ 5mg，贴皮 10mg，如果弄错，可能会导致毒性反应。

考点2★★★　机体方面的因素

（1）营养条件：比如营养不良的条件下，血浆白蛋白水平减少，游离药物浓度明显升高，巴比妥类药物睡眠时间明显延长，扑热息痛的肝毒性显著增加；脂肪酸缺乏会使乙基吗啡、环己巴比妥和苯胺等代谢减少，毒性作用增加。

（2）年龄：新生儿肝脏葡萄糖醛酸结合能力尚未发育，应用氯霉素可导致灰婴综合征；婴儿血 - 脑屏障功能较差，对吗啡特别敏感，易引起呼吸中枢抑制。

（3）性别：月经期不宜服用泻药和抗凝药，妊娠期禁服致畸药物，临产前禁用吗啡等抑制胎儿呼吸药物，哺乳期不宜服通过乳汁伤害婴儿的药物（如氯霉素、苯巴比妥）。

（4）遗传因素：异烟肼乙酰化代谢分为快代谢型（药物快速灭活，较易出现肝毒性）及慢代谢型（药物灭活缓慢，较易出现外周神经炎）。

着色性干皮病、共济失调性毛细血管扩张均是常染色体隐性遗传病，对烷化剂和某些化学致癌物敏感性较高。G-6-PD缺乏者应用伯氨喹、磺胺药、氨苯砜等药物易发生溶血反应。

（5）种族差异的影响：异烟肼的乙酰化慢代谢型白种人＞黄种人。

（6）病理状态：小肠或胰腺疾病导致药物吸收不完全；肝肾功能不全时药物半衰期延长，血药浓度升高甚至中毒；巴比妥类中毒导致中枢神经功能抑制时，机体能耐受较大剂量中枢兴奋药而不惊厥。

二、药物对机体各系统的毒性作用

考点1★　药物对消化系统的毒性作用及常见药物

消化系统毒性	症状	常见药物
上消化道毒性作用	消化性溃疡、出血等	强酸（如盐酸吗啉胍）或强碱药物，非甾体抗炎药如阿司匹林、吲哚美辛、双氯芬酸等
胃毒性作用	呕吐	砷剂
肠毒性作用	便秘、腹泻、腹痛、肠炎及肠出血等	抗肿瘤药物（如阿糖胞苷、甲氨蝶呤）、抗胆碱药、抗生素（如克林霉素、四环素、头孢菌素、红霉素等）

考点2★　药物对肾脏的毒性作用及常见药物

肾损害类型	诱发药物
急性肾小管损伤或坏死（最常见）	氨基糖苷类最为常见，顺铂、阿昔洛韦、头孢菌素、造影剂等

续表

肾损害类型	诱发药物
急性间质性肾炎	半合成青霉素最常见、非甾体抗炎药
慢性间质性肾炎	环孢素、甲氨蝶呤、马兜铃酸
肾小球肾炎	非甾体抗炎药、ACE抑制剂
梗阻性急性肾功能衰竭	磺胺类、造影剂
慢性肾功能衰竭	非甾体抗炎药、环孢素
肾血管损害	环孢素、氟尿嘧啶
狼疮样综合征	肼屈嗪、普鲁卡因胺、苯妥英钠

考点3★★ 药物对肝脏的毒性作用及常见药物

肝的基本结构单位——肝小叶。

肝肠循环是指一些药物及其代谢产物可分泌到胆汁，但经胆汁排入肠腔的药物部分可再经小肠上皮细胞吸收经肝脏进入血液循环，形成肝肠循环。

强心苷中毒可通过口服考来烯胺，在肠内与强心苷形成络合物，是急救措施之一。

肝损害类型	诱发药物
脂肪肝	四环素、乙醇、甲氨蝶呤
肝坏死	对乙酰氨基酚、呋塞米、硫酸亚铁、烷化剂、异烟肼、摇头丸等
胆汁淤积	红霉素、氯丙嗪、口服避孕药、类固醇激素、牛磺胆酸、石胆酸等
纤维化及肝硬化	异烟肼、甲基多巴、睾酮、氯丙嗪、甲磺丁脲、甲氨蝶呤
慢性坏死性肝炎	氟烷、左旋多巴、异烟肼、磺胺药、氯丙嗪

考点 4 ★ 药物对神经系统的毒性作用及常见药物

神经系统损害类型	诱发药物
神经元损害	多柔比星、多巴胺、氨基糖类抗生素（庆大霉素、链霉素、卡那霉素、阿米卡星）
轴突损害	有机磷酸酯类、长春新碱、秋水仙碱和紫杉醇
髓鞘损害	胺碘酮、钙通道阻滞药（哌克昔林）
影响神经递质功能	可卡因、安非他明、麻黄碱、利血平、异烟肼、烟碱、阿托品、氨基糖苷类抗生素、多黏菌素、新霉素、咖啡因和茶碱

考点 5 ★★ 药物对心血管系统的毒性作用及常见药物

心血管系统损害类型	诱发药物
干扰离子通道和钙稳态	奎尼丁、普鲁卡因胺、利多卡因、美西律、胺碘酮、索他洛尔、维拉帕米、地尔硫草、强心苷
改变冠脉血流和心肌能量代谢	肾上腺素
氧化应激	多柔比星
影响心肌细胞的细胞器功能	鱼藤酮、抗霉素 A
心肌细胞凋亡与坏死	可卡因、罗红霉素、多柔比星、异丙肾上腺素

干扰离子通道和钙稳态机制	药物	不良反应
干扰 Na^+ 通道	奎尼丁、普鲁卡因胺、丙吡胺、氟卡尼、普罗帕酮、利多卡因、苯妥英钠、美西律	低血压、减慢传导、心力衰竭

续表

干扰离子通道和钙稳态机制	药物	不良反应
干扰 K^+ 通道	胺碘酮、索他洛尔、溴苄胺、三环类抗抑郁药	Q-T 间期延长、尖端扭转型室性心律失常
干扰 Ca^{2+} 通道	维拉帕米、戈洛帕米、地尔硫䓬	负性频率、负性传导、负性肌力
影响细胞内 Ca^{2+} 的稳态	强心苷抑制 Na^+，K^+-ATP酶，增加心肌细胞内游离 Ca^{2+} 浓度	心律失常

考点 6 ★ 药物对血液系统的毒性作用及常见药物

1. 血液系统的组成与功能

组成		功能
造血器官	骨髓	构成了造血细胞生成的环境
	脾脏	能够识别、吞噬和清除异物以及破坏的血细胞
	淋巴结	产生淋巴细胞和储存淋巴细胞的场所，能产生抗体。过滤淋巴液，阻截和清除病原微生物、毒素和癌细胞，阻止病变扩散

续表

	组成	功能
血细胞	红细胞	输送氧
	白细胞、淋巴细胞、粒细胞、单核细胞	中性粒细胞：吞噬异物尤其是细菌 酸性粒细胞：与限制和改变炎症反应的后果有关 嗜碱性粒细胞：释放组胺和肝素
	血小板	止血
血浆成分	白蛋白、球蛋白、各种凝血和抗凝因子、抗体、补体、酶、电解质、营养物质和许多其他化学物质	参与机体的各种代谢调节以及维持内环境稳定的作用
骨髓造血细胞调节因子	粒细胞集落刺激因子	促进骨髓造血细胞增殖分化形成粒细胞集落等
	巨噬细胞集落刺激因子	诱导巨噬细胞的前体细胞增殖分化为巨噬细胞
	红细胞生成素	红细胞系定向干细胞，并诱导合成血红蛋白
	血小板生成素	促血小板生成

2. 药物对血液系统的毒性作用

血液系统损害类型		诱发药物
对红细胞的毒性作用	高铁血红蛋白血症	非那西丁、硝酸甘油
	药源性再生障碍性贫血（再障）	氯霉素，保泰松、羟基保泰松、抗癫痫药（苯妥英钠、乙琥胺）、抗糖尿病药（磺酰脲类）、抗甲状腺药（甲硫氧嘧啶等）
	溶血性贫血	甲基多巴、青霉素、非那西丁、伯氨喹、奎宁、磺胺类药物、维生素K、呋喃妥因
对白细胞的毒性作用	粒细胞减少／缺乏症	抗肿瘤药、氯丙嗪、甲巯咪唑
	嗜酸性粒细胞增多症	青霉素类、头孢菌素类、红霉素、四环素、异烟肼、利福平、磺胺类
	药源性白血病	烷化剂、氯丙嗪、砷剂
药物对血小板的毒性作用	血小板减少性紫癜	烷化剂、氯霉素、吲哚美辛、卡马西平
	血小板功能障碍	环氧化酶抑制剂（阿司匹林、吲哚美辛）、心血管系统药物（硝酸甘油、硝苯地平）、抗肿瘤药（柔红霉素、卡莫司汀）
骨髓抑制		抗肿瘤药、氯霉素

考点7 ★ 药物对免疫系统的毒性作用及常见药物

1.主要免疫细胞的分类与功能

分类	细胞名称	功能
免疫活性细胞	T 淋巴细胞	介导细胞免疫功能
	B 淋巴细胞	产生抗体，介导体液免疫功能
免疫辅助细胞（抗原呈递细胞）	巨噬细胞、树突细胞	免疫应答过程中发挥呈递抗原的作用
自然杀伤细胞	NK 细胞	非特异性杀伤肿瘤细胞和病毒感染
其他	K 细胞	表面无抗原标志，发挥杀伤靶细胞的功能

免疫抑制是指药物损害免疫系统的一个或多个组分，引起免疫功能低下，临床首先表现为感染性疾病发生增加，还可导致肿瘤发生。

2.药物对免疫系统的毒性作用及常见药物

免疫系统损害类型		诱发药物
免疫抑制	恶性肿瘤药	环磷酰胺、氮芥、噻替哌，硫唑嘌呤
	糖皮质激素类药物	×× 松
	免疫调节剂	环孢素 A
	抗病毒药	齐多夫定
变态反应	Ⅰ型变态反应（快）	青霉素引起的过敏性休克
	Ⅱ型变态反应	非那西丁导致的免疫性溶血性贫血
	Ⅲ型变态反应	血清病
	Ⅳ型变态反应（迟）	没有抗体和补体参与

续表

免疫系统损害类型	诱发药物
自身免疫反应	红斑狼疮：肼屈嗪、异烟肼、普鲁卡因胺 血小板减少症：甲基多巴 自身免疫性肝炎：氟烷

考点 8 ★　药物对内分泌系统的毒性作用及常见药物

内分泌系统损害类型		诱发药物
对肾上腺的毒性作用	促激素分泌不足导致萎缩	糖皮质激素
	损伤性萎缩	米托坦、卡托普利、螺内酯
	腺体增生	氯丙嗪、利血平、维生素 D
对甲状腺的毒性作用	抑制甲状腺激素的合成与释放	胺碘酮、碘化甘油
	增加甲状腺激素的代谢与排泄	苯巴比妥、苯二氮䓬类药物
对胰腺的毒性作用		四氧嘧啶和链脲佐菌素（糖尿病）
对垂体的毒性作用		氯丙嗪、舒必利
对性腺的毒性作用（睾丸、卵巢）		睾酮、顺铂、烷化剂、氯米芬、克罗米芬、他莫昔芬

考点 9 ★★　药物对呼吸系统的毒性作用及常见药物

呼吸系统损害类型	诱发药物
呼吸抑制	吗啡、苯巴比妥、琥珀胆碱
哮喘	阿司匹林、吲哚美辛、普萘洛尔、氯胺酮、普鲁卡因、青霉素、阿米替林等

续表

呼吸系统损害类型	诱发药物
药物性间质性肺炎和肺纤维化	甲氨蝶呤、博来霉素、白消安、卡氮芥、胺碘酮、他莫昔芬、麦角新碱、肼屈嗪等
肺水肿	美沙酮、可待因、喷他佐辛、地西泮、卡托普利、硝苯地平、环磷酰胺
肺脂质沉积	胺碘酮

考点10 ★ 药物对皮肤的毒性作用及常见药物

皮肤损害类型		诱发药物
接触性皮炎	原发刺激性	来苏水、碘酊、红汞
	变态反应性皮炎	碘胺类药、解热镇痛抗炎药、青霉素、巴比妥类
	光敏性皮炎	氟罗沙星、洛美沙星、司帕沙星、氯丙嗪、去甲金霉素
荨麻疹		青霉素、链霉素、头孢菌素、利福平、水杨酸类药
痤疮		雄激素、异烟肼、避孕药
色素异常		米诺环素、氯丙嗪、四环素、氯喹及含有银、金等重金属的药物